Internationale Stimmen zum Buch

Ein hervorragendes geschichtliches und geographisches Panorama bietet dieser wichtige Überblick, der erstaunlich reflektiert und bewundernswert ausgewogen und zugleich gut lesbar ist. Eine zur rechten Zeit herausgebrachte und nötige Veröffentlichung.
John Finnis FBA, Professor für Jura und Rechtsphilosophie an der Universität Oxford, von 1989 -2010, jetzt Professor emeritus

Dies ist eine wichtige, zum richtigen Zeitpunkt erschienene und herausfordernde Veröffentlichung. Christen werden weltweit verfolgt. Sookhdeo untersucht dies mit theologischem und historischem Tiefblick. Er geht auch ehrlich die Zeiten an, als Christen sich noch gegenseitig verfolgten. Er konfrontiert uns eindrücklich mit der Herausforderung: Christus selbst hat solch einen grundlosen Hass vorausgesagt. Wahre christliche Jüngerschaft zieht Verfolgung nach sich. Dieses Buch ist ein Muss.
Gavin D'Costa, Professor für Katholische Theologie. Universität Bristol, UK

Dieses Buch vermittelt uns ein einfühlsames Verständnis für die Leiden um Christi willen. Die Beispiele und Geschichten, davon viele aus dem Leben von Christen in Asien und Afrika, bringen dem Leser das Leiden näher. Über die meisten Betroffenen war wenig oder gar nichts bekannt. Hier können wir nun von ihnen hören, ihren Pulsschlag der Liebe zum Herrn verspüren, und die sonst ohne Stimme waren, kommen jetzt zu Wort. Dieses Buch ermutigt Christen, inmitten von Verfolgung treu zu bleiben und ihre Glaubensgeschwister zu lieben.
Daniel Jeyaraj, Professor für Weltchristentum, Liverpool Hope Universität, UK

Dieses hervorragende Buch illustriert eindrucksvoll, dass Christenverfolgung ein konstanter Bestandteil der Menschheitsgeschichte ist und auch bis in unsere Tage anhält. Gleichzeitig macht das Buch klar, dass Christen sich für die Religionsfreiheit für alle aussprechen müssen und sich entsprechend verhalten sollen. Freiheit ist ein Gottesgeschenk für die Menschheit.
Professor Roger Trigg, Ian Ramsey Zentrum für Wissenschaft und Religion, Universität Oxford, UK

Dieses Buch untersucht die Christenverfolgung im Laufe der Jahrhunderte. Es zeigt auf, dass Verfolgung von Christen nicht auf bestimmte Regionen oder Zeiten beschränkt ist. Es betont, dass Christenverfolgung zu einem Merkmal der Kirche geworden ist, das nicht ignoriert werden darf. Dr. Sookhdeo macht in dem Abschnitt „Der vergessene Völkermord" auch auf den Genozid der Assyrer, nämlich der Syriac sprechenden Bevölkerung, den „Sayfo", aufmerksam, der am Anfang des 20. Jahrhunderts unter dem Osmanischen Reich stattgefunden hat. Er macht deutlich, welche entwurzelnde Auswirkung die andauernde Verfolgung an den Geburtsstätten der Christenheit für die christliche Gemeinschaft hat und welche Gefahr es darstellt, dass dadurch das Christentum hier geradezu systematisch zerstört wird. Gleichzeitig vermittelt das Buch aber auch die Hoffnung, dass trotz der weltweiten Verfolgung die Missionsarbeit immer noch ihre Früchte trägt und das Wort Gottes in der ganzen Welt Verbreitung findet.
Ignatius Aphrem II, Patriarch von Antiochien und des Ganzen Ostens, Oberhaupt der universalen Syrisch-Orthodoxen Kirche

Grundlos gehasst

Die bemerkenswerte Geschichte der Christen-verfolgung durch die Jahrhunderte

Patrick Sookhdeo

Isaac Publishing
McLean, VA

Patrick Sookhdeo
Grundloss gehasst
Die bemerkenswerte Geschichte der Christenverfolgung
durch die Jahrhunderte

1. Auflage deutsche Ausgabe 2020

Verlag: Isaac Publishing
1934 Old Gallows Road, Suite 350, Vienna, VA 22182, USA
www.isaac-publishing.com

Titel der Originalausgabe in Englisch: Hated Without a Reason. The remarkable story of Christian persecution over the centuries

Published in the United States of America by Isaac Publishing
www.Isaac-publishing.com

Original interior design and layout by Words Plus Design

Übersetzung ins Deutsche: Dr. Friedemann Lux
Layout deutsche Ausgabe: LICHT IM OSTEN e. V., 70825 Korntal, www.lio.org
Druck: CPI Ebner & Spiegel GmbH, 89075 Ulm
Gedruckt in Deutschland

ISBN: 978-0-9977033-0-6
Library of Congress Control Number: 2020932253

Andere, die auch Gott vertrauten, ließen sich lieber zu Tode foltern, als sich von Gott loszusagen, obwohl sie dadurch freigekommen wären. Sie waren bereit, ihr irdisches Leben zu verlieren, um durch die Auferstehung ein besseres Leben zu erhalten. Manche mussten sich verspotten und auspeitschen lassen, manche wurden gefesselt und ins Gefängnis geworfen. Sie wurden gesteinigt, sie wurden zersägt, sie wurden mit dem Schwert hingerichtet. Heimatlos zogen sie umher, in Schaf- und Ziegenfelle gehüllt, Not leidend, verfolgt und misshandelt – die Welt war es nicht wert, sie in ihrer Mitte zu haben.

Hebräer 11,35-38 NGÜ

Geleitwort

Dieses Buch über die Leidensgeschichte der Christenheit – von den Anfängen bis in die Gegenwart – öffnet uns den Blick für eine Dimension der Geschichte der Kirche, die wir in westlichen Wohlstandsgesellschaften gerne ausblenden.

Es ist ein aufrüttelndes Buch, das uns zu einer klaren Entscheidung herausfordert, welchen Stellenwert der Glaube an Christus in unserem Leben wirklich hat und was wir bereit sind, dafür einzusetzen und auch an Opfern zu bringen. So erschütternd die Berichte von dem sind, was die Christen zu erdulden hatten und haben, so tröstend und stärkend ist es zu sehen, zu welch großer Standhaftigkeit und Leidensbereitschaft und zu welch großem Ausharren mitten im Leiden der Geist Christi zuzurüsten vermag.

Als Missionswerk LICHT IM OSTEN haben wir dieses Buch in russischer Sprache veröffentlicht. Wir freuen uns, dass wir außerdem wesentlich dabei mithelfen konnten, dass dieses äußerst bedeutungsvolle Buch nun auch einer deutschsprachigen Leserschaft zugänglich ist.

Pfarrer Johannes Lange, Missionsleiter LICHT IM OSTEN

Vorbemerkung des Autors

Zahlreiche Freunde und Kollegen aus aller Welt haben zu diesem Buch beigetragen. Ich bin sehr, sehr dankbar für ihre Informationen, Deutungen und Analysen, für die unbekannten Dokumente, die sie ans Licht brachten, und für ihre redaktionellen Fertigkeiten. Dazu kommen die klugen und tiefschürfenden Kommentare und Bemerkungen in zahlreichen Gesprächen, die nicht direkt mit diesem Buch zu tun hatten. Es sind viel zu viele Personen, als dass ich sie hier alle erwähnen könnte, aber ich möchte Albrecht Hauser, Caroline Kerslake, Mark McNaughton, Dr. Vinay Samuel und Dr. Chris Sugden ein ganz besonderes Dankeschön sagen.

Die Arbeit an diesem Buch ist für mich ein bewegendes, demütig machendes, begeisterndes und herausforderndes Erlebnis gewesen. Ich hoffe und bete, dass die Leser es nicht nur informativ finden werden, sondern dass es sie auch in ihrem Glauben stärken wird.

Inhaltsverzeichnis

Kapitel 1

Einleitung

Zweitausend Jahre, nachdem Jesus Christus auf der Erde lebte, gibt es für den, der die Verfolgung seiner Kirche studieren will, jede Menge Material. Ganze Bibliotheken könnten über dieses Thema geschrieben werden. Manche Denominationen pflegen eine besondere Wertschätzung des Vorrechtes, für Christus leiden zu dürfen. Wie einst die Apostel (Apostelgeschichte 5,41), freuen sie sich, wenn sie des Leidens für Christus für würdig befunden werden, und fühlen sich ermutigt und in ihrem Glauben gestärkt, wenn sie an das Vorbild jener Christen denken, die in der Vergangenheit für Christus gelitten haben (vgl. z.B. Hebräer 11). Diese Denominationen, wie die Kopten in Ägypten oder die römisch-katholischen Christen, haben eine reiche Tradition des Gedenkens an das Leiden der Christen, die ihnen vorangegangen sind. Im protestantischen Bereich hat es seit dem berühmten *Book of Martyrs* von John Foxe[1] wenig an Material gegeben, und selbst dieses Buch wird heute selten gelesen.

Ein einziges Buch wie das, das Sie gerade in Händen halten, kann unmöglich der ganzen Breite und Vielfalt dieser herrlichen und Mut machenden Geschichte gerecht werden. Ich musste in ihm daher eine Auswahl treffen. Ich habe versucht, diejenigen Aspekte der Geschichte der Christenverfolgung zu beleuchten, die uns eine Vorstellung von dem Thema als Ganzem geben sowie von dem Glauben, dem Mut und dem schieren Ausmaß des Leidens der treuen Anhänger unseres Herrn. Und dieses Buch wird auch etwas von dem brennenden Hass der Verfolger zeigen, von ihren beharrlichen Versuchen, die Kirche zu schädigen, ja zu zerstören, sowie von der rücksichtslosen und erfinderischen Grausamkeit mancher ihrer Methoden.

1 John Foxe, *Actes and Monuments of these latter and perilous dayes* [...], 1563. Dieses monumentale achtbändige Werk wurde später auf nur einen Band gekürzt als *Book of Martyrs* herausgegeben.

Die Koptisch-Orthodoxe Kirche ist die „Kirche der Märtyrer" genannt worden, weil so viele ihrer Glieder in Ägypten für ihren Glauben gestorben sind. Die Geschichten von einigen von ihnen werden in diesem Buch erzählt werden,[2] aber sie sind natürlich nur ein winziger Ausschnitt aus dem Gesamtbild. Allein unter dem römischen Kaiser Diokletian (er regierte 284–305 n.Chr.) sind in Ägypten fast eine Million Männer, Frauen und Kinder für Christus gestorben.[3] Zum Gedenken an ihre Treue bis in den Tod beschloss die Koptische Kirche, ihren Kalender mit dem Jahr 284 beginnen zu lassen, dem ersten Jahr der blutgetränkten Herrschaft Diokletians. In dem Kalender ist dieses Jahr das Jahr 1 AM (*anno martyrii*, „im Jahr des Martyriums").

Allein Gott kennt das volle Ausmaß des Leidens für den Namen Christi. Doch auch wenn wir uns nur an das halten, was bekannt und überliefert ist, fällt es auf, dass manche Märtyrer hohe Ehre und Anerkennung gefunden haben und (verdientermaßen) in die Geschichte eingegangen sind, während andere, die nicht weniger tapfer und treu waren, in Vergessenheit geraten sind. In dieses Buch sind daher mit voller Absicht auch Beispiele aus solchen Christenverfolgungen aufgenommen worden, die in der Literatur weniger thematisiert werden.

Manche Kapitel behandeln historische Epochen, andere geografische Gebiete. Manchmal ist ein Thema auf zwei Kapitel verteilt. So findet sich der größte Teil der Geschichte der Christenverfolgungen in China in Kapitel 9, während die neueren Verfolgungen unter dem Maoismus in Kapitel 13 dokumentiert sind.

Es ist mir nicht möglich gewesen, allen Regionen der Welt die Aufmerksamkeit zu widmen, die sie verdient hätten. Beispiele aus Afrika finden sich in diversen Kapiteln, aber für eine systematische Darstellung der Christenverfolgungen auf diesem riesigen Kontinent hat der zur Verfügung stehende Platz leider nicht gereicht. Lange Zeit waren es vor allem ausländische Missionare, die in Afrika zu Märtyrern wurden. Aber es gab auch afrikanische Christen, die für Christus litten und starben, wie z.B. die „Buganda-Märtyrer".[4] In den letzten Jahrzehnten sind die Christen in Nordnigeria zunehmend zur Zielscheibe gewalttätiger Übergriffe durch muslimische Mobs, Fulani-Hirten und Boko-Haram-Kämpfer geworden. Letztere breiten sich zurzeit im westlichen Afrika weiter aus; in anderen Gebieten Afrikas operieren andere islamische Terrorgruppen. Es gibt auch Christenverfol-

---

2 Beispiele finden Sie auf den Seiten 28, 47-49 und 205.

3 The Coptic Orthodox Church Centre UK, Coptic Orthodox Diocese of London, „The Coptic Orthodox Church", <http://www.copticcentre.com/the-coptic-orthodox-church>, abgerufen am 12.11.2019.

4 Siehe S. 162.

gungen durch Anhänger der alten afrikanischen Religionen. Afrikas kleiner Nachbar Madagaskar hat seine eigene, wenig bekannte Geschichte der Bewährung von Christen unter heftiger Verfolgung.

Madagaskars Königin Ranavalona I.

Die Christen in Madagaskar hatten viel zu leiden unter Königin Ranavalona I., die am 26. Februar 1835 die Ausübung des christlichen Glaubens durch die Madagassen verbot. Ihr Ehemann, König Radama, hatte britische Missionare willkommen geheißen, woraufhin eine Kirche entstand. Doch nach seinem Tod 1828 wurde die Haltung der Königin immer repressiver. Ihr Erlass von 1835 ordnete die Todesstrafe an für den Besitz einer Bibel, die Abhaltung von Gottesdiensten und die Weigerung, Christus abzusagen. Wer als Christ erwischt wurde, auf den warteten Gefängnis, Zwangsarbeit, Geldstrafen oder eine grausame Hinrichtung. Bei einer öffentlichen Hinrichtung wurden 15 führende Christen über einer 50 Meter tiefen Schlucht an Seilen festgemacht; als sie sich weigerten, Christus abzusagen, kappte man die Seile. Wir wissen nicht genau, wie viele Christen unter Ranavalona I. offiziell hingerichtet wurden; die Schätzungen gehen von 80 bis 200. Dazu kamen zahlreiche Todesfälle unter Christen durch die sogenannte Tangena-Probe, bei der der Beschuldigte das Gift der Nüsse des Tangena-Baums zu schlucken hatte, um aus der Art, wie er darauf reagierte (Tod oder nicht), seine Schuld bzw. Unschuld festzustellen.

Bald nach dem Erlass von 1835 verließen die europäischen Missionare Madagaskar und kehrten erst nach dem Tod der Königin (1861) zurück. Die Kirche in Madagaskar wuchs unter Königin Ranavalona (Verfolgung und keine Missionare) schneller als unter König Radama (Missionare, aber keine Verfolgung).

Christenverfolgungen durch Christen

Leider muss man in einem Buch über Christenverfolgung auch die Verfolgung von Christen durch andere Christen erwähnen. Kapitel 6 „Als Christen zu Verfolgern wurden“ behandelt das klassische Beispiel: Das Christentum gewann im vierten Jahrhundert im Römischen Reich die Oberhand und wurde binnen weniger Jahrzehnte zur Staatsreligion. Es ist schockierend zu sehen, wie rasch damals aus den Verfolgten Verfolger wurden – Verfolger nicht nur von Nichtchristen, sondern auch von Mitchristen mit anderen theologischen Positionen.

Es gibt viele – zu viele – historische und aktuelle Beispiele für die gewaltsame Verfolgung von Christen durch Christen. Viele Leser werden hier sofort an die Hugenotten, die Reformation, die Gegenreformation, den Dreißigjährigen Krieg und andere Ereignisse aus der europäischen Geschichte denken. Aber auch außerhalb Europas findet man viele Beispiele.

Einige der anderen innerchristlichen Konflikte, die die christliche Kirche den Großteil ihrer Geschichte hindurch geplagt haben und bei denen Menschen, die sich Christen nannten, andere Menschen, die sich Christen nannten, wegen Differenzen in kirchlicher Theologie, Praxis oder Autorität angriffen, werden in Kapitel 13 behandelt. Es ist gut, dass im einundzwanzigsten Jahrhundert die katholische Kirche sich für ihre Behandlung der Pfingstler unter dem Faschismus im zwanzigsten Jahrhundert entschuldigt hat[5] und dass die Lutheraner sich von ihrer Verfolgung der Wiedertäufer zur Zeit der Reformation distanziert haben.

Doch die Heilungsarbeit unter den Christen verschiedener Denominationen ist noch lange nicht beendet. Wir dürfen dankbar sein, dass die Kirchen heute nicht mehr das Schwert verwenden, um innere Streitigkeiten zu entscheiden, doch oft gibt es in Sachen Versöhnung und Vergebung noch viel zu tun.

Ein anderes Thema, das die Christen nicht ignorieren können, ist, wie die Kirche im Laufe ihrer Geschichte Menschen aus anderen Religionen behandelt hat. Dies ist ein oft dunkles Kapitel. Beispiele aus der Geschichte des Römischen Reiches finden sich in Kapitel 6, doch auch danach bestand das Problem fort. So zerstörten die portugiesischen Kolonisatoren in Indien die hinduistische Kultur in Goa und die buddhistische in Sri Lanka (Ceylon). Es folgte die Goa-Inquisition, die von 1560 bis 1820 fast ununterbrochen wütete und sich gegen Hindus und Angehörige anderer Religionen richtete. Andere Beispiele sind die Behandlung der südamerikanischen Eingeborenen durch die katholische Kirche sowie die der Schwarzen in Südafrika, der Muslime in Indonesien und der Indianer in Nordamerika durch protestantische Kirchen. Es ist nur recht und billig, dass die Kirche ihre Fehler nicht vertuscht und die Verfolgungen, die sie selbst erleidet, nicht völlig losgelöst von ihrem eigenen Verhalten sieht.

---

5 Siehe S. 179.

Lutheraner bitten Mennoniten um Vergebung

Im Juli 2010 bat die Lutherische Kirche auf der elften Versammlung des Lutherischen Weltbundes in Stuttgart die Mennonitenkirche in aller Form um Vergebung für das, was Lutheraner im sechzehnten Jahrhundert den Wiedertäufern, die die Mennoniten als ihre Urahnen betrachten, angetan hatten.

Die Wiedertäufer waren christliche Pazifisten, die glaubten, dass man nur solche Menschen taufen darf, die sich Christus bewusst zugewandt haben und an sein Erlösungswerk am Kreuz glauben, was die Säuglingstaufe ausschloss – für die damaligen Lutheraner, Calvinisten, Anglikaner und Katholiken eine schwere Irrlehre. Die Protestanten forderten zur Inhaftierung oder Vertreibung der Wiedertäufer auf; gelegentlich kam es auch zu Hinrichtungen. Die Katholiken sahen durchweg die Hinrichtung als die angemessene Strafe. Tausende Wiedertäufer wurden getötet, viele andere flohen in andere Länder.

Trotz alledem geht es in diesem Buch vor allem um die Verfolgung von Christen durch Menschen, die sich nicht als Christen betrachten. Der Herr Jesus erklärte seinen Jüngern, dass die Welt sie hassen würde, weil sie zu ihm gehörten, und dass sie ihn und seinen Vater ohne jeden Grund hasste (vgl. Johannes 15,18-25).

Kirche und Staat

Die junge Kirche sah sich Kräften gegenüber – sowohl im Judentum als auch im Römischen Reich –, die ihre Vernichtung suchten.[6] Doch sie überlebte nicht nur, sie wuchs und gedieh. Über die jüdischen Gemeinden, die im Mittelmeerraum und noch weiter entfernt bestanden, und unter Benutzung der Straßen und Handelswege des Römischen Reiches gelang es ihr, zahllosen Menschen das Evangelium zu bringen. Durch viel Leiden und Martyrium hindurch fasste die Kirche überall Fuß, und das ohne Finanzspritzen von den Mächtigen und ohne den Schutzschirm des Staates. Paulus konnte zwar Berufung beim römischen Kaiser einlegen, aber letztlich ließ dieser ihn hinrichten.

---

6 Siehe Kapitel 4.

Doch im weiteren Verlauf ihrer Geschichte wurde die Kirche zunehmend abhängig vom Staat, ja in vielen Fällen eng mit ihm verflochten. Was bedeutete, dass dann, wenn der Staat seine angeblichen Feinde verfolgte, die Kirche ihm oft Schützenhilfe dabei leistete. Und umgekehrt konnte die Kirche den Staat für ihre eigenen Ziele einspannen. Statt zu Werkzeugen der Erlösung wurden die Kirchenführer zu Werkzeugen der Bestrafung. Diese Struktur setzte sich über die Jahrhunderte fort, in immer größeren staatlichen Gebilden bis hin zu den großen Kolonialreichen. Die Kirche konnte koloniale Strukturen und Ressourcen sowie die immer größeren Handels- und Kommunikationsnetzwerke nutzen, um das Evangelium in die weite Welt zu tragen – oft mit großem Erfolg. Doch dies führte zu einer fundamentalen Veränderung des Wesens der christlichen Mission. Das Evangelium kam nicht mehr durch eine schwache, äußerlich wehrlose christliche Kirche wie in den ersten drei Jahrhunderten, sondern unter dem Schutz eines Staates – oft eines Erobererstaates, und wenn es zu Christenverfolgungen kam, konnte die Macht dieses Staates zur Bestrafung der Verfolger eingesetzt werden.

Es gab wichtige Ausnahmen von dem Modell des Bündnisses zwischen Kirche und Staat. Herrnhuter Brüder, Wiedertäufer, Mennoniten und viele freikirchliche Missionare – ein prominentes Beispiel ist Hudson Taylor – identifizierten sich mit den Menschen ihres Missionsfeldes und setzten in ihrer evangelistischen und sonstigen Arbeit nicht auf die Unterstützung durch die Regierung ihres Heimatlandes. Sie (und auch einige andere Christen) verurteilten sogar manche der Maßnahmen ihrer Regierung im Ausland und in den Kolonien, so zum Beispiel die erzwungene Einfuhr von Opium nach China durch die Briten. Dies war ein Thema in der Predigt, die während des Zweiten Opiumkriegs Richard Chenevix Trench, Dekan an der Westminster Abbey, aus Anlass des für den 7. Oktober 1857 ausgerufenen „Tages der nationalen Demütigung“ Großbritanniens[7] in der Westminster Abbey hielt. Trench verurteilte die Opiumpolitik als eine der nationalen Sünden Großbritanniens.[8]

Doch andererseits sahen viele Christen den Kolonialismus als Gottesgeschenk zur leichteren Verbreitung des Evangeliums und der Kirche Jesu Christi. Vielleicht dachten sie an den praktischen Nutzen zurück, den die Kirche im ersten

---

7 Siehe S. 145.

8 The Times, 8. Oktober 1857, S. 5, Spalte 4. Zitiert in: Brian Stanley, „Christian Responses to the Indian Mutiny of 1857“, in: W.J. Sheils (Hg.), *The Church and War: Papers Read at the Twenty-First Summer Meeting and Twenty-Second Winter Meeting of the Ecclesiastical History Society*, Studies in Church History, Bd. 20, Oxford, Basil Blackwell, 1983, S. 280.

Jahrhundert für ihre Mission aus den Strukturen des Römischen Reiches gezogen hatte. Manchmal waren die Ergebnisse der Zusammenarbeit mit dem Kolonialismus katastrophal. So sprach die Kongokonferenz, die 1894–1895 in Berlin stattfand, den Kongo König Leopold von Belgien zu, mit der Auflage, dass die Kirche sich um die Bedürfnisse der Bevölkerung kümmern sollte, doch die Belgier behandelten die Kongolesen überaus grausam. In China kam es zum Boxeraufstand (1899–1901), weil die Kolonialmächte das Land ausbeuten, unter sich aufteilen und ihm das Christentum aufdrängen wollten. Der Aufstand entfesselte nationalistische Kräfte, deren Wut zahlreiche Christen (Chinesen wie Missionare) zum Opfer fielen, die zu Tausenden starben. Wir sollten diese warnenden Beispiele aus der Geschichte nie vergessen.

Leider hat die Kirche im Laufe ihrer Geschichte anderen viel Grund dafür gegeben, sie zu hassen. Aber wenn wir die Worte des Herrn Jesus Christus, dass man die Christen „ohne Grund hassen" wird (außer dem Grund, dass sie seinen Namen tragen), ernst nehmen wollen, dann muss es uns ein Anliegen sein, diesem Herrn treu zu sein, uns selbst zu verleugnen, unser Kreuz auf uns zu nehmen und im Leben und im Tod in seinen Fußstapfen zu gehen.

Kapitel 2

Wie Jesus verfolgt wurde

Haben sie mich verfolgt, so werden sie auch euch verfolgen …
Johannes 15,20

O Haupt voll Blut und Wunden,
voll Schmerz und voller Hohn,
o Haupt, zum Spott gebunden
mit einer Dornenkorn …[9]

Die Verfolgung unseres Herrn Jesus Christus, die die Christen von Beginn an in ihren Liedern besungen haben, war Jahrhunderte zuvor im Alten Testament vorausgesagt worden. Jesaja hat die Schmerzen, die Schmach und die Zurückweisung des Mannes „voller Schmerzen“ durch die Menschen mit fast unerträglicher Klarheit geschildert (Jesaja 53), und noch vor Jesaja beschrieb David die schrecklichen Details, die die Christen später in der Kreuzigung wiedererkannten – die durchbohrten Hände und Füße, das Gaffen und die Schadenfreude der Zuschauer und den herzzerreißenden Schrei des Gottessohnes, der auf dem Höhepunkt seiner Qualen vielleicht den ewigen Sinn seiner Leiden an Körper und Geist nicht mehr sehen konnte: „Mein Gott, mein Gott, warum hast du mich verlassen?“ (Psalm 22,2).

9 Evangelisches Gesangbuch (EG) 85, nach dem lateinischen Passionsgedicht „Salve caput cruentatum“ des Arnulf von Löwen (ca. 1200 –1250). Die deutsche Nachdichtung stammt von Paul Gerhardt (1607 –1676) aus dem Jahr 1656.

Als Jesus ein paar Wochen alt war, gab es noch einmal Prophezeiungen über das, was er würde erleiden müssen, bevor sein Werk auf der Erde vollbracht war. Er würde ein „Zeichen“ sein, „dem widersprochen wird“, sagte der alte Simeon zu Maria, und er fügte hinzu: „Und auch durch deine Seele wird ein Schwert dringen“ (Lukas 2,34-35).

Als Jesus ungefähr dreißig Jahre später sein Wirken begann, war er schon bald mit Missverständnissen, Feindschaft, Mordversuchen, Komplotten, Verrat und Verlassenwerden im engsten Freundeskreis konfrontiert. In Gethsemane dürfen wir einen kurzen Blick auf seine innere Qual erhaschen, als er mit der wortwörtlich „furcht-baren“ Last des Wissens über das rang, was auf ihn zukam (Johannes 18,4). Er, der Reine und Vollkommene, würde nur Stunden später die ganze Last der Sünden der Welt tragen und langsam den grausamsten Tod sterben, den das Römische Reich zu bieten hatte. Kein Wunder, dass sein Schweiß wie Blutstropfen wurde (Lukas 22,44).

All diese kostbaren Wahrheiten sind den Christen in der Welt wohlbekannt. Weniger bekannt ist das eklatante Unrecht des juristischen Verfahrens, dem Jesus sich zwischen seiner Verhaftung und Hinrichtung unterziehen musste.

Zwei Rechtssysteme

Die Evangelien nennen zahlreiche Details über die Prozess-Serie, die unser Herr Jesus Christus in den Stunden vor seiner Kreuzigung über sich ergehen lassen musste. Sein Fall ging hin und her zwischen zwei Rechtssystemen, einem religiösen und einem säkularen – dem altehrwürdigen Gesetz des Mose und dem römischen Recht, das zu dieser Zeit hoch entwickelt war. Der methodistische Kirchenhistoriker H.B. Workman kommentiert: „Um ihn zu vernichten, wurden sie beide gewaltsam zum Unrecht hin verdreht.“[10]

Der Jerusalemer Sanhedrin war die höchste jüdische Ratsversammlung und der Gerichtshof. Zur Zeit des Neuen Testaments bestand er aus 70 Schriftgelehrten, Ältesten, Priestern und anderen angesehenen Personen; den Vorsitz führte der Hohepriester, der mithin das 71. Mitglied war. Mindestens 23 Mitglieder des Sanhedrin mussten anwesend sein, damit er beschlussfähig war. Die Gerichtsbarkeit

---

10 Herbert B. Workman, *Persecution in the Early Church: A Chapter in the History of Renunciation* (London: Charles H. Kelly, 1906), S. 10.

des Jerusalemer Sanhedrins erstreckte sich nicht auf Galiläa; erst als Jesus nach Judäa kam, befand er sich im Machtbereich des Hohen Rates.

Damals gehörten natürlich Galiläa wie Judäa zum Römischen Reich. Aber es war bewährte römische Politik, in den Provinzen durch die vorhandenen örtlichen Institutionen zu regieren, und gerade in Judäa war es Rom wichtig, auf die örtlichen Befindlichkeiten so viel Rücksicht zu nehmen wie möglich. Der Sanhedrin durfte also seine richterlichen Funktionen ausüben. Eine Genehmigung Roms benötigte er nur für die Vollstreckung von Todesstrafen, und diese wurde gewöhnlich vom römischen Statthalter (Gouverneur) mehr oder weniger routinemäßig gewährt, wieder nach dem Prinzip, der einheimischen Bevölkerung gefällig zu sein.

Legale Verhaftung

Jesus wurde am späten Donnerstagabend verhaftet. Dies dürfte eine legale und legitime Verhaftung durch den Sanhedrin gewesen sein; der Verhaftungsgrund war, dass Jesus einen Auflauf im Tempel verursacht hatte, als er die Geldwechsler hinauswarf. Der Sanhedrin erhielt vom römischen Statthalter Pontius Pilatus eine Abteilung römischer Soldaten zur Verstärkung der Tempelpolizei. Möglicherweise befürchtete man im Sanhedrin, dass die galiläischen Jünger Jesu die Autorität des Sanhedrins nicht anerkennen würden. Oder dass die Tempelpolizisten zögern würden, den Mann zu verhaften, dessen Worte sie gehört haben mussten und dessen Taten sie vielleicht gesehen hatten. Die römischen Soldaten waren unbelastet von jeglichen Erfahrungen mit Jesus. Sie nahmen ihn gefangen, übergaben ihn der Tempelpolizei und gingen wieder.

Illegales Verhör

Als Nächstes brachte man Jesus zum Verhör zu Hannas (Johannes 18,12-13.19-24). Dies war ein klarer Verstoß gegen jüdisches Recht, das private Verhöre vor dem eigentlichen Verfahren untersagte. Hannas war ein ehemaliger Hoherpriester, der vor etwa 15 Jahren vom römischen Statthalter abgesetzt worden war, weil er ohne dessen Genehmigung eine Todesstrafe vollstreckt hatte. Offenbar war er jedoch aus jüdischer Sicht nach wie vor eine hohe Autorität, wahrscheinlich weil nach jüdischem Gesetz ein Hoherpriester auf Lebenszeit ernannt wird.

Manche nannten ihn nach wie vor „den Hohenpriester". Jesu Aktion gegen die Geldwechsler im Tempel dürfte Hannas persönlich finanziell geschädigt haben.

Illegaler Prozess – Schuldspruch

Als Nächstes wurde Jesus mehreren Mitgliedern des Sanhedrin vorgeführt, an deren Spitze der amtierende Hohepriester Kaiphas stand, der Schwiegersohn des oben erwähnten Hannas (Matthäus 26,57-68). Sofern mindestens 23 Mitglieder des Hohen Rates versammelt waren, war dieses Verhör etwas weniger illegal als das vor Hannas. Es war jedoch gegen jüdisches Recht, einen Prozess nachts abzuhalten. Es war ebenfalls gegen jüdisches Recht, einen Prozess wegen eines Kapitalverbrechens am Vorabend eines Sabbats durchzuführen; auch durften keinerlei Prozesse während eines der großen Feste (z.B. des Passah) durchgeführt werden. Und Aussagen von Zeugen, die einander widersprachen (Markus 14,56), durften in einem Prozess nicht verwendet werden.

Kurz vor Tagesanbruch begann man ein weiteres kurzes Verhör, jedoch ohne Zeugenvernehmung, was ein Verstoß gegen das Gesetz war, dass zwei oder drei Zeugen notwendig sind und dass Geständnisse des Angeklagten nicht verwendet werden dürfen. Eigentlich war diese Verhandlung lediglich die formelle Verkündigung der während der Nacht getroffenen Entscheidung (Lukas 22,66-71; Markus 15,1). Ein weiterer Verstoß gegen das jüdische Gesetz war, dass der Sanhedrin sich nicht um zwölf Stunden vertagte, bevor er sein Schuldurteil sprach, wie dies in Fällen, wo ein Schuldspruch zur Todesstrafe führte, vorgeschrieben war.

Legaler Prozess – Freispruch

Wie wir sahen, musste der Sanhedrin Todesstrafen durch den römischen Gouverneur absegnen lassen. Gewöhnlich war dies eine Routinemaßnahme, und es wäre auch diesmal so gewesen, wenn der Sanhedrin bei seiner ursprünglichen Anklage Jesu wegen Gotteslästerung geblieben wäre (Markus 14,64). Doch als er den Fall vor Pilatus brachte, lautete die Anklage nicht mehr auf Gotteslästerung, sondern auf Hochverrat – möglicherweise deswegen, weil der Hohe Rat Jesus nicht durch Steinigung sterben lassen wollte (die im jüdischen Gesetz für Blasphemie vorgesehene Strafe), sondern durch Kreuzigung, die Hinrichtungsmethode, die die Römer für rebellische Sklaven und Schwerverbrecher reservierten. Die Kreuzigung galt – bei Römern wie Juden – als die schändlichste Art zu sterben.[11]

Sobald die Anklage wegen Hochverrat im Raum stand, konnte Pilatus den Fall nicht mehr als interne religiöse Angelegenheit der Juden behandeln, sondern musste selbst ein formelles Gerichtsverfahren durchführen und den Fall völlig unabhängig von der Meinung des Sanhedrin prüfen. Hochverrat gegen den Kaiser war im römischen Recht die schwerste Straftat. Auf Latein hieß es *crimen laesae maiestatis* („das Verbrechen der Majestätsbeleidigung"), was oft zu *maiestas* abgekürzt wurde. Früher, als Rom noch eine Republik war, hatte *maiestas* für jegliche Verbrechen gegen das römische Volk oder seine Sicherheit gestanden. Aber als die Republik von der Monarchie abgelöst wurde und Rom einen Kaiser hatte (der mit der Zeit als Gott verehrt wurde), wurde der *maiestas*-Paragraf zu einem mächtigen Werkzeug der Tyrannei und Unterdrückung. Jede Respektlosigkeit gegenüber dem Kaiser oder seiner Statue in Wort oder Tat war ein eindeutiger Fall von *maiestas* (wie die Christen bald erleben sollten), aber ein gewiefter Jurist konnte selbst Steuerdelikte zu *maiestas*-Vergehen machen, auf die dann die Verbannung oder Todesstrafe stand.

Als die Ratsmitglieder Jesus vor Pilatus führten, versuchten sie es zunächst mit einer allgemeinen Anklage als „Übeltäter" (Johannes 18,29-30). Pilatus weigerte sich, so einen schwammigen Fall zu behandeln. Der Sanhedrin musste also eine spezifischere Anklage formulieren; er formulierte gleich drei: seine Aufwiegelung des Volkes, sein Verbot, dem Kaiser Steuern zu zahlen, und seine Behauptung, ein König zu sein (Lukas 23,2). Nach römischem Recht musste jeder Anklagepunkt separat verhandelt werden; Pilatus beschloss offenbar, sich auf den dritten Punkt zu konzentrieren, der der umfassendste und wichtigste war – so wichtig, dass er zur Todesstrafe führen konnte.

Der Prozess vor Pilatus scheint kurz gewesen zu sein. Jesus verteidigte sich mit etwas, was man im modernen Recht „Einrede ohne Leugnung des Klageanspruchs" nennt, d.h. er gab das, was man ihm vorwarf, zu, nannte dann aber zusätzliche Fakten, um die juristische Wirkung dessen, was er zugegeben hatte, zu neutralisieren. Er gab zu, ein König zu sein, präzisierte aber, dass sein Königreich nicht von dieser Welt war (Johannes 18,36-37). Worauf Pilatus fand, dass es sich doch nur um eine interne religiöse Angelegenheit der Juden handelte, und sein Urteil verkündete: „Ich finde keine Schuld an ihm" (Johannes 18,38). Also Freispruch.

---

11 Siehe Kasten auf S. 15.

Aufhebung des Urteils

Bisher hatte Pilatus den Prozess ordentlich nach römischem Recht durchgeführt. Doch angesichts der empörten Führer der Juden und des schreienden Mobs begannen seine Prinzipien zu wanken. Als er das Wort „Galiläa" hörte (Lukas 23,5), hatte er eine Idee: Was, wenn er den Gefangenen kurzerhand zu dem schickte, auf dessen Territorium er sein „Verbrechen" begangen hatte? Galiläa wurde nicht von einem römischen Statthalter regiert, sondern (mit römischer Erlaubnis) von einem eigenen König, Herodes Antipas, einem der Söhne Herodes des Großen.[12] Hätte Pilatus Jesus vor seinem Freispruch zu Herodes Antipas geschickt, wäre dies völlig rechtens gewesen; jetzt, als er den Angeklagten bereits offiziell freigesprochen hatte, kam es einer Verdrehung der Gerechtigkeit gleich.

Herodes Antipas war gerade zu Besuch in Jerusalem, sodass es für Pilatus ganz einfach war, Jesus zu ihm zu schicken. Doch der vorsichtige Herodes vermied es, sich in einen Fall von maiestas hineinziehen zu lassen; er beließ es dabei, den Gefangenen zu verspotten, bevor er ihn zu Pilatus zurückschickte. Es folgte eine vielleicht noch größere Verhöhnung – diesmal eine Verhöhnung des römischen Rechtssystems. Septimus Buss hat sie als „veritables Wahngebilde der Ungerechtigkeit und Brutalität gegenüber dem Angeklagten, des Schwankens zwischen versöhnlichen und strengen Tönen gegenüber den Anklägern und schließlich der totalen Niederlage des Richters" beschrieben.[13]

Ein römischer Richter, der ein Todesurteil verkündete, rief normalerweise die Sonne als Zeugen an. Doch als Pilatus vor dem Mob kapitulierte, wusch er sich, einem jüdischen Brauch folgend, die Hände und wälzte die Verantwortung auf die Menge draußen ab (Matthäus 27,24-26). Und so wurde Jesus, der erst vor ein paar Stunden in einem ordentlichen römischen Gerichtsverfahren freigesprochen worden war, jetzt für das Verbrechen der *maiestas* formlos zum Tode durch Kreuzigung verurteilt.

---

12 Judäa und Samaria waren von einem anderen Sohn Herodes des Großen, Archelaus, regiert worden, bis das Volk im Jahr 6 n.Chr. seiner Grausamkeit müde war und die Römer bat, ihn abzusetzen und direkt mithilfe von aus Rom gesandten Statthaltern über die Provinzen zu regieren.

13 Septimus Buss, *Roman Law and History in the New Testament* (London: Rivingtons, 1901), S. 224.

Folter und Tod

Einer Sache war Jesus bisher entgangen: der Folter. So massiv hatte Pilatus das römische Recht nicht verbogen. Doch jetzt „ließ er [Jesus] auspeitschen und übergab ihn den Soldaten zur Kreuzigung“ (Matthäus 27,26 NGÜ). Eine Unmenge unerträglicher Schmerzen liegt in dem Wort „auspeitschen“, denn die Lederriemen der Peitsche waren am Ende mit spitzen Knochen- oder Bleistücken versehen.

Und dann schließlich die Kreuzigung selbst, eine Hinrichtungsmethode, die dazu ersonnen war, dem Opfer ein Maximum an Qualen und Schmerzen zuzufügen. Die Aufschrift an dem Kreuz Jesu brachte die Anklage wegen *maiestas* zum Ausdruck: „Jesus von Nazareth, der König der Juden.“

Wer war schuld an seinem Tod?

> Was ist doch wohl die Ursach solcher Plagen?
> Ach, meine Sünden haben dich geschlagen;
> ich, mein Herr Jesu, habe dies verschuldet,
> was du erduldet.[14]

Die Schmach der Kreuzigung

Die Kreuzigung wurde wahrscheinlich von den Persern erfunden. Das erste bekannte Beispiel ihrer Anwendung stammt aus dem Jahr 519 v.Chr., als König Darius in Babylon 3000 politische Gegner kreuzigen ließ. Sie wurde von Alexander dem Großen und seinen Nachfolgern einschließlich des Seleukidenreichs (zu dem die Levante gehörte) und noch später von den Römern übernommen.

In Rom galt die Kreuzigung als die schmachvollste Hinrichtungsmethode; an römischen Bürgern wurde sie daher in der Regel nur bei Hochverrat vollzogen. Auch die Juden betrachteten die Kreuzigung als äußerst schmachvoll: „Verflucht ist jeder, der am Holz hängt“ (Galater 3,13 in

14 EG 81, dritte Strophe; Johannes Heermann, 1630.

Bezug auf 5. Mose 21,23). Der hebräische Text von 5. Mose 21,22 kann entweder so übersetzt werden, dass der Verurteilte durch das Aufhängen getötet wird, oder (so in den meisten heutigen Bibelübersetzungen) dass er getötet und anschließend die Leiche aufgehängt wird. Es ist also nicht klar, ob der Verurteilte lebendig an „das Holz" gehängt wurde und dort starb oder ob man seine Leiche an das „Holz" hing (das im Hebräischen „Baum", „Pfahl" oder „Kreuz" bedeuten kann).

Eine der längsten der Schriftrollen von Qumran ist die sogenannte Tempelrolle, das Werk eines jüdischen Gelehrten aus dem zweiten Jahrhundert v.Chr., der eine Neuausgabe der Gesetze in 5. Mose anfertigte, mit Versen aus anderen Teilen der Tora sowie Lehren von Priestern aus seiner eigenen Zeit. Hier seine erweiterte Version von 5. Mose 21,22-23:

> Wenn ein Mann ein Verräter ist gegen sein Volk und sie an ein fremdes Volk ausliefert und so seinem Volk Böses zufügt, sollst du ihn an einen Baum hängen, bis er stirbt. Wegen des Zeugnisses von zwei oder drei Zeugen soll er getötet werden und sie selbst sollen ihn an dem Baum aufhängen.
>
> Wenn ein Mann eines schweren Verbrechens überführt ist und flieht zu den Völkern und sein Volk und die Kinder Israels verflucht, sollst du ihn ebenfalls aufhängen an einem Baum, bis der Tod eintritt. Aber du sollst ihre Leichen nicht über Nacht am Baum hängen lassen; du sollst sie unbedingt noch an diesem Tag vergraben. Denn jeder, der an einem Baum aufgehängt wurde, ist von Gott und den Menschen verflucht, aber ihr sollt das Land, das ich euch geben werde als Erbe, nicht schänden. (Tempelrolle 64,7-12[15])

Die Tempelrolle besagt also explizit, dass jemand, der sein Volk verrät oder verflucht, lebendig an einem Baum aufzuhängen ist. Rabbinische Quellen zeigen, dass mit dem „Baum" meist ein Pfahl gemeint war. Die Kreuzigung war eine Variante dieser Hinrichtung durch Aufhängen.

---

15 Michael Wise, Martin Abegg, Jr., Edward Cook, *Die Schriftrollen von Qumran. Übersetzung und Kommentar. Mit bisher unveröffentlichten Texten*, hg. von Alfred Läpple (Augsburg: Pattloch, 1997), S. 505.

Kapitel 3

Die Apostel und ihre Zeitgenossen

Nicht lange nach der Auferstehung Christi begann die Verfolgung seiner Anhänger. Sie richtete sich vor allem gegen die Führer der noch jungen Kirche. Es war genau das, wovor Jesus selbst seine Jünger gewarnt hatte: „Haben sie mich verfolgt, so werden sie auch euch verfolgen" (Johannes 15,20).

Ein Teil dieser Verfolgung ist bereits im Neuen Testament dokumentiert. Dazu kommen Überlieferungen innerhalb der Kirche und historische Dokumente. Die Überlieferungen der unterschiedlichen Denominationen weisen dabei in einigen Fällen erhebliche Unterschiede auf, sodass manchmal schwierig zu ermitteln ist, wie es wirklich war. Manche Daten und Details sind nicht gesichert, doch eines ist klar: Diese Christen der ersten Stunde waren mutige Zeugen ihres Herrn, die wegen ihres Glaubens gelitten haben. Man staunt, wenn man bedenkt, dass viele der Jünger Jesu einst ihren Herrn im Stich gelassen hatten; man vergleiche ihre Flucht bei seiner Verhaftung sowie die Verleugnung des Petrus. Doch jetzt nahmen sie in der Kraft des Heiligen Geistes Verfolgung und Folter, ja oft den Märtyrertod in Kauf.

Wir verfügen über detaillierte Informationen über die Verfolgung des Paulus. Bei den meisten anderen Personen in diesem Kapitel wissen wir wenig Genaues darüber, was sie in ihrem Dienst für Jesus Christus erduldeten. Aber wir wissen, dass viele den Märtyrertod erlitten, denn dieser wurde von ihren Glaubensgeschwistern als so kostbar empfunden, dass die Erinnerung an ihn an die Nachwelt weitergegeben wurde. Und da der Märtyrertod gewöhnlich nur der Höhepunkt einer längeren Verfolgung ist, können wir davon ausgehen, dass die meisten dieser Märtyrer vor ihrem Tod viel Verfolgung erlitten. Andererseits gab es Glaubenszeugen (wie der Apostel Johannes), die verfolgt wurden, ohne dass es bis zum Martyrium kam.

Es ist schier unglaublich, wie weit diese ersten Anhänger des Herrn Jesus Christus reisten, um das Evangelium zu verbreiten – in einer Zeit, als das Reisen nichts für ängstliche Gemüter war. Aber Jesus hatte sie in seinem großen Missionsbefehl angewiesen: „Darum geht zu allen Völkern und macht die Menschen zu meinen Jüngern“ (Matthäus 28,19 NGÜ), und diesen Auftrag führten sie treu aus.

Die Verfolgungen begannen fast sofort nach der Gründung der jungen Kirche. Bereits in Apostelgeschichte 4 müssen sich Petrus und Johannes vor dem Hohen Rat verantworten, ein Kapitel später dann alle Apostel. Doch die Kirche wuchs. Im Laufe der Jahre und Jahrzehnte wurde die Christenverfolgung ein nur zu vertrautes Phänomen. Mal folgte sie den Launen des gerade amtierenden römischen Kaisers,[16] mal handelte es sich um Reaktionen jüdischer oder heidnischer Religionsführer, mal hatten einzelne Gewerbetreibende oder ganze Branchen Angst davor, ihre Einnahmequelle zu verlieren.

Was mag in den Christen der ersten Generationen vorgegangen sein, als sie es erlebten, wie ihre ältesten, angesehensten und erfahrensten Leiter (darunter die meisten von denen, die den Herrn Jesus persönlich gekannt hatten) einer nach dem anderen brutal getötet wurden? Die 60er-Jahre sahen den Märtyrertod von Andreas, Matthäus, Barnabas, Petrus und Paulus, mittlerweile alles ergraute Männer. Bis 68 fanden sehr wahrscheinlich auch Jakobus, der Sohn des Alphäus, Judas Thaddäus, Simon der Zelot und Markus der Evangelist den Märtyrertod unter dem wahnwitzigen Kaiser Nero.

Doch das unverdrossene Durchhalten dieser tapferen Christen führte dem Herrn, dem sie dienten, nur noch mehr Diener zu.

Stephanus (Märtyrertod ca. 34 n.Chr.)

Stephanus, der die Ehre hat, als der erste christliche Märtyrer zu gelten, war kein Apostel, sondern ein von diesen eingesetzter Diakon, der für die mehr praktische Versorgung der Gemeindeglieder zuständig war (Apostelgeschichte 6,1-6). Wir wissen aus der Bibel, dass er ein Mann „voll Gnade und Kraft“ war, der „Wunder und große Zeichen unter dem Volk“ tat (Apostelgeschichte 6,8). Als er vor den Sanhedrin gestellt wurde, leuchtete sein Gesicht wie das eines Engels (vgl. Apostelgeschichte 6,15).

---

16 Siehe Kapitel 4.

Stephanus' Predigt des Evangeliums brachte ihn in Konflikt mit Juden aus seiner eigenen griechischen Kultur. Doch seine Widersacher „vermochten nicht zu widerstehen der Weisheit und dem Geist, in dem er redete" (Apostelgeschichte 6,10). Sie versuchten es mit einer falschen Anklage wegen Gotteslästerung. Stephanus verteidigte sich mit einer kraftvollen Rede, in der er die Geschichte von Gottes Volk nachzeichnete und wie dieses immer wieder die Männer, die Gott ihm schickte, von sich gewiesen hatte. Er schloss mit den Worten: „Ihr, halsstarrig und unbeschnitten an Herzen und Ohren, ihr widerstrebt allezeit dem Heiligen Geist, wie eure Väter, so auch ihr. Welchen der Propheten haben eure Väter nicht verfolgt? Und sie haben getötet, die zuvor verkündigten das Kommen des Gerechten, dessen Verräter und Mörder ihr nun geworden seid. Ihr habt das Gesetz empfangen durch Weisung von Engeln und habt's nicht gehalten" (Apostelgeschichte 7,51-53).

Diese Worte versetzten den Sanhedrin in helle Wut. Als Stephanus auch noch in einer Vision den Himmel geöffnet und Jesus zur Rechten Gottes stehen sah, hielten die Mitglieder des Hohen Rates sich die Ohren zu, schleiften Stephanus zur Stadt hinaus und steinigten ihn. Und so wie Jesus am Kreuz um Vergebung für die gebetet hatte, die ihn ans Kreuz gebracht hatten, bat Stephanus kurz vor seinem Tod Jesus darum, seinen Mördern diese Sünde nicht anzurechnen (Apostelgeschichte 7,54-60).

Jakobus, der Sohn des Zebedäus (Märtyrertod ca. 44 n.Chr.)

Einer der wenigen Märtyrer, die im Neuen Testament explizit erwähnt werden, ist Jakobus, der ältere Bruder des Johannes. Die beiden Zebedäus-Söhne waren galiläische Fischer und gehörten zu den allerersten Jüngern, die Jesus berief. Zusammen mit Petrus bildeten sie den inneren Kreis um Jesus; ihnen war es zum Beispiel vergönnt, bei seiner Verklärung dabei zu sein.

Die Brüder müssen zumindest als junge Männer ein hitziges Temperament gehabt haben, da sie als die „Donnersöhne" bekannt waren. Vielleicht zeigte sich diese Seite ihres Charakters in ihrer Bitte an Jesus, ihnen in seinem Reich die Ehrenplätze an seiner Seite zu geben. Jesus fragte sie darauf, ob sie den Kelch trinken konnten, den er trinken würde, oder sich mit der Taufe taufen lassen konnten, mit der er getauft würde – beides Bilder für großes Leiden. Als sie dies bejahten, sagte er, dass dieses Leiden in der Tat kommen würde (Matthäus 20,20-23; Markus 10,35-40). Jakobus bekam also einen zeitigen, sehr persönlichen Hinweis darauf, dass er Verfolgung erleben würde, und er war denn auch der erste der Apostel, der für Christus starb.

Wir wissen nichts über Jakobus' Wirken zwischen seiner Rückkehr nach Jerusalem nach Jesu Himmelfahrt (Apostelgeschichte 1,13) und seiner Hinrichtung ca. 14 Jahre später während einer allgemeinen Christenverfolgung unter König Herodes Agrippa: „Um diese Zeit legte der König Herodes Hand an einige von der Gemeinde, sie zu misshandeln. Er tötete aber Jakobus, den Bruder des Johannes, mit dem Schwert" (Apostelgeschichte 12,1-2).

Philippus (Märtyrertod ca. 54 n.Chr. oder später)

Philippus, einer der zwölf ursprünglichen Jünger Jesu, stammte aus dem galiläischen Betsaida; trotz seines griechischen Namens war er Jude.

Nach der Überlieferung unternahm Philippus nach Jesu Auferstehung mehrere Missionsreisen, oft zusammen mit seinem Freund und Mitapostel Nathanael Bartholomäus. Auf einer dieser Reisen, bei denen Philippus' Schwester Mariamne sie begleitete, kamen sie nach Hierapolis (in der heutigen Türkei), einem Zentrum eines Schlangenkultes. Die Missionare forderten die Menschen auf, sich Jesus zuzuwenden. Viele taten dies, darunter auch Nicanora, die jüdische Ehefrau des Prokonsuls, die krank zu Bett lag und die Botschaft der Apostel nur aus zweiter Hand mitbekam. Aber sie rief den Namen des Herrn an und wurde auf der Stelle von ihren vielen Krankheiten geheilt. Sie stand auf und suchte Mariamne auf, die ihr von Christus erzählte, der Sonne der Gerechtigkeit, die aufgegangen war, um ihr Licht zu geben und sie von dem Schlangengott, dem man sie geweiht hatte, zu erlösen. Nicanora erklärte darauf öffentlich ihren neuen Glauben, und Philippus und seine Begleiter beteten für sie. Doch da kam Nicanoras Ehemann, der Prokonsul. Wütend über die plötzliche Heilung seiner Frau, ignorierte er ihren leidenschaftlichen Appell, sich ebenfalls von dem Schlangenkult abzuwenden, und schleifte sie an den Haaren fort, nicht ohne anzukündigen, sie zu töten und anschließend die „ausländischen Zauberer" „auf das Grausamste" umzubringen.

Der Prokonsul ließ Philippus, Bartholomäus und Mariamne auspeitschen und sodann an ihren Füßen durch die Straßen zu dem Schlangentempel schleifen. Die Schlangenpriester, unterstützt von einer nach Tausenden zählenden Menge, drangen in den Prokonsul, die drei Christen, deren Predigt dem Kult in ihrem Tempel schweren Schaden zugefügt hatte, zu bestrafen. Als Beweis für die

Gefährlichkeit dieser „Verderber und Verführer der Menschen“ führten die Priester an: „Sie sagen, wer an ihren Gott glaubt, muss anschließend in Keuschheit und Frömmigkeit leben. Die Drachen [d.h. die großen Schlangen] haben sie nicht blind gemacht oder getötet, sondern die Hüter unserer Stadt [die Schlangen] sind von diesen Männern niedergeworfen worden.“

Es brauchte nicht viel, um den Prokonsul zu überzeugen. Es reichte ihm schon, was seine Frau ihm über diesen Jesus erzählte, der angeblich das wahre Licht war, und wie sie Nächte hindurch betete und in einer merkwürdigen Sprache sprach. Sie schien sogar von einem Licht umgeben zu sein, und als er zum Fenster hinausschaute, um Jesus das Licht zu sehen, blendete ihn die Helligkeit wie ein Blitzschein. „Ich habe seitdem Angst vor meiner Frau, und das liegt nur an ihrem Lichtjesus“, sagte er.

Er befahl dem Scharfrichter, Philippus, Bartholomäus und sogar Mariamne auszuziehen, um die Gegenstände zu finden, mit denen sie die Leute „bezauberten“. Darauf ließ er Philippus an einem Baum in der Nähe des Schlangentempels kreuzigen, mit dem Kopf nach unten und die Hände und Füße von eisernen Haken durchbohrt. Bartholomäus kreuzigte man an einer Mauer gegenüber; seine Hände wurden angenagelt. Die beiden Männer, die schon Freunde gewesen waren, bevor sie Jesus begegneten, lächelten sich an.

Sechs Tage lang sollen die beiden an dem Baum und der Mauer gehangen haben. Während dieser Zeit kam der Apostel Johannes nach Hierapolis. Es kam zu dramatischen Phänomenen, die die meisten Gegner der Apostel zur Buße führten. Darauf eilten mehrere Christen zu Philippus, um ihn von dem Baum abzunehmen, doch er befahl ihnen, sich zuerst um Bartholomäus zu kümmern, weil er (Philippus) gleich seinen Leib verlassen und zum Herrn gehen würde. Darauf nahm man Bartholomäus von der Mauer ab, und er überlebte. Philippus gab derweil letzte Anweisungen (die befolgt wurden) für die Gründung einer Gemeinde in Hierapolis und bestimmte ihren Leiter. Bartholomäus und Mariamne setzten ihre Missionsreisen jeder für sich fort.

Die Details dieser Geschichte sind zum Teil umstritten, aber dass Philippus in Hierapolis den Märtyrertod erlitt (entweder um 54 oder während der letzten beiden Jahrzehnte des ersten Jahrhunderts), wird allgemein angenommen. 2011 entdeckten Archäologen bei Ausgrabungen im antiken Hierapolis ein Grab, das das des Philippus sein soll.

Andreas (Märtyrertod ca. 60 n.Chr.)

Andreas war ein galiläischer Fischer, der bei der Arbeit war, als Jesus ihn und seinen Bruder Simon aufforderte, „Menschenfischer" zu werden (Markus 1,16-17). Ohne zu zögern, verließen Andreas und Simon ihr vertrautes Umfeld, um Jesus nachzufolgen – letztlich bis in den Tod.

Andreas hat das Evangelium in vielen Ländern verkündet: Skythien, Kolchis, Epirus und Achaja.[17] Nach der Überlieferung wurde er wie Jesus gekreuzigt, allerdings wurde er an das Kreuz gebunden, nicht genagelt, und es war ein X-förmiges Kreuz (heute noch „Andreaskreuz" genannt), kein vertikales. Dies soll ca. 60 n.Chr. in Patras in Achaja (Griechenland) geschehen sein.

Foxe's Book of Martyrs schildert den Mut des Apostels angesichts des Kreuzes. Er soll gesagt haben:

> O Kreuz, du willkommenes und oft ersehntes! Mit einem willigen Geist, voll Freude und Begierde, komme ich zu dir – ich, der Schüler dessen, der an dir hing. Schon immer habe ich dich geliebt und mich danach gesehnt, dich zu umarmen.[18]

Die drei Tage, die Andreas an dem Kreuz hing, verkündete er weiter Christus, mit dem Ergebnis, dass etliche Zuschauer zum Glauben kamen und schließlich den Statthalter baten, Andreas von dem Kreuz abnehmen zu lassen. Der Statthalter gewährte dies, aber es war bereits zu spät; Andreas war gestorben.

Matthäus (Märtyrertod ca. 60 n.Chr.)

Etwa zu der Zeit, als Andreas gekreuzigt wurde, erlitt auch der Apostel Matthäus den Märtyrertod, aber an einem anderen Ort und auf eine andere Weise.

Matthäus war ursprünglich ein Steuereintreiber gewesen – im Judentum zur Zeit des Neuen Testaments ein zutiefst verachteter Beruf –, bis Jesus ihn in seine

---

17 Mit *Skythien* wurde ein großes Gebiet nördlich des Schwarzen Meeres in der heutigen Ukraine und Südrussland bezeichnet. *Kolchis* ist heute West-Georgien am Ostufer des Schwarzen Meeres. *Epirus* entspricht dem heutigen Albanien. *Achaja* steht für Griechenland.

18 *Foxe's Christian Martyrs of the World: From the Celebrated Work by John Foxe and Other Eminent Authorities: Newly Revised and Illustrated* (Chicago: Moody Press, o.J.), S. 30.

Nachfolge rief, zur großen Bestürzung der Pharisäer, die nicht verstehen konnten, wie Jesus sich mit „Sündern" abgeben konnte.

Laut der Überlieferung predigte Matthäus (der im Markus- und Lukasevangelium mit seinem hebräischen Namen Levi bezeichnet wird) nach der Himmelfahrt Jesu neun Jahre lang seinen Mitjuden in Judäa das Evangelium. Das Evangelium, das er schrieb, zielt ganz offensichtlich auf eine jüdische Leserschaft. Matthäus soll auch in Persien, Parthien und Äthiopien gepredigt haben.[19]

Sein Martyrium dürfte um das Jahr 60 in Parthien oder Äthiopien stattgefunden haben, wobei das antike „Äthiopien" nicht mit dem heutigen Äthiopien identisch sein muss. Nach einem Bericht wurde er in den Rücken gestochen, als er mit zum Gebet ausgebreiteten Händen vor dem Altar stand.

Barnabas (Märtyrertod ca. 61 n.Chr.)

Barnabas, ein Jude aus Zypern, war nach Pfingsten einer der ersten neubekehrten Christen in Jerusalem. Sein ursprünglicher Name war Josef, doch die Apostel nannten ihn Barnabas („Sohn des Trostes" oder „Sohn der Ermutigung"), was gut zu dem Mann passt, dem wir in der Apostelgeschichte begegnen. Er dachte immer das Beste von den anderen, versuchte, sie zu Mitarbeitern Christi zu machen, und spendete großzügig von seinem Eigentum, damit die Apostel es an bedürftige Christen verteilen konnten.

Die Jerusalemer Gemeinde sandte Barnabas nach Antiochia, um dort die neue heidenchristliche Gemeinde aufzubauen. „Als er sah, was dort durch Gottes Gnade geschah, war er glücklich. Er machte allen Mut und forderte sie dazu auf, dem Herrn mit ungeteilter Hingabe treu zu bleiben. Denn er hatte einen edlen Charakter, war mit dem Heiligen Geist erfüllt und hatte einen festen Glauben. Durch seinen Dienst stieg die Zahl derer, die an den Herrn glaubten, ständig an" (Apostelgeschichte 11,23-24 NGÜ).

Einer von denen, die von Barnabas gefördert und ermutigt wurden, war Paulus, und bald arbeiteten die beiden zusammen in der Unterweisung der Christen in Antiochia. Später unternahmen sie ausgedehnte Reisen, das erste Mal, um eine Kollekte von Antiochia nach Jerusalem zu bringen, danach als Missionare, wo-

19 *Persien* und *Parthien* stehen ungefähr für Irak und Iran, *Äthiopien* für das gesamte nordöstliche Afrika.

bei sie wiederholt auf Widerstand stießen. Einmal, in Antiochia in Pisidien, „kam fast die ganze Stadt zusammen, um das Wort Gottes zu hören." Die Juden vor Ort hetzten daraufhin die prominenten Bürger der Stadt gegen die Apostel auf, sodass diese flüchten mussten (Apostelgeschichte 13,44-50). In Ikonion hatte man vor, sie zu steinigen, aber Barnabas und Paulus hörten davon und setzten sich rechtzeitig nach Lystra ab, bevor der Plan verwirklicht werden konnte. Doch ihre Widersacher aus Antiochia und Ikonion folgten ihnen nach Lystra und überredeten die Menge, Paulus zu steinigen, den man für tot hielt und liegen ließ. Am nächsten Tag begaben er und Barnabas sich nach Derbe (Apostelgeschichte 14,19-20).

Nach dieser Missionsreise kehrten Paulus und Barnabas nach Antiochia zurück, um weiter der Gemeinde zu dienen. Barnabas ging später zurück in seine Heimat Zypern, wo er die Kirche aufbaute. Laut der Überlieferung erlitt er wohl im Jahr 61 in Salamis den Märtyrertod. Aufgebrachte Juden, die über seine Missionserfolge wütend waren, schleiften ihn aus der Synagoge, in der er gerade predigte, und steinigten ihn.

Die Art, wie Barnabas starb, erinnert stark an die Worte Jesu, als er den Jüngern sagte: „Sie werden euch aus der Synagoge ausstoßen. Es kommt aber die Zeit, dass, wer euch tötet, meinen wird, er tue Gott einen Dienst" (Johannes 16,2).

Jakobus, Sohn des Alphäus (Märtyrertod ca. 62 n.Chr.)

Dieser Apostel erscheint in der Bibel in den Listen der zwölf Jünger und auch in der Liste der elf (Apostelgeschichte 1,13), aber darüber hinaus wissen wir nichts Sicheres über ihn. Manche Gelehrte identifizieren ihn mit anderen Personen dieses Namens, doch das ist spekulativ.

Es gibt jedoch Überlieferungen, dass er den Märtyrertod erlitt. Manche behaupten, dass er in Ostrakine (das heutige ägyptische El Felusiyat im Sinaigebiet), wo er das Evangelium predigte, von Heiden gekreuzigt wurde. Nach anderen Quellen wurde er vom Sanhedrin in Jerusalem im Jahre 62 zum Tode verurteilt, von der Tempelmauer herabgestürzt und anschließend mit Knüppeln vollends getötet.

Simon Petrus (Märtyrertod ca. 64 n.Chr.)

Simon, dem Jesus den Namen „Petrus" gab, erlitt etwa vier Jahre nach seinem Bruder Andreas den Märtyrertod. 30 Jahre zuvor war er entsetzt gewesen, als Jesus seinen Kreuzestod vorhersagte, und hatte sich dafür eine kräftige Rüge von Jesus eingehandelt (Matthäus 16,21-23). Und in der Nacht der Verhaftung Jesu hatte er, als es brenzlig wurde, Jesus glatt verleugnet.

Aber Jesus hatte keinen Fehler gemacht, als er Simon den „Felsen" nannte. Nach der Auferstehung finden wir einen anderen, verwandelten Petrus vor uns, der den Mund für seinen Herrn auftut. Zusammen mit Johannes (s.u. S. 31) war er der Erste, der für seinen Glauben an Jesus verfolgt wurde. Sein erster Brief in der Bibel (1. Petrus) richtet sich an Christen in der Zerstreuung und Verfolgung (wahrscheinlich zur Zeit des Kaisers Nero) und bereitet sie auf noch größere Leiden vor.

Als Herodes Agrippa Jakobus, den Sohn des Zebedäus, töten ließ (wohl 44 n.Chr.) und sah, dass dies „den Juden gefiel", ließ er auch Petrus verhaften (Apostelgeschichte 12,3), der jedoch durch einen Engel aus dem Verlies befreit wurde.

Die letzten Jahre seines Lebens verbrachte Petrus in Rom, wo er unter Kaiser Nero den Märtyrertod erlitt. Man nimmt an, dass er seinen zweiten Brief (2. Petrus) schrieb, während er im Gefängnis auf die Hinrichtung wartete. Nach der Überlieferung war sein Mithäftling Paulus, und die beiden konnten zwei Hauptleute der Wache sowie 47 andere Personen zu Christus führen. Nach neun Monaten wurde Petrus nach einer heftigen Auspeitschung mit dem Kopf nach unten gekreuzigt – angeblich auf seinen eigenen Wunsch, da er sich nicht für würdig hielt, genauso gekreuzigt zu werden wie Jesus.

Petrus war auf dieses Martyrium bereits in seinem letzten Gespräch mit dem auferstandenen Jesus vorbereitet worden, als dieser ihn wieder als Leiter der Gemeinde einsetzte und ihm sagte: „... wenn du aber alt bist, wirst du deine Hände ausstrecken und ein anderer wird dich gürten und führen, wo du nicht hinwillst" (Johannes 21,18-19).

Judas Thaddäus (Märtyrertod ca. 65 n.Chr.)

Unter den ursprünglichen zwölf Aposteln gab es zwei, die Judas hießen. Einer war Judas Iskariot, der Jesus verriet. Die Geschichte des anderen Judas ist sehr dunkel, was zum Teil daran liegen mag, dass der Name „Judas" in der jungen Kirche denkbar unpopulär war. Alle anderen mit dem Namen Judas scheinen ihren Namen geändert zu haben, was es der Nachwelt manchmal schwierig machte, die genau Identität festzustellen. Der „gute" Judas wird in der Bibel manchmal „Sohn des Jakobus" genannt (Lukas 6,16; Apostelgeschichte 1,13) oder „Thaddäus" (Markus 3,18). Johannes (14,22) nennt ihn einfach „nicht der Iskariot".

Im Neuen Testament wie in der späteren Überlieferung wird er stets zusammen mit Simon dem Zeloten erwähnt. Wahrscheinlich unternahmen sie gemeinsam Missionsreisen in Palästina und möglicherweise darüber hinaus. (Judas Thaddäus ist der „St. Judas" der zahlreichen „St. Simon und Judas"-Kirchen und -Kapellen.)

Eines haben alle Judas-Thaddäus-Überlieferungen gemeinsam: Er erlitt den Märtyrertod – entweder im heutigen Beirut oder in Persien. Er wurde zu Tode geprügelt oder mit der Axt erschlagen. Aber wie auch immer: Er starb für Christus.

Simon der Zelot (Märtyrertod in den 60er-Jahren?)

Simon der Zelot ist ein noch mysteriöserer Apostel als Judas Thaddäus. Nach einigen Überlieferungen wurde er ca. 65 n.Chr. zusammen mit Judas in Beirut als Märtyrer getötet, aber es gibt zahlreiche Alternativversionen über seinen Tod: dass er in Persien buchstäblich zersägt wurde, dass er in Abchasien (einer Region, die heute zwischen Georgien und Russland umstritten ist) am Ostufer des Schwarzen Meeres gekreuzigt wurde oder dass seine Kreuzigung in Britannien stattfand, während seiner zweiten Missionsreise dorthin. Konkret heißt es, dass er um den 10. Mai 61, als Britannien unter der Herrschaft des römischen Statthalters Catus Decianus stand, in Caistor (heutiges Lincolnshire) vor Gericht gestellt und gekreuzigt wurde.

Noch eine andere Tradition besagt, dass Simon in Edessa ohne Martyrium starb. Es wäre ein ironisches Ende gewesen für jemanden, der das Evangelium in Ägypten, Mauretanien und Spanien sowie an den oben erwähnten Orten predigte und für seine kompromisslose Art bekannt war.

Paulus (Märtyrertod ca. 66-67 n.Chr.)

Nach seiner dramatischen Bekehrung vor Damaskus wurde aus dem Christenverfolger der Apostel, der selbst verfolgt wurde. In seinem zweiten erhaltenen Brief an die Gemeinde in Korinth, der zwischen 55 und 57 n.Chr. geschrieben sein dürfte, listet er die Widerwärtigkeiten auf, die er bis dahin erlitten hatte. Einige (Schiffbruch, Räuber etc.) gehörten zu den Risiken des Reisens im ersten Jahrhundert, doch die meisten fallen in die Rubrik „Christenverfolgung“:

> Ich habe mehr gearbeitet, ich bin öfter gefangen gewesen, ich habe mehr Schläge erlitten, ich bin oft in Todesnöten gewesen. Von Juden habe ich fünfmal erhalten vierzig Geißelhiebe weniger einen; ich bin dreimal mit Stöcken geschlagen, einmal gesteinigt worden; dreimal habe ich Schiffbruch erlitten, einen Tag und eine Nacht trieb ich auf dem tiefen Meer. Ich bin oft gereist, ich bin in Gefahr gewesen durch Flüsse, in Gefahr unter Räubern, in Gefahr von meinem Volk, in Gefahr von Heiden, in Gefahr in Städten, in Gefahr in Wüsten, in Gefahr auf dem Meer, in Gefahr unter falschen Brüdern … (2. Korinther 11,23b-26)

Detailliertere Berichte über einige dieser Vorfälle finden wir in der Apostelgeschichte – zum Beispiel die Mordkomplotte gegen Paulus in Damaskus und Jerusalem oder die Zusammenrottungen gegen ihn auf den Missionsreisen.

Man hat ausgerechnet, dass Paulus bis zu einem Viertel seines Aposteldienstes in diversen Gefängnissen verbracht hat, was umso bemerkenswerter ist, als Gefängnisse in der Antike selten dem Strafvollzug dienten (obwohl die Gefangenen bei ihrer Einlieferung routinemäßig ausgezogen und ausgepeitscht wurden und Fußeisen angelegt bekamen). Die meisten Gefangenen warteten im Kerker auf ihren Prozess oder ihre Hinrichtung. Nach der Überlieferung war Paulus während seiner zweiten Gefängnishaft in Rom – vor seiner Hinrichtung – in dem berüchtigten, zu Recht „Haus der Dunkelheit“ genannten Mamertinischen Kerker, und zwar in der unterirdischen Abteilung, über die der römische Historiker Sallust geschrieben hat: „Durch Verwahrlosung, Finsternis, Geruch aber ist sein Aussehen scheußlich und grässlich.“[20] Hier schrieb Paulus den 2. Timotheusbrief. Offenbar hatte er ein Vorverhör hinter sich und wartete jetzt auf seinen eigentli-

20 Sallust, *De coniuratione Catilinae*, Lat./Dt. (Stuttgart: Reclam, 2015), S. 91 (= § 55).

chen Prozess, bei dem er mit einem Schuldspruch und der Hinrichtung rechnete (vgl. 2. Timotheus 4,6-7.16).

Nach einer starken Überlieferung wurde Paulus ca. 66 n.Chr. auf Befehl des Kaisers Nero in Rom auf der Via Ostiensis hingerichtet, bald nachdem er den 2. Timotheusbrief geschrieben hatte. Als römischer Bürger wurde er wahrscheinlich enthauptet, sodass ihm die qualvolleren Hinrichtungsmethoden erspart blieben.

Markus der Evangelist (Märtyrertod ca. 68 n.Chr.)

Johannes Markus, dem wir das Markusevangelium verdanken, wuchs in einer recht wohlhabenden jüdischen Familie in Jerusalem auf. In seinem Haus kamen die Christen regelmäßig zusammen. Dorthin begab sich Petrus, als ein Engel ihn aus dem Gefängnis befreit hatte, und fand viele Christen vor, die für ihn beteten (Apostelgeschichte 12,12). Vielleicht war dies sogar das Haus, in dessen Obergemach Jesus mit seinen Jüngern das Abendmahl feierte.

Die erste Erwähnung von Johannes Markus finden wir in der Nacht, als Jesus verhaftet wurde. Er dürfte der junge Mann gewesen sein, der seine Kleidung (wahrscheinlich sein Nachtgewand) fahren ließ und nackt floh, als man auch ihn verhaften wollte (Markus 14,51-52). (Es war damals üblich, dass ein Autor sich in seinem Werk in anonymer Form selbst erwähnte.)

Als Paulus und Barnabas ihn ein paar Jahre später kennenlernten, muss er Eindruck auf sie gemacht haben, denn sie nahmen ihn als Mitarbeiter mit nach Antiochia (Apostelgeschichte 12,25). Etwa 46 n.Chr. begleitete er Paulus und Barnabas auf ihre erste Missionsreise, verließ sie jedoch bald wieder, um nach Jerusalem zurückzukehren (Apostelgeschichte 13,4-5.13). Als vielleicht drei Jahre später Paulus die Gemeinden der ersten Missionsreise wieder besuchen wollte, weigerte er sich, den unzuverlässigen Johannes Markus mitzunehmen, und Barnabas nahm ihn stattdessen mit nach Zypern.

Aus den Quellen geht hervor, dass Johannes Markus später Petrus beim Evangelisieren im nördlichen Kleinasien (die heutige Türkei) assistierte. Danach besuchten die beiden Rom, um die dortigen Christen zu unterweisen. Der Einfluss des Petrus zeigt sich im Inhalt des Markusevangeliums.

Markus war noch in Rom, als Paulus dort ankam und zwei Jahre im Hausarrest verbrachte. Als Paulus in den berüchtigten Mamertinischen Kerker kam, hatte Markus die Stadt wieder verlassen (vgl. Philemon 23-24; 2. Timotheus 4,11).

Nach der Überlieferung war es Markus, der das Evangelium nach Ägypten brachte und eine Gemeinde in Alexandria gründete, die später ein bedeutendes christliches Zentrum werden sollte. Nach der koptischen Tradition erlitt er dort 68 n.Chr. den Märtyrertod. Damals fiel das Osterfest mit einem großen heidnischen Festtag zusammen. Ein heidnischer Mob stürmte die Kirche, in der Markus gerade den Abendmahlsgottesdienst hielt, fesselte ihn und schleifte ihn so durch die Straßen. Am Ende des Tages war er schwer zerschunden, aber noch lebendig, sodass man ihn am folgenden Tag über steiniges Gelände schleifte, bis er tot war.

Thomas (Märtyrertod ca. 72 n.Chr.)

Thomas ist vor allem als der „ungläubige Thomas“ in die Geschichte eingegangen, der nicht glauben wollte, dass Jesus von den Toten auferstanden war. Doch wir finden bei ihm auch eine tiefe Liebe zu Jesus. Johannes berichtet, wie Thomas begriff, wozu Jesus gekommen war, und bereit war, mit ihm zu sterben (Johannes 11,16).

Thomas ist in der Tat für seinen Herrn gestorben – nach der Überlieferung um das Jahr 72 in Südindien, wo er zwanzig Jahre lang gegen viele Widerstände für das Evangelium gewirkt hatte.[21]

Matthias (Märtyrertod ca. 80 n.Chr.)

Matthias war der Mann, der anstelle von Judas Iskariot als zwölfter Apostel gewählt wurde (Apostelgeschichte 1,21-26). Wir können daraus schließen, dass er von Beginn des Wirkens Jesu an sein Jünger gewesen war und auch den auferstandenen Christus gesehen hatte.

Weitere Informationen können wir weder der Bibel noch anderen historischen Dokumenten entnehmen. Nach einer Überlieferung wurde er gekreuzigt, nach anderen gesteinigt oder verbrannt oder enthauptet, nach wieder einer anderen starb er an Altersschwäche. Die einen behaupten, dass er schon bald nach seiner

21 Weitere Einzelheiten dazu siehe in Kapitel 12.

Wahl im Jahr 30 n.Chr. starb, andere, dass er um das Jahr 80 starb. Wir können fast nichts Gesichertes über Matthias sagen, außer dass er als bewährter Jünger Jesu und Apostel das Evangelium zu einer Zeit predigte, in der das nicht ungefährlich war, und sehr wahrscheinlich Widerstand und Verfolgung erlebte, ob er nun als Märtyrer starb oder nicht.

Nathanael Bartholomäus (Märtyrertod irgendwann zwischen 55 und 90 n.Chr.)

Bartholomäus gehörte zu den Zwölf, die Jesus zu seinen Aposteln erwählt hatte. Da „Bartholomäus" ein Familienname ist („Sohn des Tolmai bzw. Talmai") und er in den Evangelien immer zusammen mit Philippus genannt wird, geht man davon aus, dass er wahrscheinlich mit Nathanael identisch ist, dem aufrichtigen Mann, den Jesus zusammen mit Philippus berief (Johannes 1,43-45). Sein voller Name wäre damit Nathanael Bar Tolmai gewesen.

Im vierten Jahrhundert berichtet der Kirchenhistoriker Eusebius von Caesarea,[22] dass Bartholomäus in Indien evangelisierte und den Christen dort ein Matthäusevangelium in hebräischer Sprache hinterließ.[23] Er soll auch in Äthiopien, Mesopotamien (dem heutigen Irak), Parthien (im heutigen Iran), Lykaonien (in der heutigen Türkei) und Armenien (das damals mehr als das heutige Armenien umfasste) gepredigt haben. Wir haben bereits gesehen, dass Bartholomäus in Hierapolis, wo sein Freund Philippus den Märtyrertod erlitt, die Kreuzigung überlebte.

Nach der Überlieferung starb Bartholomäus schließlich in Armenien, wo man ihn auspeitschte, ihm die Haut abzog, ihn mit dem Kopf nach unten kreuzigte und schließlich köpfte. Diese außergewöhnlich grausame Hinrichtung folgte auf eine Reihe von Konfrontationen mit Dämonen aus dem Umfeld des Gottes Astaruth, an den man sich wandte, um von Krankheiten geheilt zu werden. Ein Bericht lautet folgendermaßen:

> Darauf sagte der Apostel zu den Menschen: „Siehe, der Gott, von dem ihr dachtet, dass er euch heilt, tut euren Seelen und Leibern nur noch mehr Böses. Hört jetzt auf euren Schöpfer, der im Himmel

22 Eusebius (um 260–339/340) war (seit 313) Bischof von Caesarea in Palästina. Er ist u.a. als der Autor einer zehnbändigen *Kirchengeschichte* bekannt geworden, die er 323 oder 324 vollendete.

23 Eusebius von Caesarea, *Kirchengeschichte* (Darmstadt: Wissenschaftliche Buchgesellschaft, 1997), S. 253 (= 5. Buch, Kap. 10).

> wohnt, und glaubt nicht an tote Steine. Und wenn ihr wollt, dass ich für euch bete und dass all diese hier gesund werden, so stürzt dieses Götzenbild um und brecht es in Stücke. Habt ihr dies getan, werde ich diesen Tempel im Namen unseres Herrn Jesus Christus heiligen, und wenn ich euch alle, die ihr in ihm seid, mit der Taufe unseres Herrn getauft und geheiligt habe, werde ich alle retten."
>
> Dann gab der König seine Befehle, und all die Menschen brachten Seile und Brechstangen herbei, aber sie konnten das Götzenbild nicht umstürzen. Darauf sagte der Apostel zu ihnen: „Nehmt die Seile wieder ab." Und als sie dies getan hatten, sagte er zu dem Dämon, der in dem Stein wohnte: „Im Namen unseres Herrn Jesus Christus, komm heraus aus diesem Götzenbild und geh in die Wüste, wo kein geflügeltes Wesen schreit noch je die Stimme eines Menschen gehört wurde." Und sogleich fuhr der Dämon auf das Wort des Apostels hoch und hob das Bild von seinem Fundament hoch, und zur selben Stunde brachen alle Götzenbilder, die dort waren, in Stücke. Darauf riefen die Leute alle mit *einer* Stimme: „Allein der, den Bartholomäus verkündet, ist der allmächtige Gott!"[24]

Viele Menschen wurden darauf Christen, doch viele andere waren über die Zerstörung der Götzenbilder empört. Bartholomäus' grausamer Tod folgte nicht lange danach.

Sein Märtyrertod wird in die Jahre 55, 68, 70 oder 90 n.Chr. datiert. Eine mögliche Lokalität war Derbent am Kaspischen Meer (heute in Dagestan). Interessanterweise wurde Derbent im fünften und sechsten Jahrhundert ein bedeutsames Zentrum für die Verbreitung des christlichen Glaubens im Kaukasus.

Johannes

Johannes, der Lieblingsjünger Jesu, scheint nicht so weit gereist zu sein wie die meisten anderen Apostel. Zunächst scheint er vor allem in Judäa gewirkt zu haben, später stand er von Ephesus aus den Gemeinden in Kleinasien vor. Ein wei-

24 Alexander Walker (Übers.) „Apocrypha of the New Testament", in: Alexander Roberts & James Donaldson (Hg.), *Ante-Nicene Fathers: The Writings of the Fathers Down to A.D. 325: Band 8: The Twelve Patriarchs, Excerpts and Epistles, The Clementina, Apocrypha, Decretals, Memoir of Edessa and Syriac Documents, Remains of the First Ages* (Peabody, Massachusetts, Hendrickson Publishers, 2004), S. 556.

terer Unterschied zu praktisch allen anderen Aposteln ist, dass er nicht den Märtyrertod erlitt. Nach der Überlieferung starb er hochbetagt in Ephesus, um das Jahr 100 n.Chr.

Er erlebte jedoch im Laufe seines langen Lebens viel Verfolgung. Zusammen mit Petrus erlebte er die ersten Aktionen der Obrigkeit gegen die junge Kirche, als die beiden verhaftet und über Nacht eingesperrt wurden (Apostelgeschichte 4,1-22). Das wiederholte sich bald, diesmal mit allen Aposteln. Nachdem ein Engel sie befreit hatte, wurden sie erneut verhaftet, vor den Sanhedrin geführt, ausgepeitscht, mit einem Redeverbot belegt und wieder freigelassen (Apostelgeschichte 5,17-41).

Viele Jahre danach wurde Johannes auf die kleine Insel Patmos verbannt, wo er seine Offenbarung schrieb. Er berichtet dort: „Ich, Johannes, euer Bruder und Mitgenosse an der Bedrängnis und am Reich und an der Geduld in Jesus, war auf der Insel, die Patmos heißt, um des Wortes Gottes und des Zeugnisses Jesu willen" (Offenbarung 1,9). Man nimmt an, dass er um das Jahr 95 wieder zurück nach Ephesus durfte, wo er sein Evangelium und die drei Briefe, die wir im Neuen Testament haben, schrieb.

Was die lange Zeit zwischen diesen in der Bibel erwähnten Verfolgungserlebnissen betrifft, sind wir auf außerbiblische Überlieferungen angewiesen. Nach einer wurde er in Ephesus von einem Priester der Diana gezwungen, einen Giftbecher zu trinken, und Tertullian schreibt, dass Johannes während der Verfolgung unter dem römischen Kaiser Domitian an der Porta Latina in Rom in einen Kessel mit siedendem Öl geworfen wurde.[25] In beiden Fällen kam er durch ein Wunder mit dem Leben davon.

„Ein ständiges Vorbild vor unseren Augen"

Eusebius, der Bischof von Caesarea, hat nicht nur seine große Kirchengeschichte geschrieben, sondern unter anderem auch ein Buch über die Märtyrer in Palästina. In der Einleitung schildert er, was für ein Vorbild ihm der Mut und die Konsequenz dieser Menschen waren, die sich ihrerseits von den Worten eines früheren Märtyrers, des Apostels Paulus, hatten inspirieren lassen (Eusebius zitiert hier

---

25 Tertullian, *De praescriptione haereticorum – Vom prinzipiellen Einspruch gegen die Häretiker*, übers. von Dietrich Schleyer (Turnhout: Brepols Publishers, 2002; Fontes Christiani Bd. 42), S. 305 (= § 36.3).

Römer 8,35-39). Er verfasste diese Schrift, damit die Märtyrer nicht in Vergessenheit gerieten, sondern ein „ständiges Vorbild vor unseren Augen“ waren, das die Christen, die nach ihnen kamen, inspirieren würde.

> Lasst uns daher die deutlichen Zeichen und herrlichen Beweise der göttlichen Lehre erzählen und ein schriftliches Gedächtnis festhalten, das nicht vergessen wird und das die wunderbaren Tugenden dieser Menschen als ein ständiges Vorbild vor unsere Augen hält. Denn ich muss staunen angesichts ihres alles erduldenden Mutes, ihres so vielgestaltigen Bekenntnisses und des gesunden Eifers ihrer Seele, der edlen Höhe ihres Denkens, des offenen Stehens zu ihrem Glauben, der Schärfe ihres Verstandes, ihrer Geduld in jeder Lage und der Wahrheit ihres Glaubens – wie sie nie innerlich zu Boden gedrückt wurden, sondern nach oben schauten und weder zitterten noch zagten. Dabei gab ihnen die Liebe Gottes und seines Christus eine unwiderstehliche Kraft, mit der sie ihre Feinde überwanden. Denn sie liebten Gott, den großen Herrn über alles, und sie liebten ihn mit all ihrer Kraft. Und er vergalt ihnen diese Liebe durch die Hilfe, die er ihnen gewährte. Auch er liebte sie und stärkte sie gegen ihre Feinde, nach den Worten jenes Bekenners, der schon vor ihnen Gottes Zeuge gewesen war und ausgerufen hatte: „Wer will uns scheiden von der Liebe Christi? Trübsal oder Angst oder Verfolgung oder Hunger oder Blöße oder Gefahr oder Schwert? Wie geschrieben steht: ‚Um deinetwillen werden wir getötet den ganzen Tag; wir sind geachtet wie Schlachtschafe.‘“ Und wenn dieser Märtyrer also die Geduld rühmt, die nicht vom Bösen überwunden werden kann, fährt er fort: „Aber in dem allen überwinden wir weit durch den, der uns geliebt hat.“ Und er sagte weiter voraus, dass alles Böse überwunden wird durch die Liebe Gottes und alle Schrecken und Kümmernisse unter die Füße getreten werden, als er ausrief: „Denn ich bin gewiss, dass weder Tod noch Leben, weder Engel noch Mächte noch Gewalten, weder Gegenwärtiges noch Zukünftiges, weder Hohes noch Tiefes noch irgendeine andere Kreatur uns scheiden kann von der Liebe Gottes, die in Christus Jesus ist, unserm Herrn.“[26]

26 Eusebius, *History of the Martyrs in Palestine*, hg. und übers. von William Cureton (London und Edinburgh: Williams and Norgate, 1861), S. 2.

Kapitel 4

Bis 312 n.Chr.: Von der römischen Welt gehasst

> Jesus sagte: Wenn euch die Welt hasst, so wisst, dass sie mich vor euch gehasst hat.
> Johannes 15,18

> Die Glut des allgemeinen Hasses schwelte ständig vor sich hin, jederzeit konnten die Flammen plötzlich neu hochschießen ... [die frühen Christen] lebten unter dem Schatten eines großen Hasses.
> H.B. Workman, *Persecution in the Early Church*, 1906, S. 107

> So brachte man dem Hasswolf Opfer dar
> der Lämmer, deren Frevel Christus war.
> Sir William Watson (1858–1905)

> Erst die innere Qual in Gethsemane, dann das Elend eines manipulierten Prozesses, die körperliche Folter vor der Kreuzigung und das Annageln an das Kreuz, und zum Schluss der Höhepunkt, der Kreuzesschrei Jesu: „Mein Gott, mein Gott, warum hast du mich verlassen?“ Ein Leben, das so verheißungsvoll erschienen war – Schluss und vorbei. Für viele war der Tod Jesu das Ende der Hoffnung und die totale Niederlage.

Doch drei Tage später erstand Jesus triumphierend aus dem Grab. Er zeigte sich seinen Jüngern, die den Auferstandenen körperlich vor sich sehen durften. Es floss neue Kraft in diesen Haufen von Feiglingen und Verrätern, und als sie am Pfingsttag die greifbare Gegenwart des Heiligen Geistes erlebten, wurden aus Lämmern Löwen. Sie, die keine Hoffnung mehr gehabt hatten, wurden erfüllt von einer brennenden Leidenschaft für Jesus und für den Auftrag, den er ihnen gegeben hatte – die Welt umzukrempeln. Und sie gingen hinaus in alle Welt, um die Nationen zu Jüngern zu machen.

Sie begannen ihre Missionsarbeit unter den Juden, was nur natürlich war, denn Jesus war Jude gewesen und sie waren es auch. Sie begannen in Jerusalem, und dann trugen sie das Evangelium weiter hinaus, zu den jüdischen Gemeinden, die über die damals bekannte Welt verstreut waren. Als sie aus den Synagogen hinausgeworfen wurden, predigten sie auf Straßen, an öffentlichen Orten und in Häusern. Sie trugen das Evangelium auch in die römische Welt, die Gott offenbar gerade so wie die jüdische auf das Kommen des Messias vorbereitet hatte.

Schafe unter Wölfen

Sie erlebten das Wirken des Heiligen Geistes, als viele Menschen zu Jüngern Jesu Christi wurden. „Siehe, ich sende euch wie Schafe mitten unter die Wölfe", hatte der Herr ihnen zuvor gesagt (Matthäus 10,16), und diese Worte wurden bald eine Realität in ihrem Leben. Jesus hatte auch vorhergesagt, dass es wegen ihm zu Konflikten bis hinein in die Familie kommen würde. Der feste Glaube an Jesus und die Loyalität zu ihm würde zu Trennungen zwischen engen Verwandten führen (Matthäus 10,34-35). Und nicht nur Familien, sondern ganze Gesellschaftsgruppen würde der Name Jesus spalten. Für Paulus, den ehemaligen eifrigen Pharisäer, war verglichen mit Christus alles andere nur noch ein „Dreck", und zu diesem Dreck gehörte auch sein jüdisches kulturelles Erbe (Philipper 3,4-9). Diejenigen, die bisher das Jüdische ihres Glaubens und ihre Loyalität zum jüdischen Volk betont hatten, mussten jetzt ihre Loyalität zu Jesus an die erste Stelle setzen. Und auch zwischen der Obrigkeit und Christus musste der Christ sich entscheiden (Matthäus 22,21; Apostelgeschichte 4,19); er hatte seine Pflichten gegenüber dem Staat, aber seine höchste Loyalität hatte Christus zu gelten.

Die Jünger lernten bald, dass Sieg auch Schmerz bedeutete. Sie entdeckten, dass sie nicht nur das Kreuz predigen, sondern seine Male an ihrem eigenen Leib tragen mussten – dem Leib der neuen Gemeinschaft, der *ekklesia* Gottes („die von Gott aus der Welt Herausgerufenen"). Als Leib Christi würden sie teilhaben an den Leiden Christi. Sie würden die Welt erobern, aber nicht mit dem Schwert, sondern mit dem Kreuz der Schmach und des Leidens. Jesus hatte ihnen nicht umsonst gesagt, dass jeder, der sein Jünger sein wollte, sich selbst verleugnen, sein Kreuz auf sich nehmen und ihm nachfolgen musste und dass der, der sein Leben gewinnen wollte, es für ihn hingeben musste (Matthäus 16,24-25). Es gab kein Zurück mehr. Der Glaube der jungen Kirche war unauflöslich verbunden mit Leiden und Verfolgung. Die Christen waren die verhasste Minderheit, der Abschaum der Erde, der letzte Dreck der Welt (1. Korinther 4,13). Schwach und schutzlos, triumphierten sie schließlich, entgegen allen Erwartungen. Und zu einem schwindelerregenden Preis. Wer Christus nachfolgte, der wurde bekämpft, und wie wir in Kapitel 3 sahen, erlitten bis auf einen Einzigen alle Apostel den Märtyrertod.

Warum die frühe Kirche so wuchs

Dass das Christentum sich so schnell ausbreiten konnte, lag, menschlich gesprochen, an den folgenden Faktoren:

1. **Die *Pax Romana*** Das Römische Reich, das die ganze zivilisierte Welt im Mittelmeerraum abdeckte, befand sich zu Beginn der christlichen Ära in einem Zustand der Einheit und des Friedens. Kommunikation (oft per Brief) und Reisen (über Straßen und mit dem Schiff) waren leichter als in den Jahrhunderten zuvor oder danach. Die politische Einheit des Reiches und sein einheitliches Rechtssystem erleichterten die Vorstellung von einer weltweiten Kirche.

2. **Die griechische Sprache** Das Griechische war im gesamten römischen Reich die Handelssprache, und das fortdauernde Interesse der Griechen an philosophischen Fragen bedeutete, dass religiöse und philosophische Themen häufige Gesprächsthemen waren.

3. **Die jüdische Diaspora** Im ganzen Reich hatten sich Juden niedergelassen und den Monotheismus, eine hohe Ethik und einen einfachen Gottesdienststil mitgebracht. Das Judentum machte die Menschen neugierig; viele Heiden gingen in die Synagogengottesdienste.

4. **Hungrige Seelen** Es scheint damals einen großen inneren Hunger gegeben zu haben, wie das Aufblühen der aus dem Orient stammenden Mysterienkulte zeigt.

Und so wuchs die Kirche. Doch dieses Wachstum wurde mit Ablehnung und Feindschaft beantwortet. Wir wissen, dass die frühen Christen verfolgt wurden. Was wir nicht wissen, ist das genaue Ausmaß dieser Verfolgung. Im Allgemeinen scheint man die „einfachen" Christen eher in Ruhe gelassen zu haben; es waren die Leiter und die besonders Eifrigen unter den Gläubigen, die im Zentrum der Verfolgungen standen.

Die jüdische Reaktion

Die Reaktion der Juden auf das Christentum war ausgesprochen feindselig. Die vier größten Steine des Anstoßes für gläubige Juden waren:

- Das Kreuz, denn ein gekreuzigter Messias war für die Juden Unsinn, warteten sie doch auf einen siegreichen politischen Anführer.
- Die Auferstehung konnten Juden ebenfalls nicht akzeptieren, insbesondere weil die Sadduzäer nicht an eine Auferstehung oder ein Leben nach dem Tod glaubten.
- Die Zugehörigkeit der Heiden zur Kirche als gleichberechtigte Mitglieder war ein weiteres, sehr ernstes Hindernis.
- Jesus als Sohn Gottes war für die Anhänger eines Glaubens, dessen Hauptmerkmal von alters her der Monotheismus war, schwer zu akzeptieren.

Fanatische Juden brachten falsche Anschuldigungen gegen die Christen in Umlauf und förderten Übergriffe gegen sie durch Mobs aus der allgemeinen Bevölkerung. Sie setzten sich auch dafür ein, dass die römischen Behörden Christen benachteiligten und ihnen nicht die gleichen Privilegien gewährten wie den Juden. Judenchristen erwarteten ernste wirtschaftliche Sanktionen und die Verfluchung in den Synagogengebeten. Es kam sogar vor, wie Justin der Märtyrer berichtet (gestorben 165 n.Chr.), Juden die Christen offen als Feinde behandelten, sie folterten und töteten.[27]

Die römische Reaktion

Im Römerreich war die Religion Staatssache, und von allen Untertanen wurde die Teilnahme an den Ritualen der römischen Staatsreligion erwartet. Diese

---

27 Justin der Märtyrer, *Erste Apologie*, Kapitel 31: „Das geschah, und nun blieben die Bücher auch bei den Ägyptern bis auf den heutigen Tag; außerdem befinden sie sich allerorten bei allen Juden, die aber, wenn sie darin lesen, ihren Sinn nicht verstehen; vielmehr halten sie uns für Gegner und Feinde und suchen uns, wenn sie können, gerade wie ihr zu töten und zu peinigen." *Bibliothek der Kirchenväter*, 1. Reihe, Band 12: *Frühchristliche Apologeten und Märtyrerakten*, Bd. 1, Übers. Gerhard Rauschen, München, 1913, S. 97, online unter <http://www.unifr.ch/bkv/kapitel77-30.htm>, abgerufen am 12.11.2019.

Religion entwickelte sich allmählich von der Verehrung der Götter der antiken Mythologie zum Kaiserkult, also zur Anbetung des jeweils amtierenden Kaisers. Andere Religionen waren durchaus erlaubt, solange ihre Anhänger auch die Staatsreligion praktizierten und ihre eigenen religiösen Praktiken nicht grob unmoralisch waren. Doch was die Staatsreligion oder das Reich als politische Größe zu gefährden schien, war nicht erlaubt, und wer sich weigerte, dem Kaiser das vorgeschriebene Opfer darzubringen, machte sich des Hochverrats gegen den Kaiser, des *crimen laesae maiestatis*, schuldig (also des Verbrechens, dessen auch Jesus beschuldigt wurde).[28]

Anfangs tolerierte die römische Obrigkeit das Christentum, da es als jüdische Sekte galt. Der römische Staat stand dem Judentum wohlwollend gegenüber – zum Teil, weil es eine nationale Religion war (etwas, was die Römer verstanden und oft förderten), zum Teil auch, weil die Juden viel Geld in die Staatskassen spülten. Von der allgemeinen Bevölkerung eher gehasst, genossen die Juden (sieben Prozent der Bevölkerung des Reiches) einigen Einfluss unter den führenden Schichten, die sie protegierten und ihnen diverse Privilegien verliehen, darunter die Befreiung von der Pflicht, dem Kaiser Opfer darzubringen.

Doch bald begann man, die Christen als Bedrohung der römischen Staatsreligion zu sehen. Zunächst einmal behaupteten die christlichen Evangelisten, dass ihre Religion die einzig Wahre war und alle anderen Religionen falsch. Doch schlimmer noch: Sie verweigerten auch die Verehrung des Kaisers als Gott. Die Hoffnung, die die Christen aufgrund der Johannesoffenbarung mit der erwarteten Wiederkunft Christi verbanden, wurde von manchen als umstürzlerische politische Verschwörung gegen Kaiser und Staat verstanden. Und die Art, wie manche Christen (vor allem manche Kirchenoberen) Reichtum und Luxus verurteilten und ein Leben in Armut wählten, ließ viele vollends die Köpfe schütteln und die Christen als Anarchisten betrachten.

Die Christen reagierten auf diese Anschuldigungen mit dem Rückzug in das, was viele Nichtchristen als asoziale und hochsuspekte Geheimbünde betrachteten, die keine organisatorischen Strukturen erkennen ließen, die ihnen ein Stück Normalität verliehen hätten. Keiner wusste, was vorging, wenn diese Christen sich zu ihren geheimen Versammlungen trafen, aber es gab Gerüchte, dass sie Menschenfleisch und Säuglingsblut zu sich nahmen. Der „heilige Kuss", von dem Paulus in einigen seiner Briefe sprach, war bestimmt das genaue Gegenteil von

28 Siehe S. 13.

„heilig“, und dass die Christen ihre abendlichen Zusammenkünfte *agape* („Liebe“) nannten, konnte ja nur bedeuten, dass sie Sexorgien veranstalteten.

Kritik weckte auch die Einstellung der Christen zur Familie. Man nahm es ihnen offenbar vor allem übel, dass sie sich weigerten, Nichtchristen zu heiraten, ja dass manche von ihnen überhaupt nicht heirateten. Und was sollte man davon halten, dass Jesus angeblich gesagt hatte, er sei gekommen, um Verwandte miteinander zu entzweien (Matthäus 10,34-35)? Ein weiterer Stein des Anstoßes war (vor allem in Gallien, dem heutigen Frankreich) die Angewohnheit der Christen, mit dem Wort „Familie“ ihre Glaubensgeschwister zu bezeichnen und nicht ihre Blutsverwandten. Und wenn es ans Sterben ging, wollten diese Christen nichts von den normalen heidnischen Begräbnisritualen wissen, ja bestanden darauf, neben anderen Christen begraben zu werden. Da in Rom die Familie die Grundzelle und das Fundament des Staates und der Moral war, erschienen diese Praktiken nicht nur eigenartig, sondern schlichtweg falsch, ja gefährlich.

Auch wegen ihrer Haltung gegenüber den Sklaven sah man die Christen als Gefahr für die Gesellschaft. Sie behandelten sie gut, ja übertrugen ihnen Leitungsämter in der Kirche. Um 218 n.Chr. wurde ein ehemaliger Sklave sogar Bischof von Rom. Die römischen Statthalter, die wussten, wie riesig die Zahl der Sklaven war, hatten Angst vor einem Sklavenaufstand. Tertullian berichtet von einem Sklaven, der Christ wurde und daraufhin von seinem besorgten Herrn sofort in das gefürchtete *ergastulum* (ein Zwangsarbeitsgefängnis für Sklaven) verfrachtet wurde.[29]

Kurz und gut: Die Christen waren, wie der römische Geschichtsschreiber Tacitus etwa 116 n.Chr. schrieb, „gehasst wegen ihrer Abscheulichkeiten“.[30]

Die Christen waren daher mit einem dreifachen Hass konfrontiert. Sie waren verhasst bei der allgemeinen heidnischen Bevölkerung (die alle Juden hasste, einschließlich derer, die Christen geworden waren), bei der römischen Obrigkeit und bei den Juden.

Christen waren leichte Opfer für die sogenannten *delatores*, die sie verklagen und vor Gericht bringen konnten. Die *delatores* waren halb Denunzianten, halb private Staatsanwälte und spielten eine wichtige Rolle in der römischen Gesellschaft, die keine Anklagebehörden im modernen Sinne kannte. Der Satz „*Chris-*

---

29 Tertullian, *Ad Nationes*, Kapitel 4.

30 Tacitus, *Annales*, 15,44.

tianus sum" („Ich bin Christ") war das Geständnis eines Verbrechens, für das es keine mildernden Umstände und keine Vergebung gab und bei dem der zuständige Richter keine Ermittlungen vornahm oder Zeugen anhörte, wie dies bei anderen Verbrechen, die der Täter gestanden hatte, üblich war. Er verkündete gleich das Urteil. Diese Abweichung von den normalen juristischen Gepflogenheiten erfolgte, wie Tertullian schreibt, aufgrund des „öffentlichen Hasses".[31]

Sporadische Verfolgung (bis ca. 250 n.Chr.)

Die Launen des Kaisers

Das erste Jahrhundert n.Chr. war durch sporadische Verfolgungswellen gekennzeichnet, die von den Launen des jeweiligen Kaisers abhingen. Diese Verfolgungen waren kurz, konnten aber sehr intensiv sein, und vor allem zwei Kaiser zeichneten für sie verantwortlich: Nero (54–68 n.Chr.) und Domitian (81–96 n.Chr.).

Als der 17-jährige Nero Kaiser wurde, war er mehrere Jahre lang ein humaner Herrscher, doch dann entwickelte er sich zum geisteskranken Sadisten. Den Brand von Rom (64 n.Chr.), den er nach Meinung mancher Zeitgenossen selber befohlen hatte, schob er den Christen in die Schuhe; zahlreiche von ihnen ließ er kreuzigen, als Spektakel für den Pöbel im Zirkus wilden Tieren vorwerfen oder abends lebendig verbrennen, um seine Gärten zu beleuchten. Es ist nicht klar, ob auch außerhalb der Stadt Rom Christen verfolgt wurden.

Auch Domitian war ein grausamer, skrupelloser Tyrann. Er war sehr aktiv in der Verfolgung anderer Religionen, einschließlich der Christen. Er konzentrierte sich dabei auf die, die im Staat oder in der Kirche hohe Positionen bekleideten. Der Apostel Johannes soll unter Domitian verfolgt worden sein, entkam jedoch dem Märtyrertod. Auch in Kleinasien scheint es unter Domitian zu Christenverfolgungen gekommen zu sein.

Kaiser zügeln die Christenverfolgung

Die drei Kaiser, die von 98 bis 161 n.Chr. regierten, initiierten keine Christenverfolgungen. Im Gegenteil: Sie unternahmen Schritte zur Begrenzung von Verfolgungsmaßnahmen durch andere Kräfte. Trajan (er regierte 98–117) führte einige Grundregeln ein, die bösartige Verleumdungen erschwerten und es humanen Richtern in vielen Fällen ermöglichten, Gnade walten zu lassen:

---

31 Tertullian, *Apologeticum*, 2,4. Der frühchristliche Apologet und produktive Kirchenschriftsteller Tertullian wurde um 160 n.Chr. in Karthago geboren, wo er nach 220 n.Chr. starb.

- Es gibt keine Patentrezepte zum Umgang mit angeblichen Christen (z.B. ob man andere Vergehen von ihnen oder ihre Jugend berücksichtigen soll).

- Die Behörden sollen nicht aktiv versuchen, Christen aufzuspüren, sondern nur dann tätig werden, wenn ein *delator* eine Anklage erhebt.

- Wenn die Behauptung, dass jemand ein Christ ist, sich als wahr erweist, ist er zu bestrafen.

- Wer leugnet, ein Christ zu sein, und dies beweisen kann, ist zu begnadigen. Zu dem Beweis gehört das Verbrennen von Weihrauch vor einer Statue des Kaisers und das Verfluchen Christi.

- Anschuldigungen (ein Christ zu sein oder andere Vergehen begangen zu haben) in Form anonymer Briefe sind zu ignorieren.

Hadrian, der 117–138 regierte, ergänzte dies durch weitere Regelungen:

- Die Beschuldigung von Christen hat in schriftlicher, juristischer Form zu erfolgen, nicht durch brüllende Mobs und öffentliche Aufläufe.

- Die Beschuldigung hat sich auf das Nichtbefolgen eines konkreten Gesetzes zu beziehen.

- Ein *delator*, der wissentlich falsche Anschuldigungen vorbringt, ist hart zu bestrafen.

Antoninus Pius (er regierte 138–161) war amtierender Kaiser, als der greise Polykarp, der Bischof von Smyrna, ca. 155 n.Chr. den Märtyrertod durch Verbrennen erlitt. Dies geschah auf dem Höhepunkt einer Christenverfolgung in Smyrna, zu der es trotz der im Großen und Ganzen toleranten Einstellung des Kaisers kam.

Kaiser fördern die Christenverfolgung

Mark Aurel regierte 161–180 n.Chr, einer unruhigen Zeit für das Römische Reich. Vor allem 166 war ein Krisenjahr. Für viele abergläubische Römer lag die Ursache für das offensichtliche Missfallen der Götter auf der Hand: Es waren diese unnatürlichen, elenden Christen, die weder den Kaiser noch die anderen Götter verehrten und denen es scheinbar noch Spaß machte, wenn man sie tötete. Dazu glaubte man allgemein, dass die Christen Magie praktizierten. Augustinus zitiert in seinem Buch *Vom Gottesstaat* ein Sprichwort aus dem damaligen Nordafrika: „Es regnet nicht. Wer ist schuld? Die Christen!“[32] Und so erlitten in Rom, Gallien und Karthago (im heutigen Tunesien) zahlreiche Christen den Märtyrertod, mit dem Segen von Mark Aurel, der im Christentum ein lästiges Hindernis für sein Vorhaben sah, die stoische Philosophie zur Staatsreligion zu machen. In Lyon wurden Christen im Amphitheater massenhaft abgeschlachtet; für andere erfand man andere grausame Hinrichtungsmethoden, wie das langsame Verbrennen auf einem glühenden Stuhl.[33] Wieder andere, darunter Callistus, der ehemalige Sklave, der Bischof von Rom geworden war, wurden als Zwangsarbeiter in die Bergwerke auf Sardinien geschickt.

Die nächste Verfolgungswelle kam unter Kaiser Septimius Severus (er regierte 193–211), wobei das Ausmaß seiner Verantwortung nicht ganz klar ist. Er kämpfte gegen interne Konflikte und militärische Bedrohungen von außen und förderte daher die religiöse Harmonie. Möglicherweise ordnete er 201 an, den Übertritt zum Judentum und zum Christentum zu bestrafen (wobei Letzteres eigentlich ein überflüssiges Gesetz war, da es nach wie vor illegal war, Christ zu sein). Einer der Schwerpunkte der Verfolgungen war das ägyptische Alexandria, damals ein wichtiges Zentrum christlicher Gelehrsamkeit.

Justin der Märtyrer

Justin (geboren um 100 n.Chr. als Sohn griechischer Eltern) wurde in Ephesus Christ, nachdem ein älterer Mann ihm erklärt hatte, dass Jesus die Erfüllung von Gottes Verheißungen an die Juden war. Auch die Treue der christlichen Märtyrer beeindruckte ihn tief. Justin wurde einer der wichtigsten frühchristlichen Apologeten und setzte sich in Wort und Schrift für den christlichen Glauben ein.

> Wenn wir nämlich auch mit dem Schwerte hingerichtet, wenn wir gekreuzigt, den wilden Tieren vorgeworfen, gefesselt, dem Feuer und all den anderen Martern preisgegeben werden, so fallen wir, wie man weiß, doch nicht von unserem Bekenntnisse ab. Im Gegenteil,

32 Aurelius Augustinus, *Vom Gottesstaat (De civitate dei)*: Buch 1 bis 10, Übers. Wilhelm Thimme (2. Aufl., München: Deutscher Taschenbuch Verlag, 1985), Buch 2, Kapitel 3 (= S. 63). Augustinus (354–430 n.Chr.) war einer der größten Kirchenväter und Bischof von Hippo (im heutigen Algerien).

33 Siehe Kapitel 8.

> je größer das Martyrium, um so größer noch wird durch den Namen Jesus die Zahl der Gläubigen und Gottesfürchtigen.[34]

Justins eigenes Martyrium ereignete sich ca. 165 n.Chr., als er in Rom nach einer Debatte mit dem gefeierten kynischen Philosophen Crescens verhaftet wurde – möglicherweise, weil Crescens, der die Debatte verloren hatte, ihn aus Rachsucht bei den Behörden anzeigte. Man machte Justin den Prozess wegen Praktizieren einer unerlaubten Religion. Als er sich weigerte, Christus abzusagen, wurde er zusammen mit sechs seiner Schüler hingerichtet.

Systematische Verfolgung (250–312 n.Chr.)

Kaiser initiieren Christenverfolgungen

Nach vier Jahrzehnten der Ruhe begannen die Verfolgungen um das Jahr 250 erneut. Inzwischen waren drei Dinge anders. Erstens war die Kirche nicht mehr klein und schwach; in den letzten fünfzig Jahren war sie gewaltig gewachsen und zählte in ihren Reihen jetzt auch viele Reiche. Zweitens waren die Christen nicht mehr allgemein unbeliebt; viele Bürger und Beamte waren ihnen sogar wohlgesonnen. Und drittens ging die Verfolgung jetzt eindeutig auf den Kaiser zurück, und ihr Ziel war die Auslöschung der Kirche.

Die Probleme, die möglicherweise hinter den antichristlichen Aktionen des Septimius Severus gestanden hatten, waren jetzt noch gravierender geworden. Das Reich war ein kranker Riese, ökonomisch und sozial instabil. In knapp 70 Jahren regierten 17 Kaiser im Durchschnitt nur rund vier Jahre. Die Perser und Goten bedrohten die Grenzen. Die Christen waren in den Augen vieler nach wie vor von zweifelhafter Loyalität und galten als eine Art verräterische fünfte Kolonne, was zum Teil mit ihrer zurückhaltenden Einstellung gegenüber Kriegen zu tun hatte. Und gleichzeitig kam es zu einem Wiedererstarken der alten römischen Religion.

Kaiser Decius (249–251) erließ 250 ein Edikt, nach welchem an bestimmten Tagen alle Untertanen dem Kaiser und anderen Göttern zu opfern hatten. Für diesen Loyalitätsakt bekam man eine Bescheinigung; wer keine vorweisen konnte, hatte ein Problem. Wie sollten die Christen reagieren? Einige tauchten unter. Manche erkauften sich die Opferbescheinigung durch Bestechung. Andere

34 Justin der Märtyrer, *Dialog mit dem Juden Tryphon* (Kempten: Kösel, 1917; Bibliothek der Kirchenväter Bd. 33), Abschnitt CX.4 (= S. 178).

versuchten, eine Kompromisslösung zu finden, die sowohl dem Staat als auch ihrem Gewissen Genüge tat, sodass sie, anstatt ein richtiges Opfer darzubringen, lediglich etwas Weihrauch verbrannten. Wieder andere führten das befohlene Opfer notgedrungen durch. Die Bischöfe und anderen Leiter der Kirche kamen unter massiven Druck; viele wurden verhaftet, gefoltert oder verbannt, einige schließlich hingerichtet. Unter den Märtyrern in Rom waren auch persische und armenische Christen. Man folterte Greise und junge Knaben. Die Verfolgung machte auch vor den Frauen nicht halt; in Karthago erlitten etliche den Märtyrertod. Die Durchführung des kaiserlichen Erlasses war je nach Ort verschieden, und einmal mehr stand Alexandria besonders im Visier der Verfolger. Doch schon bald richtete sich Decius' Aufmerksamkeit auf die Goten, die das Reich bedrohten. Der Druck auf die Christen wurde schwächer, und als Decius im August 251 auf dem Schlachtfeld fiel, hörte er ganz auf.

Aber schon im folgenden Jahr begann die Verfolgung unter Trebonius Gallus (251–253) erneut. Gallus versuchte, die „gute alte Zeit“ des Reiches wiederherzustellen, indem er es von all den neumodischen Religionen reinigte, die seine Moral und Kraft zersetzten. Der unmittelbare Auslöser der Verfolgung war eine Pestepidemie, die im ganzen Reich wütete. Man ordnete Opfer zur Besänftigung der Götter an. „Wir sehen“, schrieben die nordafrikanischen Bischöfe, „dass eine weitere Verfolgungszeit sich nähert.“[35] Doch Gallus war ein weniger effektiver Verfolger als Decius, und die durch die Kämpfe von 250–251 gereinigte Kirche war stärker geworden, sodass weniger Christen vom Glauben abfielen als damals.

Perpetua und Felicitas

Perpetua und Felicitas wurden 203 in Karthago verhaftet; ihr „Verbrechen“: der Übertritt zum Christentum. Felicitas, eine Sklavin, war im achten Monat schwanger; Perpetua, eine 22 Jahre alte gebildete Adlige, hatte ein Baby, das sie mit ins Gefängnis nehmen durfte. Der Richter und Perpetuas Vater drangen in sie, ihrem neuen Glauben abzusagen, aber sie war standhaft. Zwei Tage, nachdem Felicitas ein Mädchen geboren hatte, wurden die beiden Frauen zur Unterhaltung der Menge im Amphitheater den wilden Tieren vorgeworfen. Nachdem ein Bulle sie auf-

35 Cyprianus, *Epistulae*, Brief 53 (= 57 der Oxford-Ausgabe).

geschlitzt hatte, gab man ihnen mit dem Schwert den Gnadenstoß. Perpetuas letzte Worte waren: „Steht fest im Glauben und liebt einander!“[36]

Bald kam ein weiterer antichristlicher kaiserlicher Erlass, diesmal 257 n.Chr. durch Valerian. Er verbot es Christen unter Androhung der Todesstrafe, sich zu Gottesdiensten zu versammeln und ihre Friedhöfe zu benutzen. Er ordnete auch an, Bischöfe und Priester zu verhaften und dazu zu zwingen, dem Kaiser zu opfern; wer sich weigerte, war zu verbannen. Zahlreiche Christen verloren durch dieses Edikt ihr Leben oder kamen in die Verbannung oder die Bergwerke. Ein Jahr später fand Valerian, dass ein noch schärferer Erlass notwendig war, um noch effektiver gegen die Christen vorzugehen. Dieser Erlass legte weitere Strafen für Christen fest, die sich dem Edikt von 257 nicht beugten; er nahm vor allem Christen ins Visier, die leitende Funktionen in der Kirche oder Gesellschaft ausübten. Das erste Opfer dieses Edikts war Xystos/Sixtus II., der Bischof von Rom, der 258 den Märtyrertod erlitt; viele andere Geistliche folgten.

Atempause

Es folgte eine lange Periode der Freiheit vor Verfolgung. Gallienus (260–268), ehemals Mitkaiser mit seinem Vater Valerian, erließ 260 sogar ein Toleranzedikt, das den Kirchen ihre konfiszierten Gebäude zurückgab, die christlichen Friedhöfe wieder öffnete und es den Christen wieder erlaubte, sich zum Gottesdienst zu treffen.

Aurelian (270–275) hatte vor, eine neue Religion für das Reich zu schaffen, eine Art Sonnenkult. Seine Pläne zu einer Christenverfolgung wurden nicht realisiert.

In dieser Phase war die Kirche von Spaltungen und Konflikten geplagt, die zum Teil mit den unterschiedlichen Reaktionen der Christen auf die Edikte von Decius und Valerian zusammenhingen. War es legitim gewesen, zu fliehen oder unterzutauchen, oder hätten alle Christen die Anbetung des Kaisers in aller Öffentlichkeit verweigern sollen? Ein besonderes Problem waren die „abtrünnigen“ Christen, die aus Angst vor Verfolgung dem Kaiser geopfert hatten und jetzt, da die Luft wieder rein war, in den Schoß der Kirche zurückkehren wollten. Viele Leitungspersönlichkeiten, die in der Lage gewesen wären, die Kirche zusammenzuhalten, waren als Märtyrer gestorben.

36 *Passio Sanctarum Perpetuae et Felicitatis*, Kapitel 6,3 (= Abschnitt 20,10 in anderen Ausgaben).

Die Thebaische Legion

Zur Zeit des Kaisers Maximian[37] gab es in der römischen Armee eine Legion, die ganz aus Christen aus Oberägypten bestand: die „Thebaische Legion“ (nach der Stadt Theben, heute Luxor).[38] Bischof Eucherius von Lyon hielt ihre Geschichte ein Jahrhundert später für die Nachwelt fest. Er schreibt: „Es waren gute Männer und Soldaten, die selbst im Kampf nicht vergaßen, Gott zu geben, was Gottes ist, und dem Kaiser, was des Kaisers ist.“[39] Das damalige Theben wird von einem modernen Historiker als „ein Zentrum des Christentums“ beschrieben.[40]

Um 286 n.Chr. wurden die Thebaische und andere Legionen nach Gallien verlegt, um einen Aufstand niederzuschlagen. Danach befahl Maximian seinen siegreichen Truppen, einige Christen töten und den römischen Göttern zu opfern, aus Dank für die gelungene Operation.

Die Legionen befolgten diesen Befehl – bis auf die Thebaische Legion, die sich nach Agaunum (das heutige Saint-Maurice im Kanton Wallis in der Schweiz) begab. Laut Eucherius bestand die Legion aus ca. 6600 Männern – ein Mehrfaches der damals üblichen Stärke.

Die Thebäer schickten auf Betreiben ihrer Offiziere die folgende Botschaft an Maximian:

> Kaiserliche Majestät, wir sind Eure Soldaten, aber auch Soldaten des wahren Gottes. Wir schulden Euch Dienst und Gehorsam, doch wir können Ihn nicht verleugnen, der unser Schöpfer und Herr ist, ja auch der Eure, auch wenn Ihr Ihn ablehnt. In allem, was nicht gegen Sein Gesetz ist, gehorchen wir Euch auf das allerwilligste, wie wir

---

37 Maximian war erst Caesar, dann Augustus des westlichen Römischen Reiches (285–305), während Diokletian (s.u.) Augustus des Ostreiches war. Maximian ist nicht zu verwechseln mit Maximin, einem anderen christenfeindlichen Kaiser, der das Ostreich 311–313 regierte.

38 Es war nicht die einzige thebaische Legion in der Armee.

39 *Coptic Church Review*, Bd. 25, Nr. 2, Sommer 2004.

40 Roger Bussey, „The Theban Legion Massacre AD 286“, Weapons and Warfare: History and Hardware of Warfare, <https://weaponsandwarfare.com/2018/03/21/the-theban-legion-massacre-ad-286>, abgerufen am 12.11.2019.

> dies auch getan haben. Wir kämpfen bereitwillig gegen Eure Feinde, wer sie auch sind, doch wir können unsere Hände nicht mit dem Blut Unschuldiger [der Christen] beschmutzen. Bevor wir Euch einen Eid schworen, haben wir Gott einen geschworen, und Ihr könnt nichts auf unseren zweiten Eid geben, wenn wir den anderen verletzen. Ihr habt uns befohlen, Christen hinzurichten. Nun, wir sind selber Christen. Wir bekennen Gott als Vater und Schöpfer aller Dinge und seinen Sohn Jesus Christus. Wir haben erlebt, wie unsere Kameraden mit dem Schwert erschlagen wurden. Wir weinen nicht um sie, sondern freuen uns ihrer Ehre. Weder dies noch eine andere Provokation hat uns rebellieren lassen. Obwohl wir Waffen haben, wehren wir uns nicht, denn lieber sterben wir unschuldig, als dass wir durch eine Sünde am Leben bleiben.

Als Maximian, der sich gerade im nahe gelegenen Octodorum (Martigny) erholte, von dieser einmütigen Weigerung hörte, befahl er, die Legion zu dezimieren. Jeder Zehnte wurde also getötet und eine zweite Dezimierung angedroht für den Fall, dass die Männer weiter den Gehorsam verweigerten. Die Thebäer erklärten darauf, dass sie niemals solch einen gotteslästerlichen Befehl ausführen würden. Im Glauben an den einen ewigen Gott erzogen, verabscheuten sie jeden Götzendienst und würden eher die schlimmsten Strafen ertragen, als gegen ihre Religion zu handeln.

Der erboste Kaiser befahl die zweite Dezimierung und warnte die verbliebenen ca. 4200 Männer, dass sie, sollten sie weiter den Befehl verweigern, alle sterben würden; auch wenn sie so viele waren, keiner würde verschont werden.

Die Legionäre wurden in ihrem Glauben durch ihre Offiziere bestärkt, besonders durch ihren Befehlshaber Mauritius, der bereits die Überlebenden der ersten Dezimierung ermahnt hatte, festzubleiben und bereit zu sein, für Christus zu sterben. Er hatte sie an die anderen Soldaten erinnert, die christliche Märtyrer geworden waren, sowie an ihr Taufgelübde, dem Satan abzusagen und allein Christus anzubeten. Und war nicht gerade ein Zehntel ihrer Kameraden ihnen in den Himmel vorangegangen?

Maximian sah ein, dass er die Thebäer nie dazu bringen würde, gegen ihren christlichen Glauben zu handeln, und befahl die Liquidierung der ganzen Legion. Die christlichen Soldaten legten ihre Waffen ab und boten ihren Scharfrichtern ihren Nacken dar.

Bis zu 1400 Soldaten der Legion waren zur Zeit dieses Massakers nicht in Agaunum, sondern an 14 anderen Standorten in der heutigen Schweiz, Deutschland und Italien. Sie wurden systematisch aufgespürt und (einzeln oder in kleinen oder größeren Gruppen) getötet.

Neue Verfolgungen per Erlass

Diokletian (er regierte 284–305) war, wie so viele seiner Vorgänger auf dem Kaiserthron, entschlossen, das wankende Reich zu retten. Er begann eine radikale Reorganisation; unter anderem teilte er das riesige Territorium in zwei leichter zu regierende und verteidigende Hälften auf, Ostrom und Westrom. Die Teilreiche wurden je von einem *Augustus* regiert, dem für das Militärische ein *Caesar* zur Seite stand. Diokletian selbst war Augustus des Ostreiches; sein Caesar war ein Mann namens Galerius.

Galerius war ein alter Christenhasser. Von anderen angestachelt, überredete er Diokletian (der anfangs den Christen wohlgesonnen war) zu Maßnahmen gegen die Christen. Das Ergebnis waren mehrere Edikte, die die Christen ohne Rücksichtnahme unterdrückten. Diese Zeit ist als die „Große Verfolgung" in die Geschichte eingegangen.

- **Erstes Edikt** (23. Februar 303): Dieser Erlass widerrief das Toleranzedikt des Gallienus und reaktivierte die Gesetze Valerians. Alle Kirchengebäude waren zu zerstören, die christlichen Schriften zu verbrennen; Gottesdienste waren verboten. Christliche Beamte verloren ihre Bürgerrechte, Christen von niedrigem Rang bekamen den Status von Sklaven (was es legal machte, sie zu foltern). Es gab keine vorgeschriebenen Strafen, sodass die örtlichen Behörden und Richter „Übeltäter" so hart oder milde behandeln konnten, wie sie wollten.

- **Zweites Edikt** (März 303): Alle christlichen Geistlichen waren ins Gefängnis zu werfen.

- **Drittes Edikt** (Dezember 303): Inhaftierte Geistliche, die dem Kaiser opferten, waren freizulassen, Verweigerer zu foltern.

- **Viertes Edikt** (April 304): Alle Christen hatten dem Kaiser zu opfern. Verweigerer waren hinzurichten und ihr Besitz einzuziehen.

Diese Erlasse wurden in der östlichen Reichshälfte eifrig umgesetzt, jedoch deutlich weniger stark im Westreich, insbesondere in Britannien und Gallien. In Kleinasien wurde eine mehrheitlich christliche Stadt komplett ausgelöscht. Vielen Gemeinden gelang es, ihre Bibeln vor den Häschern zu verstecken. Als Diokletian 305 abdankte, hörten die Verfolgungen im Westen auf; im Osten, wo Galerius noch sechs Jahre an der Macht war, wurden die Edikte weiter befolgt, manchmal noch strikter als unter Diokletian.

308 erließ Galerius ein fünftes, noch schärferes Edikt, nach welchem u.a. auf den Märkten alle Waren mit Opfergaben für die Götter zu besprengen waren, was sie für die Christen unrein machte. Mancherorts scheint es zu viele Christen gegeben zu haben, um sie alle zu töten, sodass man sie stattdessen verstümmelte. Eusebius schildert, wie um das Jahr 309 97 ägyptische Christen – Männer, Frauen und Kinder – in die Kupferminen in Palästina geschickt wurden, das damals von einem besonders brutalen Statthalter namens Firmillianus regiert wurde. Jedem der 97 wurde das rechte Auge ausgestochen und ausgebrannt und das linke Bein mit heißen Eisen verkrüppelt. Dieselbe Strafe wurde bei anderen Christen angewandt, z.B. bei mehreren „in der Stadt Gaza, die sich regelmäßig zum Gebet versammelten und treu in der Heiligen Schrift lasen."[41]

Als er stinkend und mit furchtbaren Schmerzen auf seinem Sterbebett lag, erließ Galerius ein weiteres Edikt – diesmal ein Toleranzedikt (30. April 311), das die früheren Edikte aufhob und die Christen bat, für seine Heilung zu beten. Er starb wenige Tage später.

Doch im Ostreich war die Verfolgung noch nicht ganz vorbei. Auf Galerius folgte Maximinus Daia, der im Gegensatz zu Konstantin und Licinius (den Mächtigsten im Reich in diesen komplizierten Zeiten) Galerius' Toleranzedikt nicht unterschrieben hatte. Doch offenbar ließ er die Behörden vor Ort selber entscheiden, wie fest sie die Daumenschrauben gegenüber den Christen anziehen wollten. Tausende Christen kamen aus den Minen und der Verbannung zurück;

---

41 Eusebius, *History of the Martyrs in Palestine*, hg. und übers. von William Cureton (London und Edinburgh: Williams and Norgate, 1861), S. 26-28.

neue Kirchen wurden gebaut, zerstörte Kirchen instandgesetzt. Doch in Tyrus ließ der Stadtrat ein Bronzeschild aufstellen, das den christlichen Glauben in der Stadt untersagte, und die Bürger von Nikomedia (nahe dem heutigen Istanbul) baten Maximinus um die Erlaubnis, die „Atheisten", wie man die Christen oft nannte, aus der Stadt zu verbannen. Das Martyrium ging weiter. Doch dann kam Armenien, dessen König Tiridates III. im Jahr 301 Christ geworden war und das Christentum zur Staatsreligion gemacht hatte, seinen verfolgten Glaubensgeschwistern zu Hilfe. Maximinus Daia wurde letztendlich in der Schlacht gegen Licinius besiegt.

Das Ende der staatlichen Verfolgung (313 n.Chr.)

Im März 313 gaben Konstantin und Licinius, die beiden verbliebenen römischen Kaiser, in Mailand ein Edikt heraus, das für das gesamte Reich (West- und Ostrom) eine neue Ära der Religionsfreiheit ankündigte:

> Da wir, ich, Konstantinus Augustus, und ich, Licinius Augustus, durch glückliche Fügung nach Mailand gekommen und all das, was dem Volke zu Nutz und Vorteil gereiche, erwogen, so haben wir unter den übrigen Verfügungen, die dem Interesse der Allgemeinheit dienen sollten, oder vielmehr zuvörderst, den Erlass jener Verordnungen beschlossen, die sich auf Achtung und Ehrung des Göttlichen beziehen, um den Christen und allen Menschen freie Wahl zu geben, der Religion zu folgen, welcher immer sie wollten.[42]

Dass Maximinus das Toleranzedikt von Mailand nicht mittrug, verzögerte seine Umsetzung im Ostreich zunächst. Aber am 30. April 313 wurde er von Licinius in einer Schlacht besiegt, und am 13. Juni wurde das Edikt vor dem Rest der hart geprüften christlichen Gemeinde in Nikomedia verlesen.

Ein paar Wochen danach starb Maximinus, der Letzte der großen römischen Christenverfolger.

---

42 Eusebius, *Kirchengeschichte*, Übers. Philipp Haeuser, Studienausgabe (Darmstadt: Wissenschaftliche Buchgesellschaft, 1997), S. 430 (X 5,3).

Kapitel 5

Verfolgung außerhalb des Römischen Reiches

Jenseits der Grenzen des riesigen Römischen Reiches lagen zahlreiche andere Nationen und Reiche, in die der christliche Glaube im ersten halben Jahrtausend n.Chr. vordrang.

Armenien

Etwa 301 n.Chr. wurde Armenien, das im Nordosten des Römischen Reiches lag, die erste christliche Nation. Überall im Land wurden Götzenstatuen zerstört, heidnische Tempel gereinigt und zu Kirchen geweiht und Tausende von Menschen getauft. Die Bekehrung des Königs, die das Christentum alsbald zur Staatsreligion des Landes machte, war das Werk eines bemerkenswerten Christen namens Gregor der Erleuchter und folgte auf drei Jahrhunderte der Erweckungsbewegungen, vor allem in Kleinasien (der heutigen Türkei), wo Gregor aufwuchs, und in Armenien selbst. Bereits damals gab es zahlreiche Gruppen von Christen, denen die wachsende Verweltlichung der Kirche zu schaffen machte. Kleinasien und Armenien waren „Zufluchtsstätten von Kirchen, die im Anfang, in verschiedener Hinsicht, Reinheit der Lehre und gottgemäßes Leben aufrecht hielten."[43]

Der mittlerweile raschen Ausbreitung des Christentums im Römischen Reich zum Trotz begann, wie wir im letzten Kapitel sahen,[44] im Jahre 303 ein Jahrzehnt schwerster Verfolgungen durch mehrere römische Kaiser. Nach nur zehn Jahren

43 E.H. Broadbent, *Gemeinde Jesu in Knechtsgestalt. Ein Gang durch ihre zweitausendjährige Geschichte*, übers. von Kurt Karrenberg (Dillenburg: Christliche Verlagsgesellschaft, 1965), S. 41.

44 Siehe Kapitel 4.

als christliches Land verloren die Armenier ihren großen Beschützer, das Römische Reich, als die Römer 311 einen Krieg gegen Armenien führten – gerade weil es christlich geworden war. Eusebius von Caesarea schreibt in seiner *Kirchengeschichte*:

> Da sie [die Armenier] aber ebenfalls Christen waren und Gott mit Eifer verehrten, hatte der Gotteshasser [der römische Kaiser Maximinus] sie zu zwingen versucht, dass sie den Götzen und Dämonen opferten, und sie so aus Freunden zu Feinden, aus Bundesgenossen zu Gegnern gemacht.[45]

Gregor der Erleuchter – von Heiden verfolgt

Gregor war ein Armenier, der in Caesarea in Kappadozien (heute das türkische Kayseri) als Christ aufwuchs.[46] Er war als Kind nach Kappadozien verschleppt worden, nachdem seine Verwandten hingerichtet worden waren, weil sein Vater im Dienste der Perser den damaligen armenischen König ermordet hatte. Die Perser hatten die gesamte armenische Königsfamilie in ihre Gewalt gebracht, bis auf einen Sohn, Trdat (Tiridates), der entkommen konnte.

286 n.Chr. bekam Trdat mit römischer Hilfe den Thron seines Vaters zurück. Auch der jetzt 30-jährige Gregor kehrte nach Armenien zurück, wo er einer der zuverlässigsten Beamten des neuen Königs Trdat (Tiridates III.) wurde. Doch als Christ weigerte sich Gregor, die Schutzgöttin Armeniens anzubeten, und sprach offen von seinem Glauben an Christus. Als der König auch noch erfuhr, dass Gregors Vater seinen Vater ermordet hatte, ließ er Gregor foltern und in eine unterirdische Grube werfen, wo er verhungern sollte. Aber eine christliche Palastdienerin warf ihm täglich Brot hinunter, sodass er 13 Jahre überlebte. Während dieser Zeit verfolgte Tiridates III. die armenischen Christen und wurde geisteskrank. Als seine Schwester einen Traum hatte, dass allein Gregor ihn hei-

45 Eusebius von Caesarea, *Kirchengeschichte*, Buch 9, Kap. 8 (Darmstadt: Wiss. Buchges. 1997), S. 396.

46 Dieses Caesarea ist nicht zu verwechseln mit Caesarea Maritima am Mittelmeer (Israel), wo der Kirchenhistoriker Eusebius Bischof war.

len könne, ließ er ihn aus der Grube holen. Gregor betete für den König, der gesund wurde. Darauf wurde Tiridates Christ. Das Christentum wurde zur Staatsreligion, und Trdat und Gregor betrieben gemeinsam die Evangelisierung des Landes.

Georgien

Nördlich von Armenien liegt Georgien, wo im frühen vierten Jahrhundert, kurz nach Armenien, das Christentum zur Staatsreligion erklärt wurde. Nach der Überlieferung kam der christliche Glaube bereits im ersten Jahrhundert nach Georgien, durch Pilger aus Pontus, die bei dem Pfingstwunder anwesend waren (Apostelgeschichte 2,9). Zu Pontus, einem Gebiet südlich des Schwarzen Meeres, gehörten damals Teile des modernen Georgien.

Doch es war eine junge Christin aus Kappadozien, deren Predigt Georgien zu einem christlichen Land werden ließ. Nino bekam in einer Vision den Auftrag, das Evangelium in Georgien zu predigen, und zog zusammen mit 50 anderen christlichen Frauen los, um ihrer Berufung gehorsam zu sein. Zu einer Zeit, wo Tiridates III. die Christen noch heftig verfolgte, reisten sie durch Armenien, wo bis auf Nino alle auf Befehl des Königs hingerichtet wurden. Nino zog allein weiter nach Georgien, das sie ca. 319 n.Chr. erreichte. Ihre Predigten führten zur Bekehrung der Königsfamilie und der ganzen Nation.

Das Reich der Parther

Das parthische Stammland lag südöstlich des Kaspischen Meeres, aber um 225 n.Chr., nach fast 500 Jahren Eroberungen, herrschten die Parther über ein großes Reich, dessen Hauptreligion der Zoroastrismus war.

Seit dem ersten Jahrhundert n.Chr. gab es Christen im Partherreich, wie *die Chronik von Arbela*[47] vermeldet. Arbela (Erbil) ist heute die Hauptstadt der Autono-

47 Eduard Sachau, *Die Chronik von Arbela: Ein Beitrag zur Kenntnis des ältesten Christentums im Orient* (Berlin: Verlag der Königlichen Akademie der Wissenschaften, 1915).

men Region Kurdistan im Irak; damals war es die Hauptstadt des Königreiches Adiabene, das die Parther ihrem Reich einverleibt hatten.

Verfolgung durch die Zoroastrier

Einer der ersten christlichen Konvertiten im Partherreich war Paqida, der Sohn eines Sklaven, der einem zoroastrischen Priester gehörte. Nach seiner Bekehrung im Jahr 99 n.Chr. wurde er von seiner Familie massiv verfolgt. Als er sich standhaft weigerte, Christus abzusagen, sperrten seine Eltern ihn in ein fensterloses Zimmer. Es gelang ihm zu fliehen, und er missionierte in den Bergdörfern von Adiabene; später wurde er Bischof.

Der erste Märtyrer im Partherreich war Paqidas Nachfolger als Bischof von Adiabene, Samsun. Seine erfolgreiche Missionstätigkeit in den zoroastrischen Dörfern brachte die zoroastrischen Priester (Magi) und die adiabenischen Adligen gegen ihn auf. 123 n.Chr. wurde er gefangen genommen, gefoltert und enthauptet.

Die Christenverfolgungen durch Zoroastrier hielten das ganze Jahrhundert an. 160 n.Chr. begab sich der Bischof von Arbela in die parthische Winterhauptstadt, Ktesiphon (nahe dem heutigen Baghdad), um vom Kaiser ein Edikt zum Schutz der Christen vor den zoroastrischen Priestern zu erwirken. Doch das Partherreich steckte mitten in Kriegsvorbereitungen gegen Rom, sodass der Bischof keine Audienz bekam.

Das Perserreich

225 n.Chr. erhoben sich die persischen Provinzen des Partherreiches gegen ihre parthischen Herren und schüttelten ihr Joch ab. Und so wurde aus dem Partherreich das Perserreich, mit Ktesiphon als Hauptstadt. Eine neue Herrscherdynastie wurde gegründet, die Sassaniden (nach ihrem Familiennamen). Die offizielle Religion des neuen Reiches wurde der Zoroastrismus, sein Erzfeind und territorialer Konkurrent wurde Rom.

Das neue Reich erbte auch 17 christliche Diözesen, die meisten auf dem Gebiet des heutigen Irak, zwei im Iran. Obwohl die Christen nicht der Staatsreligion anhingen, wurden sie gut behandelt, viele römische Christen flohen vor der Verfolgung im Römischen Reich sogar ins Reich der Sassaniden, wo sie in Sicherheit waren.

Konstantin: Ein gut gemeinter Brief und seine schlimmen Folgen

Doch dann, im Jahr 312, wandte Konstantin der Große sich dem Christentum zu. Bereits im nächsten Jahr führte er die Religionsfreiheit in seinem Reich ein und begann, die Christen zu begünstigen. Dies sollte fatale Folgen für die Christen im Perserreich haben, die jetzt also die gleiche Religion hatten wie Persiens Erzfeind. Um 315 schrieb Konstantin einen Brief an den persischen Herrscher Schapur II., in welchem er seinem einstigen Feind (der jetzt offenbar Friedensfühler nach Rom ausstreckte) berichtete, wie der Christengott ihm in allen seinen Unternehmungen geholfen hatte. Und er fuhr fort:

> Was diese Aufzählung von Menschen angeht, ich meine die Christen (von diesen handelt meine ganze Rede ja), wie meinst Du habe ich mich gefreut, als ich hörte, dass auch die wichtigsten Gebiete Persiens weithin, wie es mein Wunsch ist, mit ihnen geschmückt sind! Dir nun möge ebenso wie jenen auf die möglichst beste Art und Weise das Beste widerfahren, weil Dir auch jene angehören. Denn so wirst Du den Herrscher des Universums als milde, sanftmütig und wohlwollend erleben: Diese [Christen] nämlich empfehle ich Dir, da Du so mächtig bist, eben diese vertraue ich Dir an, weil Du auch durch Frömmigkeit ausgezeichnet bist. Liebe diese im Einklang mit Deiner Menschenliebe.[48]

Konstantins Brief war gut gemeint; er war schlicht eine Bitte, die Christen im Perserreich auch weiterhin gut zu behandeln. Aber Schapur II. verstand ihn als verdeckte Drohung, dass es in seinem Reich möglicherweise eine „fünfte Kolonne“ gab. Der Brief muss ihm vor die Nase gehalten haben, was ihm bisher vielleicht noch nicht klar gewesen war: dass es in seinem Reich Leute gab (und nicht zu wenige), die das Wohlwollen eines mächtigen Nachbarn genossen, der sich oft als Feind erwiesen hatte.

Noch kam es nicht zu Christenverfolgungen im Sassanidenreich. Doch dann, 337 n.Chr., begann Konstantin mit den Planungen eines großen Feldzugs gegen die Perser. Er starb über den Vorbereitungen, doch die Planungen reichten aus, um das Schicksal der Christen im Perserreich zu besiegeln, und 339 ging die Verfolgung los.

---

48 Eusebius von Caesarea, *Über das Leben Konstantins* (Fontes Christiani Bd. 83, Turnhout: Brepols Publishers, 2007), S. 425 u. 427 (= Buch 4.13).

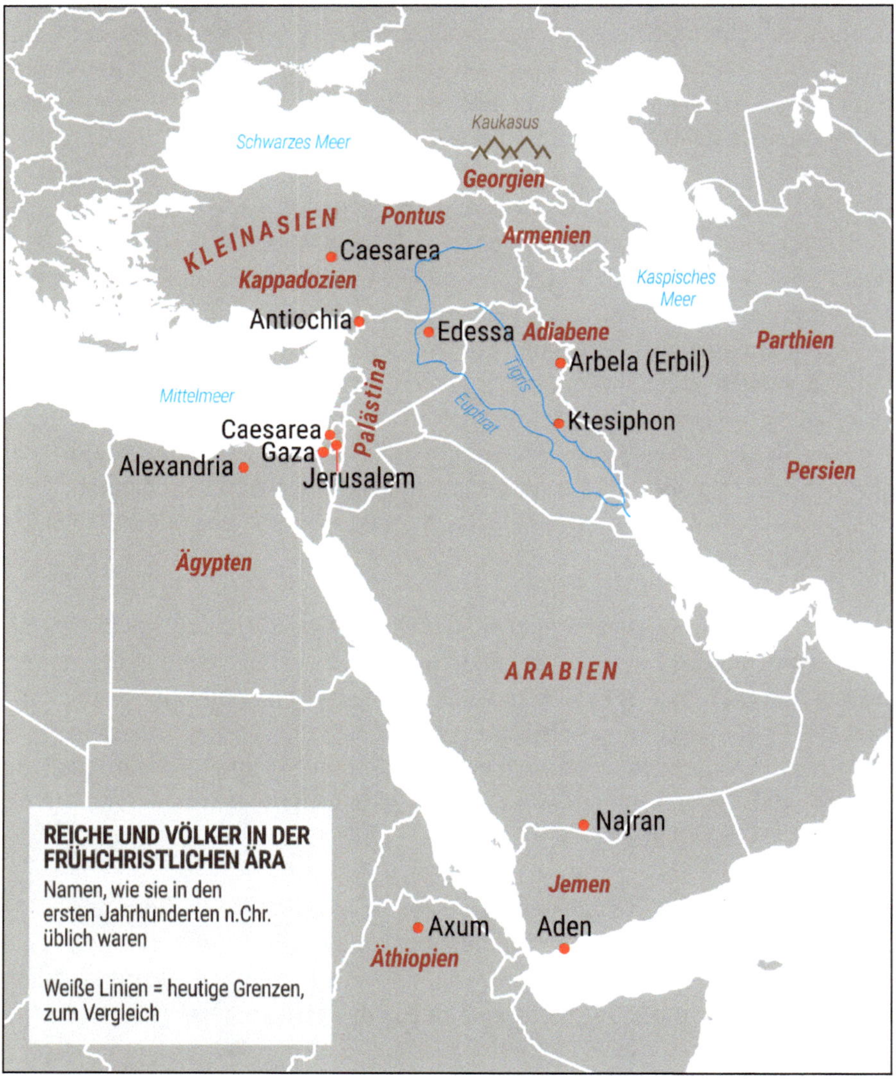

REICHE UND VÖLKER IN DER FRÜHCHRISTLICHEN ÄRA

Namen, wie sie in den ersten Jahrhunderten n.Chr. üblich waren

Weiße Linien = heutige Grenzen, zum Vergleich

Die 40-jährige Große Verfolgung

Die Verfolgung begann damit, dass zoroastrische Priester und führende Juden Simon, den Bischof von Ktesiphon, der Spionage für Rom beschuldigten. Der Perserkönig Schapur II. ließ ihn darauf verhaften. Freikommen sollte er erst, wenn die Christen (oder „Nazarener", wie er sie nannte) eine doppelte Kopfsteuer bezahlt hatten. „Denn wir, die Götter, sind in Kriegsnöten; sie sind in Freuden und Vergnügen. Sie wohnen in unserem Lande, sind aber Gesinnungsgenossen des Kaisers (καῖσαρ), unseres Feindes."[49] Simon erklärte, dass die Christen zu arm für die Kopfsteuer waren, aber man trieb sie trotzdem ein, und das mit großer Grausamkeit; viele Geistliche wurden getötet, zahlreiche Kirchen zerstört. Schapur schäumte: „Simon will seine Jünger und sein Volk gegen meine Majestät zur Empörung bringen und zu Knechten des Kaisers (καῖσαρ) machen, der ihr Glaubensgenosse ist. Deshalb gehorcht er meinem Befehle nicht."[50]

Simon wurde in Ketten vor Schapur geführt. Dieser befahl ihm, die Sonne anzubeten; weigerte er sich, dann „werde ich dich töten und dann werde ich auch keinen schonen, der diesen Namen [Christi] trägt."[51] Simon weigerte sich und wurde zur Folter geführt. Am nächsten Tag, dem Karfreitag, führte man ihn erneut vor den König. Simon versuchte, ihm die christliche Lehre zu erklären, und stellte klar, dass er sowohl ihn als auch die Sonne niemals anbeten würde. Noch am selben Tag wurden hundert verhaftete Christen, darunter zahlreiche Bischöfe und andere Geistliche, vor Simons Augen hingerichtet; zum Schluss tötete man auch ihn.

Die Verfolgungen hielten 40 Jahre lang an. Der aus Gaza gebürtige Kirchenhistoriker Sozomenos, der um 425 schrieb, dokumentiert die Versuche von Christen in Syrien, Persien und Edessa zu schätzen, wie viele Christen damals umkamen. Er schreibt, dass 16 000 namentlich erwähnt werden, aber dass dazu noch zahlreiche weitere Märtyrer kamen, die zu viele waren, als dass man sie zählen konnte.

Eine zweite Verfolgungswelle kam 420–422. Danach, im Jahre 424, erklärte die persische Kirche ihre totale Unabhängigkeit von den Bischöfen des Römischen Reiches. Damit hatte die christliche Minderheit in Persien in den Augen der Herr-

49 *Ausgewählte Akten persischer Märtyrer: Mit einem Anhang: Ostsyrisches Mönchsleben,* Übers. Oskar Braun, Bibliothek der Kirchenväter, 1. Reihe, Band 22 (Kempten/München: Kösel, 1915), S. 9, online unter <https://www.unifr.ch/bkv/kapitel2474-3.htm>, abgerufen am 12.11.2019.

50 *Ausgewählte Akten persischer Märtyrer*, S. 13, online unter <https://www.unifr.ch/bkv/kapitel2474-6.htm>, abgerufen am 12.11.2019.

51 *Ausgewählte Akten persischer Märtyrer*, S. 30, online unter <https://www.unifr.ch/bkv/kapitel2474-20.htm>, abgerufen am 12.11.2019.

scher ihr Risikopotenzial weitgehend verloren. Die Christen wurden als eigene Gruppe anerkannt und weitgehend in Ruhe gelassen, mit nur noch minimalen Schikanen.

Arabien und Jemen

Das Christentum kam schon früh in das Durcheinander von Stämmen, das man Arabien nennt; im Jahr 364 war es so etabliert, dass auf der Synode von Antiochia ein „Bischof der Araber" dabei war.

Ganz im Süden der arabischen Halbinsel war der Jemen, in der Antike bekannt als „Arabia Felix" („Glückliches Arabien"). Der Jemen war feuchter, fruchtbarer, wohlhabender und (mit einem richtigen König) friedlicher als der Rest Arabiens. Das Christentum kam 354 n.Chr. in den Jemen, durch den römischen Botschafter, der ein Bischof namens „Theophilos der Inder" und wahrscheinlich von den Malediven stammte. Reichlich mit Geschenken vom römischen Kaiser Konstantius II. versehen, hatte er den Auftrag, den heidnischen König des Jemen um die Erlaubnis zum Bau von Kirchen zu bitten, für römische Besucher des Landes sowie für etwaige Einheimische, die Christen werden wollten. Doch Theophilos tat noch mehr; es gelang ihm, den König zum christlichen Glauben zu bekehren. Die jüdische Gemeinde im Jemen war entsetzt, doch der König ließ sich nicht beirren und ließ auf eigene Kosten drei Kirchen bauen – eine in seiner Hauptstadt, eine in Aden und eine dritte in einer anderen Hafenstadt.

Verfolgung durch Juden

Später erlitten die Christen im Jemen heftige Verfolgungen durch die Juden, vor allem durch König Dhu Nuwas (auch Masruq genannt), der den Thron mit einem Staatsstreich an sich gerissen hatte. Er war ein entschiedener Verfechter des Judentums und ein fanatischer Christenverfolger. Der traurige Höhepunkt der Verfolgungen kam 523, als Dhu Nuwas die Oasenstadt Najran belagerte. Sie ergab sich auf das Versprechen hin, dass den Einwohnern nichts geschehen würde. Doch stattdessen ließ Dhu Nuwas alle christlichen Männer töten und die Kirche niederbrennen. Darauf befahl er seinem General Zu-Yazan, der ebenfalls Jude war, die Witwen der gerade massakrierten Christen aufzuspüren und ihnen zu befehlen, Christus abzusagen, wenn sie nicht wie ihre Männer sterben wollten. Die Soldaten (wohl mehrheitlich Heiden) trieben 177 Ehefrauen und Töchter der Märtyrer zusammen, dazu ihre zahlreichen kleinen Kinder, um sich von Zu-Yazan anzuhören, dass Jesus ihren Männern nichts nütze gewesen war und auch ihnen nichts bringen würde. Das Fazit des Generals: „Spuckt auf sein Kreuz und werdet Juden wie wir!“[52]

Die Frauen antworteten: „Verhüte es Gott, dass wir sein Kreuz bespucken oder verachten, denn durch dieses Kreuz hat er uns die Erlösung von all unseren Irrtümern gebracht. ... Und es ist unser Gebet, dass wir für würdig befunden werden, so um Christi und Gottes willen zu sterben, wie unsere Ehemänner gestorben sind.“[53]

Die Bitte der Frauen um den Märtyrertod wurde erhört. Man führte sie und ihre Kinder an die Stelle, wo ihre Männer getötet worden waren, und General Zu-Yazan befahl den Juden unter seinen Soldaten, ihre Pfeile auf sie zu schießen. Die Frauen legten ihre kleinen Kinder auf den Boden und bedeckten sie mit ihren Kleidern, dann stellten sie sich mit zum Himmel erhobenen Händen auf und beteten, während die Pfeile auf sie hagelten:

> Christus, Gott, eile uns zu Hilfe! O, unser Herr Jesus Christus, sieh an unsere Bedrängnis und wende Dich nicht von uns, sondern schenke uns die Kraft, diesen unseren Weg durch das Martyrium für Dich zu vollenden, damit auch wir gehen und zu unseren Brüdern kommen können, die für Dich gestorben sind. Und vergib uns unsere Sünden und lass das Opfer unseres Lebens Dir angenehm sein.[54]

Eine nach der anderen sanken die Frauen zu Boden, von ihren Wunden geschwächt. Auch die Kinder wurden getroffen und schrien vor Schmerzen. Als keine der Frauen mehr stand, befahl Zu-Yazan seinen Männern, ihre Schwerter zu nehmen und Schluss zu machen mit den Frauen und ihren „bösen Kindern“.[55] Eine altsyrische Schrift aus dem sechsten Jahrhundert, das *Buch der Himyariten*, hat die Worte der Frauen für die Nachwelt aufgezeichnet und gibt uns eine unvollständige Liste der Namen der Märtyrer jenes Tages;[56] alle erwähnten Kinder sind Mädchen.

---

52 *The Book of the Himyarites: Fragments of a Hitherto Unknown Syriac Work*, hg., eingel. und übers. von Axel Moberg (Lund: C.W.K. Gleerup, 1924), S. cxviii.

53 *The Book of the Himyarites*, S. cxviii-cxix.

54 *The Book of the Himyarites*, S. cxx.

55 *The Book of the Himyarites*, S. cxx.

56 *The Book of the Himyarites*, S. cxvi-cxvii (Männer); cxxi (Frauen und Kinder).

Kapitel 6

Als Christen zu Verfolgern wurden

Im vierten Jahrhundert nahm die Geschichte der Kirche im Römischen Reich eine dramatische Wendung. Das Jahrhundert begann mit der „Großen Verfolgung"[57] von 303–305; die Bezeichnung ist vielsagend, bedenkt man, wie schwer die Christen schon früher von Rom verfolgt worden waren. Doch als das Jahrhundert sich seinem Ende zuneigte, war das Christentum Staatsreligion im Römerreich, und es waren Nichtchristen, die Verfolgung erlitten. Drei Schlüsseljahre markieren die Stufen in diesem massiven Veränderungsprozess: 312, 313 und 380 n.Chr.

Was 312 geschah

Das erste Schlüsseldatum war der 27. Oktober 312, als Konstantin sich auf die Schlacht gegen seinen Gegner Maxentius vorbereitete. Als er zum Himmel hochschaute, sah er dort ein Lichtkreuz und (auf Griechisch) die Worte: „In diesem Zeichen siege." Am folgenden Tag errang er den Entscheidungssieg an der Milvischen Brücke und beschloss, sich dem Christentum zuzuwenden. Das bedeutete indes nicht, dass er seine bisherige heidnische Religion aufgab; bis zu seinem Tod 337 n.Chr. behielt er den Titel „Pontifex Maximus" (Oberster Priester) der römischen Staatsreligion bei. Aber er befahl, dem Sonntag und den christlichen Feiertagen den gleichen gesetzlichen Status zu gewähren wie den heidnischen Festen, er ließ das Kreuz auf seine Münzen prägen (neben heidnischen Symbolen und Figuren), und er untersagte es den Juden, christliche Konvertiten aus ihren Reihen zu steinigen.[58] Er verbot auch den Bau neuer heidnischer Tempel und begann später sogar, bestehende Tempel abreißen zu lassen.

---

57 Siehe Kapitel 4.

58 Wahrscheinlich war Konstantins Christentum kein wirklich persönlicher Glaube; seine Mutter Helena dagegen scheint eine tiefgläubige Christin gewesen zu sein.

Was 313 geschah

Das zweite Schlüsseldatum kam nur einige Monate später, im Jahre 313, als die Kaiser Konstantin und Licinius gemeinsam das sogenannte Toleranzedikt von Mailand erließen, das zur Religionsfreiheit im Römischen Reich führte.

Die Christen waren damals immer noch eine Minderheit, doch inzwischen eine recht große Minderheit. Die Verfolgungen hatten die Ausbreitung des Glaubens nicht zu verhindern vermocht, eher noch hatten sie sie sogar begünstigt. Tertullian, der für den Satz „Das Blut der Märtyrer ist der Same der Kirche" bekannt geworden ist,[59] schrieb in demselben Werk auch:

> Wir sind erst gestern aufgetreten, und schon haben wir den Erdkreis und alles, was euer ist, erfüllt, Städte, Wohnblocks, Dörfer, Ortschaften, Marktflecken, selbst die Heerlager, Bezirke, Dekurien, den Palast, den Senat, das Forum. Allein die Tempel haben wir euch übrig gelassen![60]

Tertullian starb wohl zwischen 220 und 240, sodass das von ihm beschriebene Kirchenwachstum ein Jahrhundert vor dem Beginn der Religionsfreiheit lag.

Nach 312 wuchs die Kirche, die jetzt unter der Duldung, ja der Förderung des Reiches stand, rasch weiter – nach Meinung mancher zeitgenössischer Kirchenführer zu rasch. Der Kirchenhistoriker Eusebius, seit ca. 313 Bischof von Caesarea Maritima, beklagte „die unaussprechliche Verstellung von denen, die sich in die Kirche einschlichen und den christlichen Namen nur vordergründig führten."[61] Die neue Religion konnte für das gesellschaftliche Vorankommen Wunder wirken, vor allem in einer Gesellschaft, die so auf dem Prinzip des Patronats basierte wie die römische. Wie Robert Markus es ausdrückt:

> Eusebius' Worte verwiesen auf die Neuartigkeit der Lage, in der sich die Christen jetzt befanden. Zwar hatte es auch schon vor Konstantin

59 Der Satz entspricht nicht ganz dem Original. Tertullian schrieb auf Lateinisch: „Etiam plures efficimur, quotiens metimur a vobis: semen est sanguis Christianorum!" Die Übersetzung lautet wörtlich so: „Wir werden noch zahlreicher, so oft wir von euch niedergemäht werden: Ein Same ist das Blut der Christen!" Das Zitat stammt aus Tertullians berühmtestem Werk: *Apologeticum. Verteidigung des christlichen Glaubens*, Kap. 50,13 (Ausgabe: Fontes Christiani 62, Freiburg: Herder, 2015, S. 294-295).

60 *Apologeticum*, Kap. 37.4 (= S. 230-231).

61 Eusebius von Caesarea, *Über das Leben Konstantins*, S. 475 (= Buch 4.54).

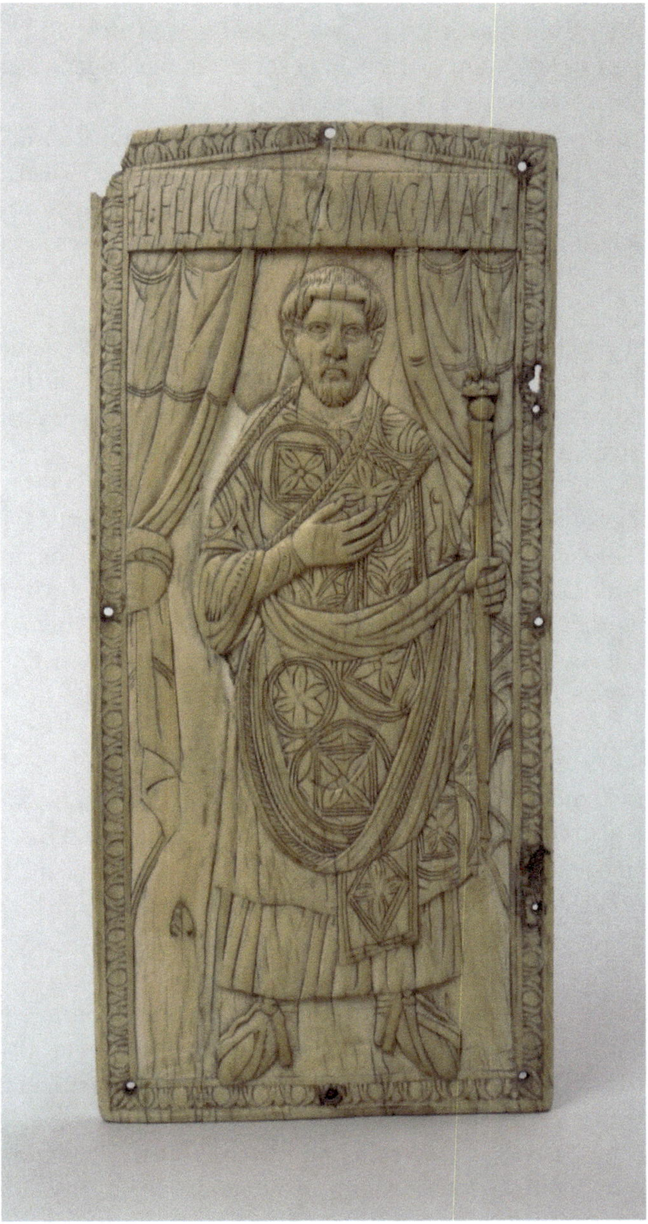

Diese Elfenbeinschnitzerei aus dem Jahr 428 zeigt einen Konsul des weströmischen Reiches. Seine Kleider ähneln stark den liturgischen Gewändern christlicher Geistlicher und zeigen, wie die christlichen Eliten die Kultur der Nichtchristen, unter denen sie lebten, übernahmen. (*Feuillet de diptyque du consul Flavius Felix*, 0428; Quelle: Bibliotheque nationale de France, <https://gallica.bnf.fr/ark:/12148/btv1b55009703s>, abgerufen am 15.10.2019)

> reiche Christen gegeben, doch waren diese gewiss nicht durch ihren Glauben zu Reichtum und Macht gekommen. Das begann sich nun zu ändern. Die Bekehrung zum Christentum konnte durchaus zu einer Quelle von Einfluss und Prestige werden. Hundert Jahre nach Eusebius blickte Augustinus, der Bischof von Hippo, voller Sorge auf die Scharen von „vorgetäuschten Christen", die durch sozialen Druck und gesetzlichen Zwang in seine Gemeinden getrieben wurden.[62]

Wenige Jahre nach Augustinus' Tod im Jahr 430 waren fast alle gebildeten römischen Stadtbewohner Christen. Damit war das „Zeitalter der Heuchelei", das 313 begonnen hatte, zu Ende, denn wo alle sowieso Christen waren, verlor der Übertritt zum Christentum seine Bedeutung.

Auf dem Weg zur Staatsreligion übernahmen die Christen nahtlos die römische Kultur; der Lebensstil der städtischen christlichen Eliten war fast identisch mit dem ihrer heidnischen Nachbarn, außer dass die Christen zur Kirche gingen. Und da die Kirche kein eigenes Bildungssystem geschaffen hatte, übernahmen Christen, die sich fortbilden wollten, logischerweise die Bildung, Kunst, Literatur und das Denken der Nichtchristen.

Zahlreiche Christen aus allen Gesellschaftsschichten machten bei den traditionellen römischen Festen und Feiertagen mit, und manche führten diese Praktiken in den kirchlichen Gottesdienst ein. Sie schockierten ihre Bischöfe, indem sie in der Kirche tanzten oder sich auf dem Friedhof betranken, und bei Krisen in ihrem Leben suchten sie, gerade so wie der Rest der Gesellschaft, ihr Heil in Amuletten und bei heidnischen Zauberern.

Der zunehmende Mangel einer erkennbaren christlichen Identität bedrückte viele nachdenkliche Gläubige des späten vierten und frühen fünften Jahrhunderts. Auf der Suche nach einem authentischen christlichen Lebensstil in einer Gesellschaft des angepassten Christentums, wandten viele überzeugte Christen sich dem Asketismus zu, wobei sie an die traditionelle Wertschätzung von Jungfräulichkeit, Armut und Selbstverleugnung anknüpfen konnten. Es war die Geburtsstunde der Klosterbewegung.[63]

---

62 Robert Markus, „Von Rom zu den Barbarenreichen (330–700)", in: John McManners (Hg.), *Geschichte des Christentums* (Frankfurt a.M.; New York: Campus Verlag, 1993), S. 72-73.

63 Markus, „Von Rom zu den Barbarenreichen (330–700)", S. 77.

Was 380 geschah

Das dritte Schlüsseldatum war der 28. Februar 380. An diesem Tag erklärte Kaiser Theodosius I. mit dem sog. Edikt von Thessalonich das Christentum – genauer: das nizänisch-trinitarische Christentum – zur Staatsreligion des Römischen Reiches.

Die beiden nächsten Jahrzehnte sahen in verschiedenen Städten im ganzen Reich gewalttätige Zusammenrottungen von Christen zur Zerstörung von heidnischen Tempeln und ihren Statuen. Traurig, aber wahr: Die Verfolgten waren selber zu Verfolgern geworden.

Bereits unter Konstantin dem Großen waren zwei Generationen von Heiden unter staatlichen Druck geraten, was mit Konstantins Maßnahmen gegen heidnische Kultstätten begann. Sein Sohn und Nachfolger, Konstantius II., ließ alle heidnischen Tempel schließen und führte für Personen, die bei heidnischen Opfern erwischt wurden, die Todesstrafe ein. Unter seiner Herrschaft (337–361) kam es zu Verwüstungen heidnischer Tempel und Gräber durch gewöhnliche Christen. Nach 361 war die Verfolgung der Heiden mal stärker, mal schwächer, bis 381 Theodosius das erste von 15 antiheidnischen Edikten verfügte, die den Druck bis zu seinem Tod 395 n.Chr. immer mehr erhöhten.

Christen verfolgen einander

Der Arianismus

Theodosius ging nicht nur gegen Heiden vor, sondern auch gegen solche Christen, die er als Häretiker betrachtete, und zwar als Häretiker im Sinne des Konzils von Nicaea (Nizäa; Iznik in der heutigen Türkei), das Konstantin im Jahre 325 einberufen hatte, um verschiedene Streitfragen, darunter auch solche christologischer Art, zu entscheiden. Das Konzil erklärte, dass die drei Personen der Dreieinigkeit (Trinität) – also Vater, Sohn und Heiliger Geist – ebenbürtig und ewig waren und insbesondere, dass Jesus „von derselben Substanz wie der Vater“[64] war.[65] Es verwarf ausdrücklich die Position des Presbyters Arius aus Alexandria,

64 Griechisch: ὁμοούσιος (*homoousios*).

65 Das auf dem Konzil von Nicaea formulierte Nizänische Glaubensbekenntnis, das noch heute in vielen Kirchen verwendet wird, betont dies in dem folgenden Abschnitt: „Und an den einen Herrn Jesus Christus, Gottes eingeborenen Sohn, aus dem Vater geboren vor aller Zeit: Gott von Gott, Licht vom Licht, wahrer Gott vom wahren Gott, gezeugt, nicht geschaffen, eines Wesens mit dem Vater.“

für den Jesus vom Vater erschaffen und daher nicht ewig und von geringerem Rang als der Vater war.

Der Entscheidung des Konzils von Nicaea zum Trotz bestand der Arianismus im vierten Jahrhundert fort, dazu die Variante des sogenannten Semi-Arianismus. Selbst Konstantin der Große war Arianer. Mal verfolgten die Arianer die Orthodoxen (d.h. die nizänisch-trinitarischen Christen), mal die Orthodoxen die Arianer, je nach der theologischen Position des amtierenden Kaisers.

Ende des vierten Jahrhunderts war der Arianismus im Römerreich endgültig auf dem absteigenden Ast, was möglicherweise an seiner heftigen Bekämpfung, vor allem nach dem Konzil von Konstantinopel 381 n.Chr., durch Kaiser Theodosius lag, der den Arianismus strikt verwarf.[66]

Doch unter den Stämmen, die jenseits der Grenzen des Reiches wohnten und diese manchmal überrannten, blieb der Arianismus populär. Im fünften Jahrhundert blühte er bei den germanischen Vandalen, Lombarden und Goten (die in West- und Ostgoten unterteilt waren).[67] Die Vandalen fielen 429 in Nordafrika ein, das sie besetzt hielten, bis sie 534 von einer byzantinischen Streitmacht besiegt wurden, und versuchten jahrzehntelang, die einheimischen nizänischen Christen zum Arianismus zu bekehren. Auch in Südeuropa war der Arianismus stark.

Der byzantinische (oströmische) Kaiser Justinian I. (527–565) war sehr aktiv in der militärischen Bekämpfung des Arianismus. Er griff sowohl die Vandalen in Nordafrika an als auch das Ostgotenreich in Italien. Er sammelte und kodifizierte auch die zahlreichen von ihm selber wie von seinen Vorgängern der letzten vier Jahrhunderte erlassenen Gesetze in dem sog. Codex Justinianus (529 abgeschlossen). Zahlreiche der Gesetze in diesem Codex betreffen religiöse Themen; bereits das erste Gesetz verlangte von jedem byzantinischen Untertanen, dass er ein orthodoxer (also nicht arianischer) Christ war. Andere Gesetze sicherten die Hegemonie des orthodoxen Christentums, verboten gewisse heidnische Praktiken und diskriminierten Juden und Samaritaner hart.

Zu Beginn des achten Jahrhunderts, nach vielen Kriegen und Gesetzen, war der Arianismus weitgehend verschwunden, und die Christen waren Trinitarier.

---

66 Das Konzil von Konstantinopel nahm mehrere Präzisierungen des Nizänischen Bekenntnisses vor; das Ergebnis war die Version, die wir heute noch haben.

67 Andere germanische Stämme, wie die Franken und Angelsachsen (die das heutige Frankreich respektive England besiedelten), waren nie Arianer, sondern bekehrten sich vom Heidentum zum trinitarischen Christentum; vgl. Kapitel 8, S. 88.

Andere Themen

Die Kontroverse zwischen arianischen und nizänischen Christen war nicht der einzige interne Streitpunkt, der zu Verfolgungen und Gewalt von Christen gegen Christen führte. In Nordafrika kam es zu heftigen Kontroversen über Geistliche, die während der Verfolgung unter Diokletian (284–305) ihrem christlichen Glauben offiziell abgesagt hatten, während andere fest geblieben und in den Märtyrertod gegangen waren. Was sollte man machen mit solchen Abtrünnigen, die jetzt wieder in ihr Amt eingesetzt werden wollten? Diese Frage wurde noch dringender mit dem Toleranzedikt von Mailand, das das Christsein sozusagen risikofrei machte. An der Spitze derer, die fanden, dass es eine Beleidigung der Märtyrer wäre, wenn man die „Abgefallenen" wieder Gottesdienste feiern ließ, stand Donatus Magnus, der 315–355 Bischof von Karthago war. Diese Gruppe wurde als die „Donatisten" bekannt und dürfte eine Zeit lang in der Mehrheit gewesen sein. Ihr gegenüber stand die prorömische Fraktion, die die Vergebung betonte und die „Abgefallenen" wieder in ihre vollen Rechte innerhalb der Kirche einsetzen wollte. Die römischen Kaiser des vierten und fünften Jahrhunderts gingen gegen die Donatisten vor, aber diese hielten sich, bis der Islam kam und alle Varianten des Christentums in Nordafrika eliminierte.

Auch eine manchmal als „Nestorianer" bezeichnete Gruppe von Christen wurde im fünften Jahrhundert wegen ihrer christologischen Positionen aus dem Römischen Reich hinausgedrängt. Sie wanderten nach Persien und noch weiter nach Osten aus, wo sie als die „Kirche des Ostens" bekannt wurden.

In einer weiteren christologischen Streitfrage entschied das Konzil von Chalkedon 451, dass Jesus zwei Naturen hatte, die göttliche und die menschliche. Doch viele Christen in Nordafrika und dem Nahen Osten glaubten, dass er nur eine Natur hatte (die göttliche). Diese „yitischen" Christen wurden von den Kaisern verfolgt. So mussten Patriarch Mor Severius von Antiochien sowie zahlreiche Bischöfe der Syrisch-Orthodoxen Kirche ins Exil gehen, wo der Patriarch 538 starb. 544 hatte die Kirche nur noch drei Bischöfe, und ihre Lage war „katastrophal".[68]

Ähnliche Verfolgungsmaßnahmen gab es im achten und neunten Jahrhundert gegenüber Christen, die Bilder verehrten.

---

68 Syriac Orthodox Archdiocese for the Eastern United States, „Syriac Orthodox Church of Antioch – General History", <http://syrianorthodoxchurch.org/general-history>, abgerufen am 12.11.2019.

Nach der Reformation

Lehrstreitigkeiten führten auch in den folgenden Jahrhunderten zu Gewalt und Verfolgungsmaßnahmen von Christen gegen Christen. Die Beispiele sind zu viele, als dass man sie alle nennen könnte, doch viele Leser werden wissen, dass im England des sechzehnten Jahrhunderts mal Protestanten Katholiken, mal Katholiken Protestanten auf den Scheiterhaufen brachten und dass es nach der Reformation zu etlichen Religionskriegen in Europa kam.

Christen verfolgen Nichtchristen

Wir sahen bereits, wie die Verfolgung von Nichtchristen begann, als im Römischen Reich die Religionsfreiheit eingeführt wurde, und Fahrt aufnahm, als das Christentum zur Staatsreligion wurde. Es ist eine große Schande, dass dieser Zustand anhielt.

Ein häufiges Ziel grundloser Angriffe durch Christen waren die Juden. Im Jahr 613 stellte der westgotische König von Iberien (heute Spanien und Portugal) die Juden auf seinem Territorium vor die Wahl, entweder Christen zu werden oder das Land zu verlassen. Die, die blieben, wurden grausam verfolgt. 1182 wurden die Juden aus Frankreich vertrieben, 1290 aus England. Wieder reicht der Platz nicht für weitere Beispiele, die reichlich vorhanden sind.

Fazit

Die gewaltigen Auswirkungen der öffentlichen Zuwendung Kaiser Konstantins zum Christentum im Jahr 312 auf die Kirchengeschichte, ja auf die Geschichte überhaupt, haben etwas Ironisches, bedenkt man, dass der „neue Glaube“ des Kaisers bei ihm persönlich relativ wenig verändert zu haben scheint. Die „Konstantinische Wende“ läutete einen verheerenden Kampf zwischen „Rechtgläubigen“ und „Häretikern“ ein und führte letztlich zu der neuen Realität der Allianz zwischen Kirche und Schwert und der Religionskriege.

Es war Konstantins Entscheidung, sich als Christ zu bezeichnen, und weniger seine Einführung der Religionsfreiheit, die zu der großen Wende führte, die die Kirche von der Armut zum Reichtum führte, vom Verachtetsein zur Respektabilität, von der Schande zur Ehre, vom Kreuz zum Schwert, von der Schwäche zu irdischer Macht, vom demütigen Jesus zum triumphierenden Christus, einem Herrscher, dessen Territorium die Erde war und dessen Diener als seine Statthalter regierten.

Reibungslos und ohne Widerspruch übernahm die Kirche die Traditionen und Gebräuche der römischen Kultur und richtete sich auf ihrem neuen Platz in der Gesellschaft ein, wie sich schon bald in der kirchlichen Kunst und Kultur zeigte. Wie Philippa Adrych und Dominic Dalglish es formulieren: „Auf dem Thron des Zeus saß jetzt der neue Herrscher des Himmels und der Erde, und der Kaiser, den man schon lange mit einer ganzen Reihe von Göttern in Verbindung gebracht hatte, lieh sein Gesicht jetzt der Gestalt Christi."[69]

Und so kam die große Transformation der Kirche und des Christentums, weg vom neutestamentlichen Prinzip des Landes als Israels Staatsgebiet, des Volkes als der *ekklesia* Gottes und des Tempels als des in unseren Herzen wohnenden Heiligen Geistes. Stattdessen übernahm die Kirche das alttestamentliche Prinzip des physischen Territoriums, das mit militärischer Gewalt zu erobern oder zu halten war, sah das „Volk" der Christen als Nation, die einen Nationalismus der schlimmsten Art pflegte, und begann, majestätische Gebäude als irdische Anbetungsstätten zu errichten.

Und so wurde aus dem Christentum die christliche Welt, ein irdisches Reich, in welchem alle einem obersten, zum christlichen König oder Kaiser gekrönten Herrn untertan zu sein hatten, und wo neue Gesetze geschaffen wurden, um all die (Häretiker, Juden oder Heiden), die nicht mit der staatlichen verordneten Orthodoxie übereinstimmten, zu diskriminieren, gewaltsam zu verfolgen oder gar zu töten.

Damit war der Weg frei für innere Spaltungen und Fragmentierungen, und mit diesen kam eine neue Ära bewaffneter Konflikte, in der Christen gegen Christen kämpften und ihre Gegner als Heiden, Häretiker, ja Teufel verunglimpften. Nur wenigen scheint der Gedanke gekommen zu sein, die „anderen" Christen als Brüder zu sehen, mit denen man einzelne theologische Differenzen hatte.

Es folgten, wie wir sahen, Jahrhunderte von Kriegen zwischen Christen, vor allem in Nordafrika und Südeuropa, wo Vandalen, Westgoten und Ostgoten, die

---

69 Philippa Adrych und Dominic Dalglish, „Religions in the Roman World", in: Jaś Elsner und Stefanie Lenk, *Imagining Divine: Art and the Rise of World Religions* (Oxford: Ashmolean Museum, University of Oxford, 2017), S. 41.

eine arianische Form des christlichen Glaubens angenommen hatten, sich im Konflikt mit den trinitarischen Christen wiederfanden. Es war ein Kampf auf Leben und Tod, in dessen Verlauf der Arianismus schließlich ausgelöscht wurde. Den Angeln, Sachsen und Friesen, die nie Arianer gewesen waren, blieben diese Kämpfe erspart.[70]

Das Christentum verschmolz so stark mit Reich, Nation und Stadtstaat, dass es schließlich nicht mehr wiederzuerkennen war. Was hatte es noch gemein mit jenen ersten Gläubigen, die in aller Schlichtheit und im Glauben zusammengekommen waren, erfüllt vom Heiligen Geist, um ihren gekreuzigten Herrn anzubeten (Apostelgeschichte 2,42)?

Die inneren Konflikte, die die Kirche ab dem vierten Jahrhundert zerrissen, machten sie schwach, mit sich selbst beschäftigt und tief gespalten. Es war die perfekte Vorbereitung für den militärischen Sturm des Islam, der im siebten Jahrhundert über den Mittelmeerraum zu fegen begann.

---

70 Siehe Kapitel 8.

Kapitel 7

Der Islam

Die verheerenden Auswirkungen der Geburt des Islam im siebten Jahrhundert sind als „der größte Rückschlag in der zweitausendjährigen Geschichte des Christentums“ bezeichnet worden.[71] Nur hundert Jahre später waren das Land, in dem der Herr Jesus sein irdisches Leben verbracht hatte, sowie viele andere Länder des Mittelmeerraums, darunter wichtige Zentren des Christentums in Nordafrika, wo solche Großen des Glaubens wie Tertullian und Augustinus gelebt und gewirkt hatten, unter islamischer Herrschaft.

Die christliche Präsenz in diesen Ländern begann zu schwinden, mal schnell, mal langsamer. Wenige Jahrhunderte später gab es in manchen Gegenden, wie dem heutigen Marokko, Algerien und Tunesien, keine einheimischen Christen mehr; die heutigen Gemeinden in diesen Ländern sind völlig neue Gruppen, die im Wesentlichen aus der ersten und zweiten Generation von Konvertiten aus dem Islam bestehen. In anderen Ländern, wie Syrien und Irak, haben die historischen Kirchen sich bis ins einundzwanzigste Jahrhundert gehalten, wenn auch zahlenmäßig stark reduziert, doch der rasche Exodus von Christen im Kielwasser des wiedererstarkten radikalen Islam und der islamistischen Gewalt unserer Tage bedeutet, dass es vielleicht bald auch in diesen Ländern kein christliches Zeugnis mehr geben wird.

All das begann in Arabien, wo 622 n.Chr. der erste islamische Staat entstand.

---

71 John Foster, *Church History 2: Setback and Recovery AD 500–1500* (London: SPCK, 1974), S. 11.

Das Christentum im vorislamischen Arabien

Zu Beginn des siebten Jahrhunderts lag Arabien eingeklemmt zwischen den beiden Supermächten jener Zeit, die sich in einem Dauerkonflikt miteinander befanden. Im Westen lag das Byzantinische Reich,[72] das christlich geprägt war, im Osten das Persische Reich, in dem der Zoroastrismus herrschte.

Arabien selbst war im Wesentlichen ein heidnisches Land, dessen zahlreiche Stämme ebenso zahlreiche Götter verehrten. Unter diesen heidnischen Arabern lebten jüdische Gruppen, die sich in verschiedenen Handelsstädten niedergelassen und ihre Rabbis, heiligen Schriften und Synagogen mitgebracht hatten. Es gab auch etliche christliche Gemeinden. Der christliche Glaube scheint vor allem durch Christen aus Indien und Persien ins Land gekommen zu sein, doch unter den allerersten Missionaren waren christliche Asketen, die in die Wüste gezogen waren und dort mit den Arabern in Kontakt kamen.

Es scheint acht Diözesen (Bistümer) im vorislamischen Arabien gegeben zu haben – ein Hinweis auf die Stärke der christlichen Präsenz. Eine davon war Najran, laut dem muslimischen Historiker Ibn Ishaq (gestorben ca. 761) der erste Ort in Südarabien, wo das Christentum Fuß fasste. Es war ein syrischer Maurer namens Phemion (Faymiyun), den die Araber gefangen genommen und als Sklaven verkauft hatten, der um 500 n.Chr. den Menschen in Najran den christlichen Glauben brachte. Vorher hatten sie eine hohe Dattelpalme verehrt. Der erste Bewohner von Najran, der beschloss, Christus nachzufolgen, war das Stadtoberhaupt, Abdullah ibn ath-Thamir; seine Oasenstadt entwickelte sich zu einem bedeutenden Zentrum des Christentums in Südarabien.[73] Eine weitere Diözese im Süden Arabiens war Sanaa (heute die Hauptstadt des Jemen), eine dritte die Insel Sokotra, die heute zum Jemen gehört.

Die übrigen fünf Diözesen lagen alle entlang der Nordostküste Arabiens. Die beiden nördlichsten waren Dairin (heute in Saudi-Arabien) und Mashmahig (heute Bahrain), die bereits 410 n.Chr. existierten. Spätestens 424 gab es die Diözese Beth Mazunaye oder Mazon (im heutigen Oman). Die Diözese Hagar wird 576 er-

72 Das Byzantinische Reich (324–1453) war die östliche Hälfte des Römischen Reiches, die nach dem Ende des weströmischen Reiches noch fast tausend Jahre weiter bestand. Seine Hauptstadt war Konstantinopel (früher Byzanz genannt, heute Istanbul), die Verkehrssprache das Griechische, die Religion das orthodoxe Christentum.

73 Noch bevor der Islam kam, erlitten die Christen von Najran heftige Verfolgungen durch die Juden. Siehe S. 60.

wähnt. Von ihr wurde später die Diözese Hatta (heute in den Vereinigten Arabischen Emiraten) abgetrennt, vielleicht schon vor dem Aufkommen des Islam, spätestens aber 676. Irgendwann wurden diese fünf nordarabischen Diözesen einem ranghöheren Bischof unterstellt, dem Metropoliten von Beth Qatraye (das heutige Qatar).

Obwohl strukturell gut aufgestellt, war die Kirche auch in Arabien zu dieser Zeit bereits tief gespalten – zum einen zwischen Syrern und Persern, zum anderen in verbissen umkämpften theologischen Fragen.

Mohammed

Nach der islamischen Überlieferung war unter den heidnischen Arabern ein Händler namens Mohammed, der 570 geboren wurde. Etwa mit 40 Jahren begann er angeblich über den Engel Gabriel Botschaften von Allah an die Menschen zu erhalten. Diese „Offenbarungen", die über zwei Jahrzehnte weitergingen, wurden später von seinen Anhängern gesammelt und schließlich niedergeschrieben, woraus der Koran entstand.

Nur sehr wenige Menschen in Mohammeds Heimatstadt Mekka glaubten seinen Lehren über den angeblich einen wahren Gott (Allah). Die Ablehnung wurde feindselig und schließlich gewalttätig; Mohammed und seine kleine Jüngerschar mussten aus Mekka flüchten.

Viele Juden und Christen unter Mohammeds Zeitgenossen sympathisierten damals mit seiner Lehre, wegen ihrer Betonung des Glaubens an den einen Gott und ihrer Verurteilung des Heidentums. Mohammed predigte damals nur den Heiden und ließ das Judentum und Christentum gelten, sodass die Beziehungen zwischen den drei monotheistischen Religionen Judentum, Christentum und Islam gut waren. Es überrascht daher nicht, dass Mohammed mehrere seiner verfolgten Anhänger in das christliche Königreich Abyssinien (Äthiopien) schickte, wo man sie willkommen hieß und ihnen Zuflucht gewährte. Mohammed selbst und die übrigen ersten Muslime flüchteten in eine andere arabische Stadt, das heutige Medina.[74]

74 Diese Flucht oder dieser Auszug fand im Jahr 622 n.Chr. statt, das später zum Beginn der islamischen Zeitrechnung bestimmt wurde.

Archäologische Spuren der christlichen Präsenz im vorislamischen Arabien

Auf der Insel Sir Bani Yas, direkt vor der Küste von Abu Dhabi, gibt es Überreste eines christlichen Klosters, die um das Jahr 600 datieren. Einige der Räume waren mit Kreuzen im Verputz verziert. Die Ausgrabungsstätte wurde 2010 für die Öffentlichkeit zugänglich gemacht.

Die Fundamente eines anderen alten christlichen Klosters finden sich in dem Dorf Samaheej in Bahrain.

In den 1980er-Jahren entdeckte man in Saudi-Arabien in der Nähe der Stadt Jubail die Ruinen einer alten Kirche, wohl aus dem vierten Jahrhundert. Besuche sind nicht möglich. In den Stein eingeritzte Kreuzdarstellungen haben den Sand, der das Gebäude jahrhundertelang bedeckte, gut überstanden.

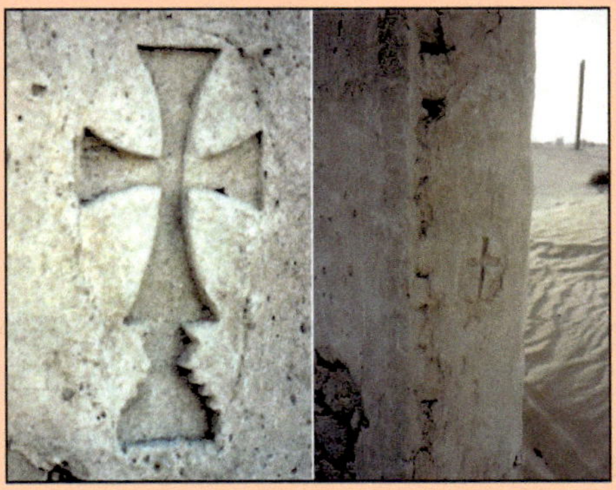

Saudi-Arabien: Kreuzdarstellungen in einer Kirche (wahrscheinlich viertes Jahrhundert). Quelle: Assyrian International News Agency (AINA), *4th Century Assyrian Church in Saudi Arabia*, http://www.aina.org/ata/20080828165925.htm

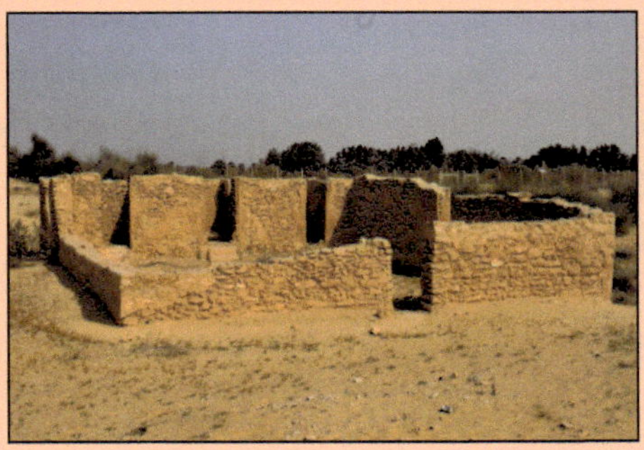

Eingang zu der Kirche aus dem vierten Jahrhundert bei Jubail, Saudi-Arabien. Quelle: *Jubail Church*, Harold Brockwell, lizensiert unter CC BY-SA 3.0

Die Bewohner von Medina hießen Mohammed und seine Lehre willkommen. Nach Jahren innerer Konflikte waren sie froh, einen starken Führer zu haben, der die vielen Stämme vereinigen konnte. Bald war Mohammed Medinas Herrscher, Gesetzgeber, oberster Richter und Militärbefehlshaber. Der erste islamische Staat war geboren.

Zehn Jahre lang herrschte Mohammed über Medina, während seine Armeen durch die arabische Halbinsel zogen, um sie für den Islam zu erobern. Das war der *Jihad* (heilige Krieg). Während dieser Zeit kam es auch zu Spannungen zwischen Mohammed und mehreren jüdischen Stämmen, die ihn als Propheten ablehnten und sich den Gebräuchen des Islam verweigerten. Mohammed reagierte mit einer Modifizierung seiner Lehre; ab jetzt hatten seine Anhänger die Juden und Christen als Feinde zu behandeln.

Als Mohammed 632 starb, hatten alle Stämme Arabiens, einschließlich derer in Mekka, sich ihm auf die eine oder andere Weise unterworfen.

Mohammeds Nachfolger

Die Kalifen, die nach Mohammeds Tod über die Muslime herrschten, folgten seinem Beispiel und führten seine Pläne aus, indem sie immer mehr Länder unter die Herrschaft des Islam brachten. Sie begannen mit dem christlichen Byzantinischen Reich: 635 eroberten die arabischen Armeen Damaskus, 636 den Rest Syriens, 638 Jerusalem, 642 Alexandria und ganz Ägypten. Im gleichen Jahr begannen sie den Angriff auf das Persische Reich, das sie bis 652 vollständig eroberten. Gleichzeitig begannen sie, von Ägypten aus nach Westen vorzustoßen und ganz Nordafrika zu erobern. 711 setzten sie bei der Halbinsel Gibraltar nach Spanien über. (Der Name *Gibraltar* ist aus *Jabal-Tarik* [„Berg Tarik"] abgeleitet; Tarik war der muslimische General dieser Invasionsarmee.) Von Südspanien aus drangen die Muslime weiter nach Norden vor, bis sie sich tief im Territorium des Frankenreiches (das heutige Frankreich) befanden.[75]

Unterdessen zog eine andere muslimische Armee entgegen dem Uhrzeigersinn um das Mittelmeer herum und begann 717 mit der Belagerung Konstantinopels, der byzantinischen Hauptstadt. Die Christenheit stand kurz davor, vom Islam eingekreist zu werden. Verhindert wurde dies durch zwei militärische Siege, die das Vordringen der beiden Hälften der muslimischen „Zange" stoppten. Erst

75 Siehe Kapitel 8.

konnte sich der byzantinische Kaiser Leo III. gegen die Araber behaupten, die die Belagerung Konstantinopels nach einem Jahr abbrechen mussten. Die Kämpfe in Kleinasien wogten hin und her, bis gegen das Jahr 800 das Taurusgebirge zur Grenze zwischen dem Byzantinerreich und dem islamischen Reich geworden war. Und im Westen konnte der Frankenherrscher Karl Martell („Karl der Hammer“) 732 in der Schlacht von Tours und Poitiers die Araber entscheidend schlagen und bis über die Pyrenäen zurückwerfen.

Der Islam – die Zuchtrute Gottes?

Etwa 75 Jahre nach der arabischen Eroberung des christlichen Syrien dachte die Syrisch-Orthodoxe Kirche darüber nach, wie die christlichen Städte von dem Sturm der muslimischen Armeen hinweggefegt worden waren, und kam zu dem Schluss, dass der Islam Gottes Gericht über eine schwach, unmoralisch und korrupt gewordene Kirche war. Sie glaubten, dass Gott den Islam zur Züchtigung seines ungehorsamen Volkes benutzte, so wie er einst im Alten Testament Assyrien als Zuchtrute gegen Israel gebraucht hatte (Jesaja 10,5).

Christen unter islamischer Herrschaft

Das islamische Recht (die *Scharia*), das im Laufe von sechs Jahrhunderten entstand, aber zentral auf Mohammeds „Offenbarungen“, seinen anderen Lehren und seinem eigenen Vorbild basiert, enthält zahlreiche detaillierte Regelungen für das Alltagsleben von Christen, Juden und anderen nichtheidnischen Nichtmuslimen, die unter islamischer Herrschaft leben.

Das Grundprinzip ist, dass solche Menschen – die sogenannten *Dhimmis* – in einem islamischen Staat keine vollwertigen Bürger sein können. Sie sind gegenüber den Muslimen sozusagen Menschen zweiter Klasse, die dies im Alltag auf tausend Weisen zu spüren bekommen. Sie haben auch eine Kopfsteuer zu entrichten – die sogenannte *Dschizya* –, mit der sie ihre Unterwerfung unter den Islam bzw. die Muslime dokumentieren.

Abfall, Flucht oder Martyrium?

In seinem eigenen Land als verachteter Fremdling behandelt zu werden, tagtäglich den demütigenden, diskriminierenden *Dhimmi*-Regeln ausgesetzt zu sein und manchmal regelrechter Verfolgung – das war ein Glaubenstest, den viele Christen in den islamischen Ländern leider nicht bestanden. *Apostasie* (Abfall vom Glauben) ist ein hartes Wort, aber es ist das, was viele dieser Christen wählten, denn wo in diesen Ländern das Christentum verschwand, lag dies vor allem daran, dass Christen den Übertritt zum Islam wählten, um sich das Leben einfacher zu machen.

Patriarch Ishu'-Yab III. klagt in einem Brief an Shim'un, den Metropoliten von Riwardashir (Persien), bitter über den Abfall der Christen im Oman und darüber, dass in dieser Diözese, die er Mazon nennt, die christlichen Gottesdienste aufgehört hatten. Die omanischen Christen hatten ihren Glauben aus rein materiellen Gründen aufgegeben:

> Sie sind nicht durch das Schwert, durch Feuer oder durch Folter gezwungen worden, sondern wollten nicht auf die Hälfte ihres Besitzes verzichten. Welch ein Wahnsinn! Denn die Apostasie hat sie sogleich verschlungen, und sie sind für immer verloren ... O weh, o weh, dass von so vielen tausend Männern, die sich Christen nannten, nicht das kleinste Opfer Gott dargebracht worden ist, als gebührende Gabe für unseren wahren Glauben ...
>
> Warum haben also deine Leute in Mazon ihren Glauben wegen ihnen [den muslimischen Arabern] verlassen? Und das, obwohl die Araber, wie die Leute von Mazon selber zugeben, sie nicht zwangen, ihrer Religion abzusagen, sondern ihnen lediglich befahlen, die Hälfte ihres Besitzes abzugeben, damit sie ihren Glauben behalten konnten! Aber sie haben den Glauben verlassen, der ihnen einen ewigen Segen gab, um die Hälfte ihrer Besitztümer in dieser vergehenden Welt zu behalten.[76]

---

76 Brief an Shimʿun, den Metropoliten von Riwardashir, ca. 650 n.Chr. Brief 14:2,7. Englische Übersetzung von William G. Young, in: *Handbook of Source-Materials for Students of Church History* (Madras: Senate of Serampore College, 1969), S. 317-318.

Ein oder zwei Jahre später klagt Ishu'-Yab über das Versagen der Bischöfe von Oman während dieser kollektiven Apostasie der Christen:

> Unter den Tausenden und Zehntausenden, die zu unserem Gott gehören, sitzen zwei … die leere Bischofstitel tragen, untätig herum – Jammergestalten, Mahnmäler, die die Kirche Gottes zu Tränen rühren, wie jene Salzsäule, in die Lots Weib verwandelt wurde, zur Erinnerung an die Verbrennung Sodoms.[77]

Christen, die dazu in der Lage waren – in erster Linie die gebildeten Eliten, die nicht aus dem Land stammten –, neigten dazu, in Länder zu fliehen, die der Islam noch nicht erreicht hatte. Als 698 Karthago von den Muslimen erobert wurde, gab es einen wahren Exodus solcher Christen aus der Stadt.

Doch es gab auch Märtyrer; manchmal wurden Tausende auf einen Schlag getötet, weil sie Christen waren. Und manche erduldeten furchtbare Foltern, ohne Christus abzusagen. Letztlich traf jeder seine eigene persönliche Entscheidung.

Der muslimische Historiker Ibn al-Athir (1160–1233) hat festgehalten, was in Tunis nach der Eroberung durch den Berberkalifen Abd al-Mumin (der eine nordafrikanische muslimische Dynastie durch eine andere ersetzte) am 14. Juli 1159 geschah. Den muslimischen Bewohnern der Stadt legte der Eroberer lediglich eine Steuer auf. Mit den *Dhimmis* verfuhr er anders:

> Er blieb drei Tage und bot den jüdischen und christlichen Bewohnern den Islam an. Die, die konvertierten, ließ er in Frieden, doch die, die sich weigerten, ließ er töten.[78]

Die Eliminierung des Christentums in Nordafrika

Als der Kirchenvater und Bischof Augustinus 430 n.Chr. in Hippo (heutiges Algerien) starb, gab es entlang der nordafrikanischen Küste 700 Bistümer. 1053 gab es außerhalb von Ägypten nur noch fünf, 1073 zwei. Bald war die gesamte Kirche in Nordafrika verschwunden, außer in Ägypten.

---

77 Brief an das Volk von Qatar, ca. 651 oder 652 n.Chr. Brief 18:3. Englische Übersetzung von William G. Young, in: *Handbook*, S. 318-319.

78 *The Chronicle of Ibn al-Athir for the Crusading Period from Al-Kamil Fi'l-Ta'rikh*, Teil 1, übers. von D.S. Richards (Farnham: Ashgate Publishing, 2010), S. 104.

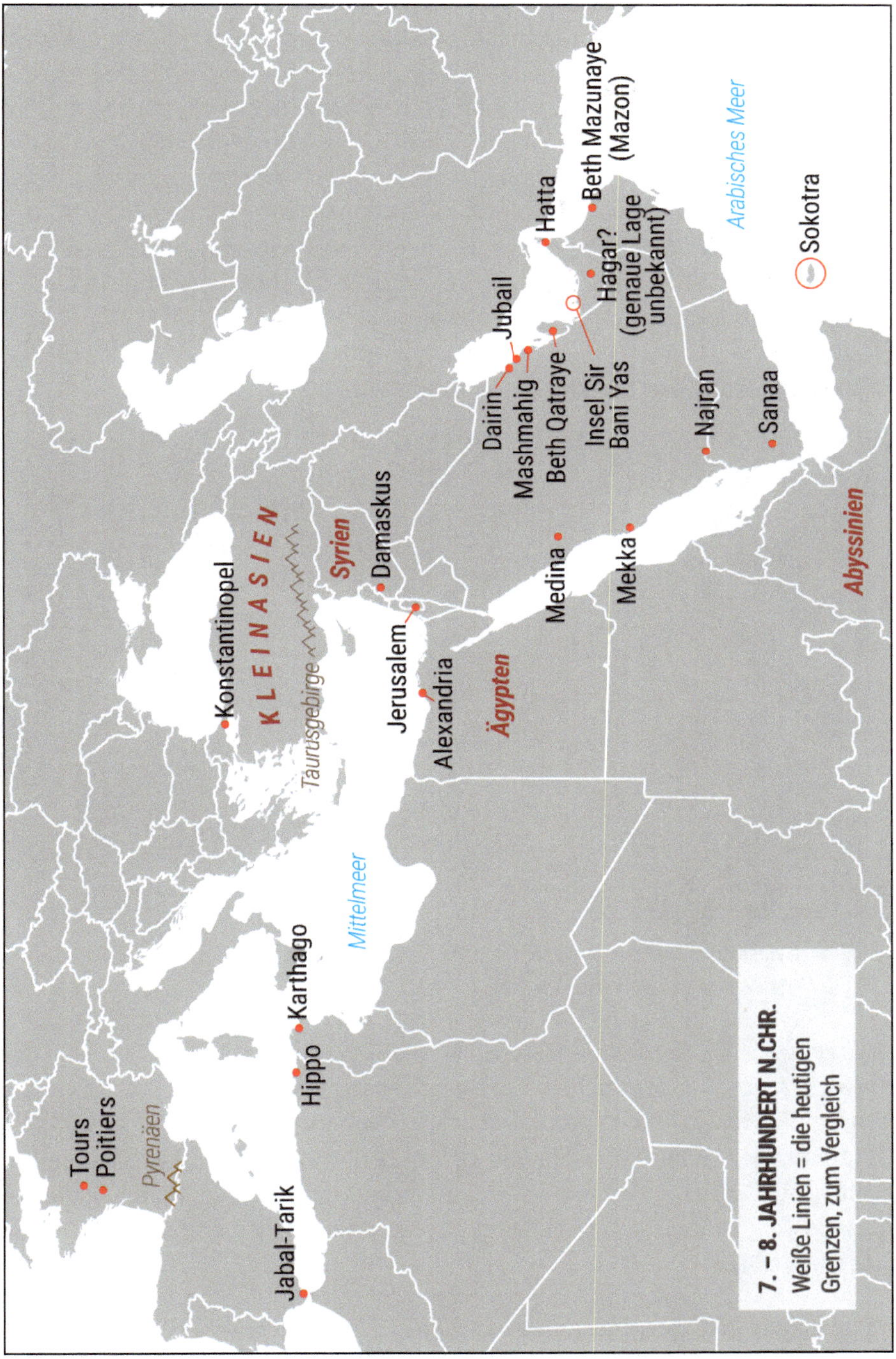
Beth Mazunaye
(Mazon)
Arabisches Meer
Sokotra
Hatta
Beth Mazunaye
Hagar?
(genaue Lage
unbekannt)
Jubail
Dairin
Mashmahig
Beth Qatraye
Insel Sir
Bani Yas
Najran
Sanaa
Damaskus
Syrien
KLEINASIEN
Konstantinopel
Taurusgebirge
Jerusalem
Alexandria
Ägypten
Medina
Mekka
Abyssinien
Mittelmeer
Karthago
Hippo
Tours
Poitiers
Pyrenäen
Jabal-Tarik
7. – 8. JAHRHUNDERT N.CHR.
Weiße Linien = die heutigen
Grenzen, zum Vergleich

Während die Bewohner im übrigen Nordafrika zumeist Berber waren, stammten die Menschen in Ägypten von dem alten Volk der Pharaonen ab. Sie wurden Kopten genannt und hatten ihre eigene Sprache, das Koptische, das bis heute in der Liturgie der Koptisch-Orthodoxen Kirche lebendig geblieben ist, aber ansonsten längst zu den toten Sprachen zählt, da es im Alltagsleben durch die Sprache der Eroberer von der arabischen Halbinsel, das Arabische, ersetzt wurde. Viele ägyptische Christen konvertierten zum Islam, doch viele andere taten es nicht. Das Ergebnis ist eine ägyptische Kirche, die heute ungefähr zehn Millionen Glieder zählt, im Wesentlichen Familien, die trotz fast 15 Jahrhunderten der Unterdrückung und Verfolgung den Glauben bewahrt haben.

Die Eliminierung des Christentums in Arabien

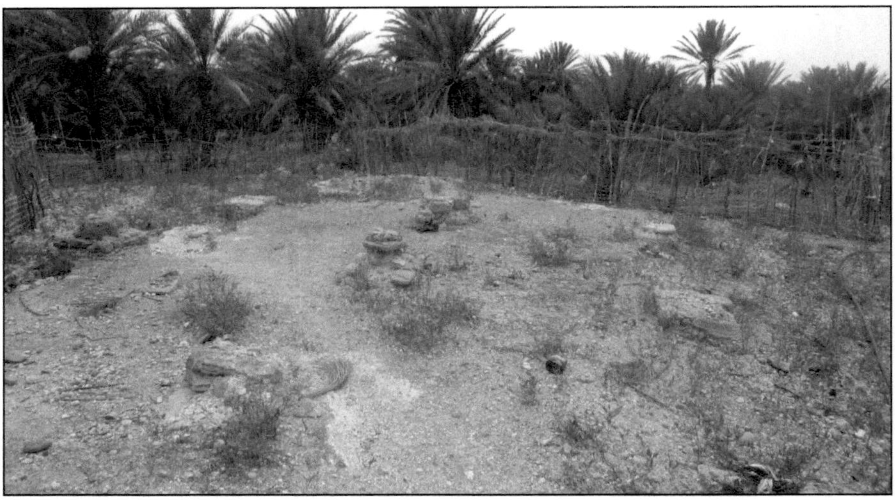

Reste einer Kirche bei Suq, ein paar Kilometer östlich von Hadiboh, der größten Stadt auf der Insel Sokotra. (Quelle: Paul Dodson)

Was geschah mit den acht Diözesen in Arabien? Die Metropolregion von Beth Qatraye war eine Hauptzielscheibe des islamischen Vormarsches, und die Kirche schrumpfte rasch. Die letzte urkundliche Erwähnung der Diözese Mashmahig stammt ungefähr aus dem Jahr 650. Dairin, Beth Mazunaye (Mazon), Hagar und Hatta überlebten mindestens bis 676, danach hört man nichts mehr von ihnen. Das Kloster auf Sir Bani Yas soll bis mindestens zum frühen achten Jahrhundert bestanden haben.

Die drei Diözesen im Süden bestanden länger. Um 840–850 gab es noch einen Bischof von Sanaa mit Namen Petrus, der möglicherweise vorher Bischof in China gewesen war. Nach ihm verschwindet auch die Diözese Sanaa aus den Aufzeichnungen.

Das Schicksal der Diözese Najran ist mysteriös. Laut islamischen Quellen begab sich kurz vor Mohammeds Tod eine Delegation von Christen aus Najran, einschließlich des Bischofs, nach Medina und schloss einen Vertrag mit dem Propheten: Gegen eine jährliche Zahlung von 2000 Stück Tuch und das Versprechen, in Kriegszeiten den Muslimen Pferde, Kamele und Rüstungen zu liefern, sollten die Christen in Najran in ihrer Heimat als Christen wohnen bleiben dürfen und den vollen Schutz durch die Muslime genießen.

Doch der Kalif Omar (er regierte 634–644) warf den Christen vor, den Friedensvertrag gebrochen zu haben, und vertrieb sie aus Najran; die Juden vertrieb er gleich mit. Islamische Quellen rühmen Omar als den, der die arabische Halbinsel von allen Nichtmuslimen reinigte, aber es gibt Hinweise darauf, dass es in oder bei Najran bis um das Jahr 1000 eine christliche und jüdische Präsenz gab, vielleicht sogar bis ins dreizehnte Jahrhundert.

Auf Sokotra konnte das Christentum sich viele Jahrhunderte lang halten. Im zehnten Jahrhundert vermerkt ein muslimischer Geograf, dass die meisten Bewohner der Insel Christen sind. Portugiesische Seefahrer, die 1507 die Insel erreichten, stellten fest, dass die Bewohner vor Steinkreuzen Gottesdienste abhielten. Der Jesuitenmissionar Franz Xavier, der die Insel 1542 besuchte, erfuhr von dort wohnenden Christen, dass diese die Nachfahren von Konvertiten des Apostels Thomas waren, der auf seinem Weg nach Indien die Insel um 50 n.Chr. besuchte. 1593 gab es noch zwei Bischöfe (von unterschiedlichen Denominationen) auf Sokotra.[79] Doch als 1834 James R. Wellsted im Rahmen seiner Erkundungsreisen für die East India Company Sokotra besuchte, fand er nur noch muslimische Bewohner vor. Wellsted beschreibt in seinem Bericht die Zerstörung von Kirchen und Friedhöfen durch fanatische wahhabitische Muslime, die 1800 auf die Insel kamen, glaubt aber, dass das Christentum schon vorher von der Insel verschwunden war, durch „einen stillen, allmählichen Veränderungsprozess, und nicht durch Gewalttaten oder Ausrottungsmaßnahmen".[80] Es scheint also, dass die Wahhabiten die christlichen Stätten zerstörten, als das Christentum auf der Insel bereits ausgestorben war. Die Ruinen kann man heute noch sehen.

---

79 So der französische Geograf Conrad Malte-Brun in seinem posthum erschienenen Werk *Précis de la Géographie Universelle*, Bd. 10, Buch 171 (4. Aufl., Paris: Le Normant, 1837), S. 638-639.

80 James R. Wellsted, „Memoir on the Island of Socotra", *Journal of the Royal Geographical Society*, Bd. 5 (1835), S. 218.

Kapitel 8:

Nordwesteuropa im ersten Jahrtausend

Christliche Königinnen, die heidnische Könige bekehren. Missionare, die zu Wasser und zu Land über den Kontinent reisen, um anderen das Evangelium zu bringen. Stämme, deren Namen wir heute noch kennen, aber deren genaue ethnische Zusammensetzung (so es denn eine gab) nicht mehr bekannt ist. Dramatische Massenbekehrungen. Glorreiche Märtyrer. Schlachten und Blutvergießen.

Die Themen dieses Kapitels sind klar, aber die Details sind spärlich, und die Namen (geschweige denn ihre Rechtschreibung) können verwirren. Die römischen Bezeichnungen „Britannia" und „Germania" entsprechen ungefähr dem Großbritannien und Deutschland von heute.[81] Aber viele andere Orts-, Personen- und Volksnamen sind schwer zu deuten. Die Quellenlage ist spärlich. Vieles wissen wir nur aus späteren Überlieferungen, die Christen Jahrhunderte später ehrfürchtig niederschrieben und über die die Gelehrten sich oft kräftig streiten. Versuchen wir, uns von der Wolke der Zeugen inspirieren und nicht von den Nebeln, die über der Vergangenheit liegen, irritieren zu lassen.

Nordwesteuropa war der „wilde Westen" des Römischen Reiches, das jahrhundertelang im Norden bis zum Hadrianswall in England und im Osten bis zum Rhein reichte. Jenseits dieser Grenzen wohnten die „Barbaren", d.h. die Menschen, die weder Latein noch Griechisch sprachen. Die römische Armee hatte alle Hände voll zu tun mit der Abwehr von Einfällen dieser Barbaren in das Reichsgebiet.

---

81 Britannia war kleiner als das heutige Großbritannien, Germania größer als das heutige Deutschland.

Verfolgung durch heidnische Römer

Zum Römischen Reich gehörten Gallien, das ungefähr dem heutigen Frankreich und Belgien entsprach und 58–51 v.Chr. erobert worden war, und die südliche Hälfte von Großbritannien, die im Wesentlichen bis 51 n.Chr. erobert wurde. In beiden Provinzen gab es Christen, ob nun Händler und Soldaten aus anderen Provinzen des Reiches oder die Einheimischen, die von ihnen bekehrt worden waren. Aber sie mussten ständig auf der Hut sein, da die Christen im Reich bis zum vierten Jahrhundert mal mehr, mal weniger verfolgt wurden.

Die erste Erwähnung des Christentums in Gallien finden wir im Zusammenhang mit einer großen Verfolgung in Lyon und dem nahe gelegenen Vienne 177 n.Chr. Schon vorher hatte man die Christen vom Markt, vom Forum, von den öffentlichen Bädern und anderen öffentlichen Plätzen verbannt. Wagten sie sich trotzdem an diese Orte, wurden sie vom Pöbel verspottet, geschlagen und ausgeraubt. Aber auch zu Hause waren sie nicht mehr sicher; es kam zu Einbrüchen und Vandalismus. Schließlich verhafteten die Behörden 48 der eifrigsten Christen und sammelten falsche Anklagen gegen sie (z.B. Kannibalismus und Inzest). Die Verhafteten wurden auf verschiedene Arten (u.a. glühende Eisenstäbe und wilde Tiere) gefoltert und getötet. Diese 48 Märtyrer – Männer, Frauen und ein etwa 15-jähriger Junge – kamen aus allen Gesellschaftsschichten, darunter ein Adliger, ein Arzt, ein über 90 Jahre alter Bischof, ein Diakon und zwei Sklaven.

Auch bei den ersten Erwähnungen von Christen in Britannien geht es um Märtyrer: Julius, Aaron und Alban. Julius und Aaron wurden (wohl im dritten Jahrhundert) bei Caerleon (in der Nähe des heutigen Newport in Wales) hingerichtet. Der viel berühmtere Alban, der möglicherweise etwas später lebte, versteckte in seinem Haus einen christlichen Priester, der während einer „grausamen Verfolgungszeit“, wie Beda Venerabilis sie nennt,[82] auf der Flucht war. Der Glaube dieses Priesters beeindruckte Alban so sehr, dass er nach ein paar Tagen selber zum Glauben kam. Als Soldaten kamen, um das Haus zu durchsuchen, zog Alban den Mantel des Priesters an und ließ sich anstelle seines Gastes verhaften. Er schlug das Angebot aus, sein Leben durch das Absolvieren heidnischer Riten zu retten, und erklärte: „Ich verehre den wahren, lebendigen Gott, der alle Dinge erschaffen hat.“ Er wurde ausgepeitscht und daraufhin geköpft. Die römische Stadt Verulamium, in der das geschah, heißt heute St. Albans.

82 Beda Venerabilis („Beda, der Ehrwürdige“) verbrachte den Großteil seines Lebens in Jarrow (Northumbria, Nordostengland). Seine berühmte *Historia ecclesiastica gentis Anglorum* („Kirchengeschichte des englischen Volkes“) schloss er 731 ab, als er ungefähr 59 Jahre alt war.

Als im vierten Jahrhundert das Christentum im Römischen Reich nach und nach von einer verfolgten Religion zur Staatsreligion wurde, wurden die Christen auch in Britannien und Gallien in der Öffentlichkeit sichtbarer. 314 waren auf einem von Kaiser Konstantin einberufenen Konzil in Arles drei Bischöfe aus Britannien und 21 aus Gallien anwesend.

Verfolgung durch heidnische Barbaren

Die Verfolgungen durch Rom hörten also im vierten Jahrhundert auf. Aber damit war für die Christen in Nordwesteuropa der Kampf noch lange nicht zu Ende. Denn kaum hatte das Christentum sich im Römischen Reich durchgesetzt, da begann dieses zu wanken. Dies betraf vor allem das weströmische Reich, wo die germanischen Stämme östlich des Rheins, die bereits seit einiger Zeit die Grenze bedrohten, anfingen, diese zu überrennen und römisches Territorium zu besetzen.

Diese Stämme hatten traditionell zahlreiche Götter verehrt, z.B. Tiu, Wotan und Thor (deren Namen in den englischen Wochentagen „Tuesday", „Wednesday" und „Thursday" fortleben). Die ostgermanischen Stämme, wie die Goten und Vandalen, wurden im vierten Jahrhundert christianisiert, allerdings in der arianischen Form des Christentums, nicht in der trinitarischen Orthodoxie. Um 341 n.Chr. übersetzte der arianische Missionar Wulfila die Bibel ins Gotische (das er mit griechischen Buchstaben schrieb). Das erste und zweite Buch der Könige ließ er vorsichtshalber aus, da er den kriegslüsternen Goten nicht gar zu viele Kriege und Schlachten präsentieren wollte.

Die westgermanischen Stämme – die Franken, Angeln und Sachsen – behielten zunächst ihre heidnische Religion, bis sie später direkt trinitarische Christen wurden.

Die ostgermanischen Stämme

Die ostgermanischen Stämme liegen außerhalb unserer Darstellung, da sie zu weit von Nordwesteuropa siedelten, um es nennenswert zu beeinflussen. Als sie Germanien verließen und über die Donau gingen, die in Osteuropa die Grenze des Römischen Reiches markierte, zogen sie im

Wesentlichen nach Ost- und Südosteuropa. Dann geschah 410 n.Chr. das Undenkbare: Unter Alarich eroberten die Goten Rom. Im sechsten Jahrhundert gehörte, wie ein Kirchenhistoriker es ausgedrückt hat, „die Zukunft den Germanen“, zumindest was das Reich betraf, dessen Zentrum Rom war.[83]

Der Arianismus blühte im fünften Jahrhundert unter diesen Stämmen auf, und es kam zu zahlreichen gewaltsamen Zusammenstößen zwischen ihnen und den trinitarischen Christen.[84] Als das achte Jahrhundert kam, bestand der Arianismus praktisch nicht mehr.

Rom erkannte, dass es nicht mehr sein gesamtes Territorium verteidigen konnte. Im Jahr 410 verließen die letzten römischen Soldaten Britannien, und das Land war Angriffen von außen schutzlos ausgeliefert. Von Südosten kamen die germanischen Angeln und Sachsen, von Westen die Iren, aus dem Norden die Pikten. Alle diese Stämme waren heidnisch.

Gallien wurde von einem germanischen Stamm nach dem anderen angegriffen, darunter den Vandalen, Goten, Burgundern und schließlich den Franken, deren junger König Chlodwig 486 eine römische Armee besiegte. Er wählte Paris als seine Hauptstadt, von der aus er ein starkes Reich aufbaute. Der Name seines Stammes findet sich heute noch in „Frankreich“ wieder. Chlodwig wurde später Christ, zum Teil durch den Einfluss seiner christlich-trinitarischen Ehefrau Chlothilde, die eine Burgunderin war. So wurden die Franken zu trinitarischen Christen; sie sollten später viel für die christliche Mission auf ihren Territorien tun.

In Britannien vertrieben derweil die neu eingewanderten Angeln und Sachsen die alte Bevölkerung (die Kelten) und damit die christliche Präsenz. Von etwa 450 n.Chr. siedelten Sachsen im Süden der Insel; es kam zur Gründung von drei Königreichen: Essex, Sussex und Wessex. Die Angeln, die weiter nach Norden vordrangen, gründeten drei weitere Reiche: Mercia (in den Midlands), East Anglia und Northumbria. Mit ihrer breiten geografischen Ausbreitung gaben sie dem Land seinen Namen: Angel-Land oder England. Ein siebtes Königreich existier-

83 John Foster, *Church History 2: Setback and Recovery AD 500–1500* (London: SPCK, 1974), S. 2.

84 Siehe Kapitel 6.

te in Kent; laut Beda Venerabilis wurde es von einem anderen germanischen Stamm gegründet – den Juten, die auch die Insel Wight besiedelten.

Eine Zeit lang sah es so aus, als ob das germanische Heidentum dem christlichen Glauben in Britannien den Garaus machen würde. Aber die christlichen Kelten behaupteten sich im äußersten Westen Britanniens, den die Invasoren nicht erreichten. Dort überlebte das Christentum, ja es breitete sich durch gezieltes Missionieren neu aus.

Irland und irische Missionare

Einer der berühmtesten der irischen Missionare war Maewyn Succat, der rebellische und gar nicht fromme Sohn eines Diakons und Bauern irgendwo an der Westküste Britanniens. Mit 16 Jahren wurde er zusammen mit anderen von irischen Piraten entführt. Seine Leiden als Sklave in Irland trieben den jungen Mann zu Gott. Nach sechs Jahren konnte er entkommen und kehrte nach Hause zurück. In Träumen und Visionen erhielt er den Ruf, das Evangelium nach Irland zu bringen. Nach sorgfältiger Vorbereitung und Ausbildung kehrte er 432 als Missionsbischof mit dem Namen Patrick nach Irland zurück. Fast drei Jahrzehnte lang wirkte er in Irland, manchmal von heidnischen Häuptlingen ins Gefängnis geworfen, manchmal in Lebensgefahr. Er starb mit etwa 75 Jahren. Als St. Patrick ist er zum Nationalheiligen Irlands geworden.

Die von Patrick allen Verfolgungen zum Trotz gegründete irische Kirche wurde „das hellste Licht in der Kultur des nördlichen Europa zwischen 590 und 800“.[85] Sie war nicht nur ein Zentrum der Gelehrsamkeit, sondern auch der Mission; irische Missionare evangelisierten in der heutigen Schweiz, Frankreich, Italien, Schottland und Nordengland.

England und englische Missionare

Was das heidnische Südengland betrifft, so wurden in dieser Zeit Missionare vom europäischen Festland aktiv. 597 n.Chr. landete der „Apostel der Angelsachsen“, der Benediktiner Augustinus, mit 40 weiteren Mönchen in Kent, ausgesandt von Papst Gregor I. Der König von Kent, Ethelbert, war Heide, aber seine Frau Bertha

---

85 Earle E. Cairns, *Christianity Through the Centuries*, (3. Aufl., Grand Rapids, Michigan: Zondervan, 1996), S. 171.

– die Urenkelin von Königin Chlothilde, die ihren Ehemann Chlodwig zu Christus geführt hatte – war Christin. Bertha erzählte Ethelbert von ihrem Glauben, betete in einer kleinen Steinkapelle, die noch aus der Römerzeit stammte, und unterstützte Augustinus und seine Mönche. Binnen Monaten waren viele Tausende Christen geworden, darunter auch König Ethelbert.

Ganz ähnlich war die Entwicklung in Nordengland, wo Berthas Tochter Ethelburga den heidnischen König Edwin von Northumbria heiratete und zu Christus führte. Auch hier wurden Tausende Christen; Paulinus, einer der Mitarbeiter des Augustinus, gab ihnen Unterricht im Glauben und taufte sie. Unter den Bekehrten war sogar ein heidnischer Priester; er warf seinen Speer gegen einen Tempel des Wodan (Odin) und forderte die Menschen auf, ihn niederzubrennen. Doch dann, 633, fiel Edwin in einer Schlacht gegen den heidnischen König von Mercia, worauf Ethelburga zurück nach Kent floh. Die heidnischen Invasoren begannen, sich mit ihrer Religion in Northumbria einzurichten, wurden aber schon 635 von König Oswald wieder vertrieben, der im freiwilligen Exil in Schottland Christ geworden war. Oswald sandte einen Boten auf die Insel Iona vor der schottischen Westküste, wo er selber getauft worden war, und bat um einen Missionar für sein Reich. Dieser Missionar war Aidan, der das Kloster Lindisfarne (vor der Ostküste von Nordengland) als Basis für die unermüdliche erneute Christianisierung Northumbrias wählte.[86]

642 starb König Oswald. Sein Nachfolger, der friedliebende König Oswine, fuhr fort, Aidan zu unterstützen. Doch 651 griff eine heidnische Armee die Hauptstadt von Northumbria an. König Oswine wurde verraten und ermordet; Aidan wurde auf einer seiner Missionsreisen krank und starb vor einer der Kirchen, die er selbst hatte erbauen lassen.

Das neu evangelisierte England sandte schon bald selbst Missionare in andere Länder aus. Willibrord ging 690 in die Niederlande. Bonifatius begann seine Mission unter den germanischen Heiden im Jahr 718. Er starb 754 auf einer seiner Predigtreisen, als sein Lager von bewaffneten Männern überfallen wurde. Der fast 80-jährige Missionar versuchte, seinen Kopf mit dem Buch zu schützen, das er gerade las. Das Buch, mit seinen Blutflecken und von den Schwerthieben tief eingeschnittenen Pergamentseiten, existiert noch heute. Es enthält zwei Schriften des Kirchenvaters Ambrosius von Mailand – die eine über den Heiligen Geist, die andere über den Tod (*Der Tod – ein Gut*).

---

86 Paulinus lehrte das römische Christentum, Aidan lehrte das keltische Christentum.

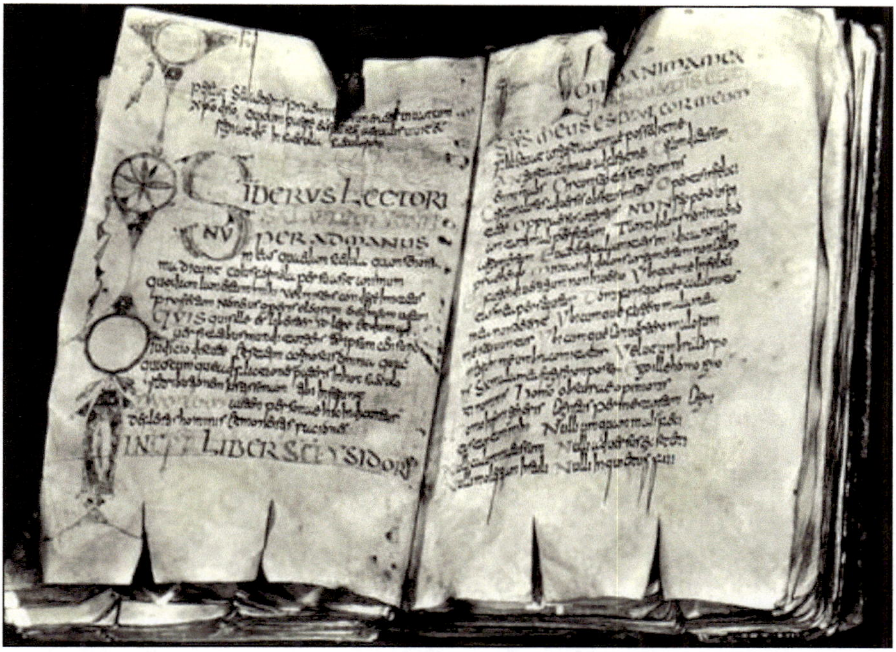

Mit diesem Buch versuchte der greise Bonifatius, ein englischer Missionar, der seit vielen Jahren unter den germanischen Heiden gewirkt hatte, sich 754 vor einem tödlichen Schwerthieb zu schützen. (Abdruck mit freundlicher Genehmigung des Dommuseums in Fulda.)

Verfolgung durch die Wikinger

Die skandinavischen Völker blieben wesentlich länger Heiden als die Menschen im heutigen Deutschland. Fast bis zum Ende des ersten Jahrtausends konnte das Christentum dort kaum Fuß fassen. Die gefürchteten Wikinger begannen ihre Überfälle auf Britannien im Jahr 789 und auf Irland 795. Ihre Spezialität war die Plünderung von Kirchen und Klöstern, die in christianisierten Ländern, deren Bewohner nicht im Traum auf den Gedanken kamen, solche heiligen Stätten zu bestehlen, unverteidigt und somit „weiche" Ziele waren. Die Gelehrten streiten sich, ob die Wikinger diese christlichen Zentren auch aus religiösen Gründen attackierten oder nur, weil man dort leichte Beute machen konnte. Was auch immer ihre Motive waren: Sie brachten Tod und Verwüstung mit sich.

Die Raubzüge der Wikinger schwächten die blühende irische Kirche dermaßen, dass man sich an der Schwelle zum zehnten Jahrhundert in Rom ernsthaft Sorgen machte, ob man womöglich den Glauben zum zweiten Mal nach Irland bringen müsste.

Norwegen

994 fuhr der Wikinger Olaf Tryggvason nach Britannien, auf eine der üblichen Raub-, Mord- und Brandschatzungsexpeditionen. Doch auf den Scilly-Inseln (vor der Südwestspitze Englands) traf er auf einen christlichen Einsiedler, der ihm prophezeite, dass er der König von Norwegen werden und viele zum christlichen Glauben führen würde. Er prophezeite Olaf auch, dass er zunächst in einer Schlacht schwer verwundet, aber binnen sieben Tagen genesen und dann getauft werden würde. All dies erfüllte sich, und im folgenden Jahr wurde Olaf der erste christliche König Norwegens; er regierte auch über Island und Grönland.

Olaf machte die Bekehrung seiner Untertanen zum Christentum zur Chefsache. Leider scheint seine eigene Bekehrung an seinem gewalttätigen Lebensstil nicht viel geändert zu haben. Einerseits holte er englische Missionare in sein Land, doch andererseits versuchte er, das Christentum durch die Folterung und Tötung von Heiden voranzubringen.

Die altnordischen Sagas des zwölften bis vierzehnten Jahrhunderts schreiben Olaf auch die Christianisierung der Orkney-, Shetland- und Faröerinseln sowie Islands und Grönlands zu, die damals alle von Wikingern besiedelt waren.

Dänemark

Die dänischen Wikinger scheinen mit ihren Raubzügen gegen Britannien bis weit ins neunte Jahrhundert gewartet zu haben. Doch durch diese Raubzüge lernten sie Christen kennen, von denen sie wahrscheinlich einige als Sklaven oder Ehefrauen mit nach Dänemark nahmen. Zahlreiche dänische Wikinger ließen sich in England oder in der Normandie nieder, also in christlichen Ländern.

Vom frühen neunten Jahrhundert an finden wir fränkische Missionare in Dänemark. Ein dänischer König wurde 826 im Exil getauft, konnte aber mangels politischer Macht wenig für die Missionare tun. Sein Rivale, Horik I., der 827 bis 854 auf dem Thron saß, war stark antichristlich eingestellt, zum Teil sicher deswegen, weil das Christentum die Religion seiner Feinde (des Frankenreiches) war. Er behinderte die Arbeit des fränkischen Missionars Ansgar, des „Apostels des Nordens". Ansgar, der nicht nur ein großer Prediger, sondern auch ein sehr demütiger Mann war, dem das Wohl der Armen und Kranken am Herzen lag, gelang es im Lauf der Zeit, gute Beziehungen zu Horik zu knüpfen, der ihm schließlich den Bau mehrerer Kirchen für die mittlerweile bestehende kleine christliche Gemeinde in Dänemark erlaubte. 845 griff Horiks Flotte die Bischofsstadt Hamburg an, plünderte die Stadt und vernichtete die Kunstschätze und Bücher der Kirchen.

Aber nicht nur aus den höheren Gesellschaftsschichten gab es Widerstand gegen die Missionare in Dänemark. Leofdag, ein 948 aus Hamburg zur Evangelisierung der Dänen ausgesandter Missionsbischof, erlitt nur Monate nach seiner Ankunft den Märtyrertod, als bei der Überquerung eines Flusses ein Mitglied seiner Leibwache ihn mit dem Speer durchbohrte.

960 wurde ein weiterer dänischer König Christ: Harald I. „Blauzahn", der seinen neuen Glauben mit Nachdruck unter sein Volk brachte. 15 Jahre später ließ er bei Jelling einen großen Gedenkstein aufrichten, dessen Runen-Inschrift ihn unter anderem als den pries, der „die Dänen zu Christen gemacht" hatte.

Doch unter den ersten dänischen Christen gab es viel Synkretismus. Im Gegensatz zu den germanischen Heiden ging es in ihrer alten Religion nicht um Götterbilder, sondern um heilige Quellen, Haine und Höhen. Mehrere Generationen lang hatten die christlichen Missionare alle Hände voll zu tun mit der religiösen Unterweisung dieser „Christen", wobei es zu weiteren Fällen von Martyrium kam.

Schweden

Die ersten Schweden-Missionare, von denen wir wissen, kamen auf Einladung von König Björn um 829 bis 830 ins Land. Die Schweden hatten das Christentum schon vorher kennengelernt, durch die Raubzüge der Wikinger und wahrscheinlich auch durch Handelsbeziehungen.

Einer der Missionare war Ansgar, der das Missionsfeld in Dänemark wegen der Feindseligkeit König Horiks I., aber auch der Bevölkerung allgemein sehr steinig fand. Das Schiff, auf dem er und seine Gefährten fuhren, wurde von Piraten angegriffen, sodass sie ausgeraubt und mittellos in der Inselstadt Birka im Mälarsee (nahe dem heutigen Stockholm) eintrafen. Doch König Björn hieß sie willkommen, und ein mächtiger Höfling namens Hergeir baute die erste christliche Kapelle auf schwedischem Boden. Nach zwei fruchtbaren Jahren wurde Ansgar zurück nach Hamburg beordert und zum Bischof der neugebildeten Missionsdiözese ernannt, über die das Evangelium den Norden erreichen sollte. Er war für die Evangelisierung von Norwegen, Dänemark und Schweden zuständig. Er sandte neue Missionare aus, um die Arbeit in Schweden fortzusetzen, darunter Gautbert und Nithard. Gautberts Arbeit war von Erfolg gekrönt, und er konnte in Birka eine Kirche bauen. Doch wie in Dänemark, so führten auch hier die Missionserfolge der Christen zu Hass und Neid unter den Heiden, und 845 stürmte ein wütender Mob Gautberts Haus, plünderte es, ermordete Nithard und brannte die Kirche nieder. Gautbert ist damals entweder geflohen oder wurde des Landes verwiesen.

Als Ansgar von diesen Gewalttaten hörte, war er selbst auf der Flucht vor den rasenden dänischen Heiden, die Hamburg angegriffen hatten, und konnte nicht helfen. Doch Hergeir gelang es, die Gemeinde in Birka die nächsten Jahre zusammenzuhalten und vor weiteren heidnischen Angriffen zu schützen. Nach Hergeirs Tod waren die schwedischen Christen ihren Widersachern schutzlos ausgeliefert.

Um 850 reiste Ansgar erneut nach Schweden und sprach vor dem neuen König, Olof I., vor. Nach einer Überlieferung sagte der König ihm, dass er das Volk fragen würde, ob es die erneute Verkündigung des christlichen Glaubens in seinem Land erlaubte. Das Plädoyer eines alten Mannes, dass Christus stärker war als Thor, soll die Versammlung bewogen haben, mit Ja zu stimmen. Nach einer anderen Tradition warf der König das Los, um zu entscheiden, ob er es den Missionaren erlauben sollte, zurückzukommen, und die Antwort war Ja. Wie auch immer es war, die Missionare durften zurück nach Schweden kommen und ungehindert das Evangelium verkündigen. Ansgar verbrachte zwei weitere Jahre in Schweden und baute die Kirche in Birka wieder auf. Danach wurde die Arbeit von anderen Missionaren, darunter mindestens zwei Dänen, fortgesetzt.

Auch nach Ende der Verfolgungen fasste der christliche Glaube in Schweden keine feste Wurzel. Viele der neuen Gläubigen fielen wieder ins Heidentum zurück. Erst im elften Jahrhundert, als englische Missionare ins Land kamen, machte das Evangelium wieder Fortschritte. Einer der Missionare, Sigfrid, taufte 1008 die schwedische Königsfamilie, womit Olof Skötkonung der erste christliche König von Schweden wurde. Ein anderer Missionar, Ulfrid, wurde 1028 in Uppsala, einem Zentrum des heidnischen Kultes, von einem aufgebrachten heidnischen Mob getötet, als er mit einer Axt ein Bildnis des Thor zerstörte. Sigfrids drei Neffen, die ihn auf seiner Missionsreise begleiteten, wurden in Växjö von Heiden geköpft, die auch die dortige Kirche verwüsteten.

Das Christentum wurde eine offiziell anerkannte Religion in Schweden, neben dem Heidentum. Uppsala blieb ein Zentrum des heidnischen Götzen- und Opferkultes; Christen mussten sich durch eine Steuer von der Teilnahme freikaufen. Um das Jahr 1066 kam es zu heftigen Christenverfolgungen in Schweden. Mit der Zeit verschwand der heidnische Kult im Süden weitgehend; im wilden, unwegsamen Norden hielt er sich länger.

Island

Island galt lange als bis zur Ankunft der Wikinger in den 870er-Jahren unbewohnt. Doch eine alte isländische Quelle, das zwischen 1122 und 1133 entstandene *Íslendingabók*, vermeldet, dass die besagten Wikinger „christliche Männer" entdeckten, die bereits auf der Insel wohnten. Es gibt auch archäologische Hinweise für menschliche Ansiedlungen Jahrzehnte vor der Ankunft der Wikinger. Eine faszinierende Theorie besagt, dass keltische Christen (möglicherweise irische Mönche) diese entlegene Insel als Ort gewählt hatten, wo sie als christliche Eremiten wohnen konnten. Sie scheinen die Insel verlassen zu haben, als die Heiden aus Norwegen ankamen.

Ab 980 kam das Christentum auf eine konventionellere Art, nämlich durch Missionare, zurück nach Island. Der erste war Thorvald Konradsson, ein weit gereister Isländer, der von einem deutschen Bischof namens Friedrich getauft worden war. Die beiden reisten gemeinsam nach Island, dessen Bewohner indessen die christliche Botschaft nicht annahmen. Thorvald wurde 986 verbannt, nachdem er zwei Männer getötet hatte.

Ein weiterer Islandmissionar wurde von dem norwegischen König Olaf Tryggvason ausgesandt, nachdem dieser Christ geworden war. Laut dem *Íslendingabók* reagierten auch diesmal die Isländer weitgehend mit Ablehnung. Doch dann, im Jahr 1000, versammelten sich die Großen der Insel, um zu entscheiden, was man mit dieser neuen Religion, die der norwegische König ihnen da aufdrängen wollte, machen sollte. Island war keine Monarchie, sondern eine Oligarchie, die seit 930 von einer Ältestenversammlung, dem *Althing*, geleitet wurde. Das Althing beschloss mehrheitlich, das Christentum anzunehmen, jedoch Opfer für die heidnischen Götter zu dulden, sofern sie privat erfolgten.

Schluss

Unsere Geschichte hat das Ende des ersten Jahrtausends erreicht.[87] Es war nicht nur religiös eine turbulente Zeit für Nordwesteuropa. Christentum und Heidentum rangen miteinander; manche heidnischen Gebiete wurden evangelisiert, wieder heidnisch und danach erneut evangelisiert. Wir mögen die Gewalt und offensichtlich politischen Motive mancher der „Neubekehrten" bedauern, sollten aber nicht die Augen verschließen vor der großen Zahl der wirklich Gläubigen, die es nicht in die Geschichtsbücher geschafft haben.

Wir können uns über den großen Glauben der Missionare freuen, die ihr Leben der Aufgabe weihten, denen, die das Evangelium noch nicht kannten, die Botschaft von der Erlösung zu bringen. Das Missionieren war damals ein gefährliches Geschäft, das viele Opfer verlangte. Patrick, der fast 30 Jahre als Missionar in Irland verbrachte, beschreibt sehnsuchtsvoll, was er alles aufgegeben hatte, um seinen Auftrag zu erfüllen:

> Wie gerne hätte ich mein Heimatland [Britannien] besucht und meine Eltern, und auch Gallien [wo er studiert hatte], um die Brüder dort zu besuchen und die Gesichter der Heiligen meines Herrn wiederzusehen! Gott weiß es, wie sehr mich danach verlangt hat; aber ich bin vom Geist gebunden.[88]

Viele Christen gaben tapfer ihr Leben für Christus hin. An manche erinnert man sich nach Jahrhunderten noch, andere sind praktisch vergessen. Es muss Tausende geben, deren Tod in kein irdisches Geschichtsbuch eingegangen ist, aber die im Himmel mit der Märtyrerkrone geehrt wurden.

---

87 Im elften Jahrhundert sollte das Christentum auch Finnland erreichen und sich im zwölften Jahrhundert in Schweden endlich ganz durchsetzen.

88 Aus der Patrick zugeschriebenen *Confessio im Liber Ardmachanus* (auch Book of Armagh oder Codex Dublinensis genannt), zum englischen Text vgl. <https://www.heiligenlexikon.de/Literatur/Patricks_Confession.html>, abgerufen am 12.11.2019.

Kapitel 9:

China

Ostasien ist über 1300 Jahre lang von allen vier Grundrichtungen des Christentums missioniert worden: Ostkirchen, Katholiken, Protestanten und Orthodoxe, und immer wieder finden wir grausame Verfolgungen und mutige Märtyrer.

Die „Syrische Leuchtende Religion“

Es waren altsyrisch sprechende Missionare aus der Kirche des Ostens, die aus Persien kamen, wo das Christentum eine Minderheitsreligion unter der Dominanz des Zoroastrismus war, die 635 n.Chr. das Evangelium nach China brachten.[89] Der Sprecher der Missionare, Alopen, wurde vom chinesischen Kaiser in dessen Hauptstadt, Chang'an (nahe dem heutigen Xi'an in der Provinz Shaanxi), empfangen. Er ließ die Bibel, die die Missionare mitgebracht hatten, in der kaiserlichen Bibliothek übersetzen und ihre Lehre prüfen. Darauf gab der Kaiser die Erlaubnis zur Verkündigung des christlichen Glaubens und stellte in Chang'an ein Gebäude als Kirche zur Verfügung.

In den folgenden zwei Jahrhunderten entstanden, beginnend im Nordwesten und dann weiter zum Südosten hin, zahlreiche christliche Gemeinden. Die ersten 150 Jahre sind sehr detailliert auf einem Granitstein festgehalten, der 781 beschrieben wurde. Oben ist ein Kreuz zu sehen sowie die Worte „Gedenkstein

---

89 Es gibt vereinzelte Hinweise darauf, dass das Evangelium China bereits im ersten Jahrhundert n.Chr. erreichte, aber das Jahr 635 wird allgemein als das früheste Datum betrachtet, das gut belegt ist.

des Kommens der Syrischen Leuchtenden Religion nach China".[90] Der Stein gibt auch eine detaillierte Beschreibung des Glaubens der christlichen Missionare, u.a. ihre trinitarische Lehre:

> Es ist niemand als unser wunderbarer Drei-Eins, der wahre Herr, der keinen Anfang hat, Alaha.

Alaha bedeutet „Gott" im Altsyrischen (der Weiterentwicklung des von Jesus selbst gesprochenen Aramäischen). Der Stein beschreibt die Inkarnation Christi, seinen Tod am Kreuz für unsere Erlösung, seine Auferstehung und Himmelfahrt wie auch seine Erfüllung der alttestamentlichen Prophetien und das Werk des Heiligen Geistes. In echt chinesischem Stil heißt es:

> Er bestimmte die Erlösung der Acht Stufen,
> läuterte das Irdische und
> vervollkommnete das Himmlische,
> er offenbarte das Tor der Drei bleibenden Dinge,
> entfaltete das Leben und vernichtete den Tod.91

Die Acht Stufen dürften die Seligpreisungen sein, und die drei bleibenden Dinge könnten Glaube, Hoffnung und Liebe sein (vgl. 1. Korinther 13,13).

Es folgen Ausführungen über das Neue Testament, die Taufe, den täglichen Gottesdienst und die wöchentliche Eucharistiefeier.

Verfolgung durch Buddhisten und neue Blüte

683 begann eine schwierige Zeit für die Christen in China, als der Kaiser Kao Tsung (der Sohn des Kaisers, der Alopen willkommen geheißen hatte) starb und seine Witwe, Wu Hou, die Macht übernahm. Sie benutzte diese Macht, um den Buddhismus zu fördern, der bald zur Staatsreligion wurde. Buddhisten begannen, Kirchengebäude zu stürmen und niederzureißen. 732 kamen neue Missionare aus Persien, und bald genossen die Christen wieder das Wohlwollen des Kaisers Hsuan Tsung, der ihnen hundert Rollen Seide sowie Porträts von ihm und

---

90 Die chinesische Bezeichnung des syrischen Christentums lautete damals *Jingjiao*, ein Wort mit vielen Bedeutungsnuancen. Es wird mal mit „Leuchtende Religion" übersetzt, mal mit „Glanzvolle Religion" (also groß und erhaben).

91 Vgl. die englische Übersetzung unter <https://sourcebooks.fordham.edu/eastasia/781nestorian.asp>, abgerufen am 12.11.2019.

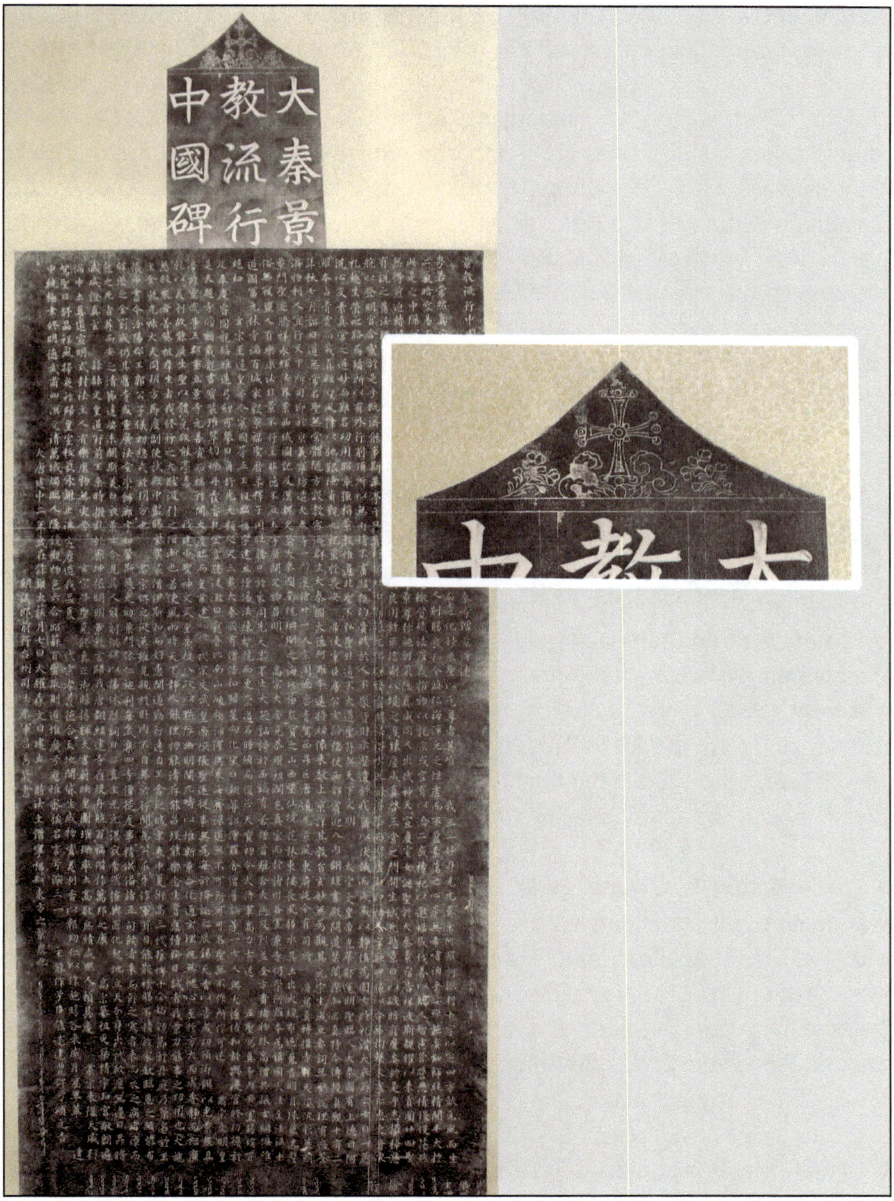

Faksimile der Beschriftung auf einem Granitstein aus dem Jahr 781 n.Chr., wie sie ursprünglich aussah. Der ca. drei auf einen Meter große Stein erzählt die Geschichte des Christentums in China bis zu diesem Datum. Das Detailbild zeigt, dass das Kreuz ganz oben an jedem seiner Arme drei „Finger" hat, die für die Trinität stehen. Unter dem Kreuz sind Lotusblüten (das Symbol des Buddhismus) und Wolken (das Symbol des Taoismus) dargestellt.

seinen vier Vorgängern schenkte. Zwei Jahre später kam eine weitere Gruppe von Missionaren, denen befohlen wurde, „Gottesdienste im Palast abzuhalten".

Um diese Zeit begann der Niedergang der großen Tang-Dynastie. Es gab Einfälle der Türken (756), Tibeter (762) und Uiguren (765); jedes Mal wurde das Reich durch Herzog Kuo, den Oberbefehlshaber der chinesischen Armeen, gerettet. Ein enger Vertrauter des Herzogs war Izd-buzid, der nicht nur ein großer Krieger, sondern auch ein großer Sammler von Geheiminformationen war, was ihm die Zuneigung und viele Geschenke des dankbaren Kaisers verschaffte. Viele dieser kostbaren Geschenke leitete Izd-buzid an die Kirche weiter, der er sehr wohlgesonnen war. Als er sich als Militär zur Ruhe gesetzt hatte, wurde er ordiniert und wurde schließlich ein *chorepiscopos* (Bischof auf dem Land) in der Nähe von Chang'an. Ein interessantes Detail ist, dass Izd-buzids Heimatstadt im heutigen Afghanistan lag.

Verfolgung durch Taoisten: 20 tödliche Monate

845 wurde China von einem taoistischen Kaiser regiert, der beschloss, alle „ausländischen" Religionen zu eliminieren. Seine Zielscheiben waren u.a. der Buddhismus (der von China aus gesehen eine „westliche" Religion war, da er in Indien begonnen hatte), der Zoroastrismus (der aus Persien kam, also noch weiter aus dem Westen) und das Christentum (das noch „westlicher" war). Die Verfolgungen dauerten nur 20 Monate, und der gutbemittelte Buddhismus hatte sich bald wieder erholt. Doch die Kirche, die zahlenmäßig viel kleiner war, war durch diese Feuerprobe so mitgenommen, dass sie nicht mehr hochkam.

Nach der ersten Verfolgung (Ende des siebten / Anfang des achten Jahrhunderts) waren Missionare aus Persien der gebeutelten chinesischen Kirche zu Hilfe geeilt. Doch in der zweiten Hälfte des neunten Jahrhunderts war dies nicht mehr so einfach, denn in China herrschten Chaos und Bürgerkriege, die sowohl dem Handelsschiffsverkehr mit Südchina als auch dem unbeschwerten Reisen zu Lande in Zentralasien ein Ende bereiteten. Die erschöpfte Kirche in China war von ihrer Mutterkirche abgeschnitten.

Die christliche Präsenz ging so zurück, dass eine 980 aus dem Nahen Osten ausgesandte Hilfsexpedition zu den chinesischen Christen berichtete, dass das Christentum in China erloschen war; es gab keine Gemeinden mehr, die Kirchen waren alle zerstört, und nur ein einziger Christ lebte noch.

Die „Religion des Gesegneten“

Zum Glück war die Lage nicht ganz so ernst. Reste der altsyrischen Ostkirche überlebten die Verfolgungszeit offenbar, und in den benachbarten Regionen Zentralasiens wuchs das Christentum in den folgenden vier Jahrhunderten. Als im dreizehnten Jahrhundert die Mongolen unter Dschingis-Khan China eroberten, genoss die Kirche erst die Toleranz und dann die Gunst der neuen Herrscher und begann, sich zu erholen. Mehrere der mongolischen Herrscher wurden während der Mongolenzeit selber Christen. Die syrische Ostkirche in China wurde jetzt die „Religion des *Yelikewen*“ genannt, übersetzt: die „Religion des Gesegneten“

> „Treu ist der Herr. Eure Mühen sind nicht verworfen, ihr Märtyrer. König Christus ist nicht achtlos vorübergegangen an euch, die ihr ihn geliebt habt im Lande China.“
>
> **Aus einer Erinnerung an „die Märtyrer von China“ in einer altsyrischen Schrift aus dem dreizehnten Jahrhundert**

Verfolgung durch Muslime

Im späten dreizehnten Jahrhundert kamen katholische Missionare aus Europa nach China und gewannen bald Konvertiten. Der Glaubensmut sowohl der Missionare als auch der chinesischen Christen inmitten von Verfolgungen war bemerkenswert. Aus Platzgründen können wir hier nicht alle Beispiele erwähnen, aber berühmt geworden ist das Massaker in Ili im Jahr 1342. Ili war eine entlegene Grenzstadt (heute Yining in der Provinz Xinjiang), in die Kriminelle und verfolgte Christen verbannt wurden. 1342 wurde ein fanatischer Muslim zum regierenden Khan (er hatte seinen Vorgänger vergiftet). Sofort stellte er alle Christen vor die Alternative: Bekehrung zum Islam oder Tod. Weder die Europäer noch die Chinesen kümmerten sich darum, sondern versammelten sich weiter offen zu ihren Gottesdiensten. Darauf wurden die sieben Missionare verhaftet, vor einem wütenden muslimischen Mob gefoltert und schließlich enthauptet. Die einheimischen Christen – Uiguren, Kasachen, Mongolen, Russen und Han-Chinesen – weigerten sich, zu fliehen, worauf sie inhaftiert und schwer gefoltert wurden; viele starben.

Verfolgung durch Chinesen

1368 erhoben sich die Chinesen gegen die mongolische Yuan-Dynastie, die sie über ein Jahrhundert regiert hatte. Hunderttausende Mongolen wurden getötet. Eine weitere Zielscheibe des Aufstandes waren die *Yelikewen*-Christen, wegen ihrer guten Beziehungen zu den Mongolen. Die siegreichen Han-Chinesen gründeten die Ming-Dynastie, die bald das Christentum in China kompromisslos abschaffte.

Die Weißer-Lotus-Verfolgung (1616–1617)

Der Weißer-Lotus-Bund war ein buddhistischer Geheimbund, der im späten dreizehnten Jahrhundert aufkam und sehr aktiv gegen die verhassten mongolischen Oberherren war. Bald wandte er sich dem zu, was man heute „organisierte Kriminalität" nennen würde.[92] In den Jahren nach 1610 koordinierte der Bund Aufstände gegen die damalige Regierung. Inzwischen stieg die Zahl der Christen in China wieder an. Es war ein Leichtes für Shen Que, einen hohen Regierungsbeamten, der die Christen hasste, zusammen mit dem Weißen Lotus auch die Christen ins Visier zu nehmen, die ja auch so ein „Geheimbund" waren. Die ausländischen Missionare hatten das Land zu verlassen, die einheimischen Christen wurden für einen Monat inhaftiert und mit dem gefürchteten „Cangue" gefoltert, einer Art übergroßem Kragen aus Holz oder Bambus, in den das Opfer so gesteckt wurde, dass Kopf und Hände hinaussahen. Mit ungeheurem Mut versuchten die chinesischen Christen den europäischen Missionaren zu helfen, die gnadenlos gefoltert wurden.

Shen Que fragte einen Missionar, warum er versuchte, die Leute dazu zu bringen, einem Gott zu folgen, der ein von den Römern zum Tode verurteilter Verbrecher war.

Spätere Entwicklungen

1683 wurde in Peking eine russisch-orthodoxe Kirche eröffnet; eine russisch-orthodoxe Mission folgte 1715. Der erste protestantische Missionar kam 1807 ins Land.

92 Die heutigen Triaden kann man durchaus als Nachfahren des Weißer-Lotus-Bund betrachten.

Der Taiping-Aufstand (1850–1864)

Den Taiping-Aufstand beschreibt man vielleicht besser als Bürgerkrieg, in welchem Christen gegen die herrschende Qing-Dynastie standen. Er begann als Reaktion auf die Verfolgung von Christen durch das Qing-Regime, und verantwortlich zeichnete ein Christ namens Hong Xiuquan, der die Regierung stürzen und China durch eine spirituelle und moralische Revolution zu einem christlichen Land machen wollte, in dem Gerechtigkeit, Gleichheit und Freiheit herrschten.

Hong errichtete in Tianjing (dem heutigen Nanjing) das sogenannte „Himmlische Königreich Taiping". Seine Armee brachte große Gebiete unter ihre Kontrolle, sodass das Himmlische Königreich auf dem Höhepunkt seiner Macht fast 30 Millionen Menschen zählte.

Im Laufe des Aufstandes wurden auch die Interessen westlicher Mächte (vor allem der USA, Großbritanniens und Frankreichs) berührt. Er entwickelte sich zu einem der blutigsten Kriege aller Zeiten; es gab solche Gräueltaten (von beiden Seiten), dass die Schätzungen der Gesamtzahl der Opfer sich zwischen 20 und 100 Millionen Menschen bewegen.

Hongs Millenniumsglaube und seine Behauptung, der jüngere Bruder Jesu zu sein, führten dazu, dass manche diesen 14-jährigen Konflikt und seine Rolle in der Geschichte der Christenverfolgungen in China nicht recht ernst nehmen. Aber der Taiping-Aufstand war nicht nur zu seiner Zeit höchst bedeutsam, er war auch Inspiration und Vorbild in der frühen Phase des chinesischen Kommunismus.[93]

Voller Freude für Christus leiden

Die beiden Brüder Zhong waren berühmt für ihre Treue zu Christus in großem Leiden und für die Freude auf ihren Gesichtern, weil sie ja für Christus litten. Es war eine Freude, die die Nichtchristen zutiefst erstaunte. Die Brüder wurden in Nanjing ins Gefängnis geworfen und erhielten je 70 Peitschenhiebe. Danach, im März 1617, wurde Zhong Ming-Ren als Zwangsarbeiter an die Chinesische Mauer geschickt, während Zhong Ming-Li am Großen Kanal kaiserliche Schiffe ziehen musste – eigentlich eine Arbeit für Zugochsen oder Pferde.

93 Siehe Kapitel 13.

Verfolgung durch die Boxer

Im späten 19. Jahrhundert entwickelte sich einer der Zweige des Weißer-Lotus-Bundes zu den „Faustkämpfern für Recht und Einigkeit", besser bekannt als die „Boxer". Damals hatte China demütigende Niederlagen in mehreren Kriegen hinter sich. Die Menschen waren bettelarm, was diverse Naturkatastrophen noch verschlimmerten. Die Boxer glaubten zu wissen, wer an all dem schuld war: die „ausländischen Teufel" mit den blauen Augen, aber auch die chinesischen Christen, die mit ihrer Religion die einheimischen Götter des Reichtums und des Glücks erzürnt hatten. *Deswegen* regnete es nicht! 1900 brach der Boxeraufstand los; sein Ziel: China zurückbringen zu den alten konfuzianistischen Werten wie Respekt vor den Alten, den Ahnen, der Familie und dem Kaiser. Es galt, China zu reinigen von den Westlern und ihrer Religion, dem Christentum. Die Boxer töteten 188 ausländische Missionare und etwa 32 000 chinesische Christen.

Die kommunistische Verfolgung[94]

Als 1949 die Kommunisten die Macht in Festlandchina übernahmen, verließen die ausländischen Missionare das Land. Viele protestantische Kirchen, die sich bereits weitgehend selbst finanzierten und selbst verwalteten, mussten nur noch die Verkündigung mit eigenen Kräften bestreiten, um Kirchen der „Drei-Selbst-Bewegung" zu werden, also Kirchen, die von ausländischen Missionaren gänzlich unabhängig waren.

Nach dem Machtwechsel mussten die chinesischen Christen sich entscheiden, ob sie sich der Kontrolle durch die kommunistische Regierung unterwarfen oder nicht. Viele protestantische Kirchen beantworteten dies mit Ja; die Patriotische Drei-Selbst-Bewegung war geboren. Andere wurden zu illegalen „Untergrundkirchen" bzw. „Hauskirchen". Bei den Katholiken gab es eine ähnliche Trennung zwischen der Chinesischen Patriotischen Katholischen Kirche unter der Kontrolle der Regierung und einer illegalen katholischen Kirche unter dem Papst.

Während der Kulturrevolution (1966–1976) war jegliche religiöse Tätigkeit in China verboten, sogar die Drei-Selbst-Kirchen. Christliche Aktivitäten waren nur noch im Untergrund möglich, und die Hauskirchen erlebten ein starkes Wachstum.

94 Genaueres siehe in Kapitel 13.

China

Seit der Kulturrevolution ist die Christenverfolgung in China mal stärker, mal schwächer gewesen, mit großen regionalen Unterschieden. Meistens treffen die Verfolgungsmaßnahmen Protestanten. Verhaftung, Gefängnis und manchmal auch Folter sind recht häufig, der Märtyrertod (beispielsweise der Tod im Gefängnis) eher selten. Die Hauskirchen sind in all den Jahrzehnten immer mehr gewachsen, sodass es heute in China viel mehr Christen als Mitglieder der Kommunistischen Partei gibt.

Kapitel 10:

Japan

Eine frühe Ostkirche?

Als die altsyrische Ostkirche in Chang'an in China aktiv war, studierten dort auch mehrere berühmte buddhistische Mönche aus Japan. Es gibt Spekulationen, dass es in der multikulturellen, kosmopolitischen chinesischen Hauptstadt möglicherweise zu Kontakten zwischen Christen und Buddhisten kam, was dann bereits im achten oder neunten Jahrhundert zu einer Präsenz der syrischen Ostkirche in Japan führte. Falls dies stimmt, dürfte diese Kirche spurlos untergegangen sein.

Das „christliche Jahrhundert"

Das westliche Christentum wurde durch die Portugiesen nach Japan gebracht. 1549 erreichte der jesuitische Missionar Franz Xavier das Land. Das Jahr gilt gemeinhin als der Anfang des „christlichen Jahrhunderts" in Japan, in welchem zahlreiche Japaner zum christlichen Glauben übertraten. Anfang der 1630er-Jahre gab es in Japan schätzungsweise 760 000 Christen (oder „Kirishitan", wie sie genannt wurden) – rund sechs Prozent der Bevölkerung.

Der Handel mit den Portugiesen scheint ein starker Faktor in der Bekehrung vieler *Daimyos* (Adliger) gewesen zu sein; hatte sich der Adlige bekehrt, folgte die Massenbekehrung der von ihm abhängigen Menschen. Die Hafenstadt Nagasaki wurde eine christliche Stadt. Bei vielen der Konvertiten muss der Glaube echt gewesen sein, wie der unglaubliche Mut zeigt, mit dem viele Kirishitan trotz furchtbarer Verfolgungen an Christus festhielten. Ohne Zweifel brachten die Worte des Herrn Jesus den Unterdrückten und Ärmsten dieser Feudalgesellschaft Hoffnung und Trost.

Die Verfolgung begann abrupt im Jahre 1587, als der mächtige *Daimyo* Hideyoshi die Ausweisung aller ausländischen Missionare befahl. Die meisten blieben, wurden aber vorsichtiger. Neun Jahre später, als Hideyoshi aus ökonomischen Gründen den Konflikt mit Spanien suchte, erneuerte er den Ausweisungsbefehl und ordnete zudem die Hinrichtung aller Führer der Kirishitan in Kyoto und Osaka an. Am 5. Februar 1597 wurden in Nagasaki zwanzig japanische und sechs ausländische Christen aus verschiedenen Gegenden Japans öffentlich gekreuzigt.

Ein Jahr später starb Hideyoshi, doch die Verfolgung ging weiter. 1614 wurde die Religion der Kirishitan in ganz Japan verboten und die Missionare und Kirchenführer ausgewiesen. Es folgten dreißig heftige Verfolgungsjahre, mit zahlreichen Märtyrern. Die japanischen Machthaber entdeckten bald, dass „einfache" Hinrichtungsmethoden wie das Enthaupten, die Kreuzigung oder der Scheiterhaufen den christlichen Zuschauern keine Angst einflößten, sondern eher ihren Glauben noch stärkten. Sie ersannen also neue Methoden, die das Leiden verlängerten. Die qualvollste bestand darin, den Verurteilten mit dem Kopf nach unten in einer zum Teil mit Exkrementen gefüllten finsteren Grube aufzuhängen, wobei man Vorkehrungen traf, die einen zu frühen Tod verhinderten. Manche Christen hingen wochenlang in diesen Gruben, bevor sie endlich starben.

Der dritte Shogun, Iemitsu, der 1623 an die Macht kam, war ein systematischer Christenverfolger, der diverse neue Gesetze erließ, die über 200 Jahre in Geltung blieben. So bekam z.B. jemand, der einen Kirishitan denunzierte, eine Belohnung, aber wenn jemand einen als Kirishitan bekannten Nachbarn nicht denunzierte, wurde er mitsamt seiner ganzen Fünferschaft[95] hingerichtet. 1623 begann Iemitsu eine Politik des „verschlossenen Landes", um Japan so weit wie möglich vom Rest der Welt abzuschotten; diese Politik wurde 220 Jahre lang beibehalten.

95 Die Fünferschaft (*gonin gumi*) war ein System von Nachbarschaftsgruppen, die je aus fünf (oder mehr) Haushalten bestanden. Die Familien, die zu einer Gruppe gehörten, hatten etwaige Christen, die es in ihnen gab, den Behörden zu melden; die vier „christenfreien" Familien gingen dann straffrei aus. Kam jedoch die Denunziation des Christen von außerhalb der Fünferschaft, wurden alle fünf Familien zur Rechenschaft gezogen und hingerichtet.

Die Untergrundkirche

Der Bann gegen die Kirishitan wurde erst 1873 aufgehoben. Für die Zeit bis dahin sind 4045 Märtyrer namentlich bekannt, aber man schätzt, dass die tatsächliche Zahl bis zu 40 000 betrug.

1644 bis 1873 waren die Kirishitan eine Untergrundkirche, die dadurch überlebte, dass sie sich einen buddhistischen Anstrich gab. Trotzdem kam es von Zeit zu Zeit zu *kazure* genannten Massenfestnahmen von Christen, die inhaftiert oder hingerichtet wurden.

Im Laufe der Zeit veränderte sich der Glaube der Kirishitan dieser Untergrundkirche, und Elemente der traditionellen japanischen Religionen sickerten ein, doch sie kannten nach wie vor lange christliche Gebete auswendig, die ihre Vorfahren von den frühen portugiesischen Missionaren gelernt hatten. Es gab auch ein spezielles Bußgebet, das sie sprachen, wenn sie in Befolgung eines der von Iemitsu erlassenen antichristlichen Gesetze einmal im Jahr mit den Füßen auf einem Christusbild herumgetrampelt hatten.

Gegen Ende dieser Epoche kamen protestantische und katholische Missionare ins Land (1859), bald gefolgt von ihren russisch-orthodoxen Kollegen (1861). Diese Ausländer scheinen nicht als Kirishitan gegolten zu haben und wurden geduldet.

Wenn der Kaiser ein Gott ist

1873 wurden die Holzschilder mit dem Verbot der Kirishitan-Religion entfernt, die Missionare konnten offen evangelisieren, und viele der Kirishitan tauchten aus der Versenkung auf,[96] was nach außen hin wie eine große Bekehrungswelle aussah. Dies machte die japanische Obrigkeit nervös, die dem Phänomen einer „wieder losgelassenen Christenheit“[97] mit einer Intensivierung des Kaiserkultes begegnete. Es dauerte nicht lange, und die Verehrung des Kaisers, des göttlichen Oberhauptes der schintoistischen Staatsreligion, war zur Pflicht geworden.

---

96 Die, die sich als Christen outeten, nannte man die „wieder auferstandenen Krishitan“. Doch manche hielten lieber an der verzerrten Form des christlichen Glaubens fest, die sie im Untergrund praktiziert hatten; dies waren die „verborgenen Kirishitan“.

97 Richard Fox Young, „Early Responses to Christianity in Japan and Korea (1549-1854/1876)“, in: Mark R. Mullins und Richard Fox Young (Hg.), *Perspectives on Christianity in Korea and Japan* (New York: The Edwin Mellen Press, 1995), S. 6.

Die Zeit der Folterungen und Hinrichtungen mochte vorbei sein, aber der Druck auf die japanischen Christen hielt auch in den kommenden Jahrzehnten an. Vor allem die Protestanten wollten sich als loyale Bürger erweisen in den verschiedenen Kriegen, an denen Japan beteiligt war, taten sich aber schwer mit solchen Dingen wie der Verneigung vor dem Kaiser. 1891 zögerte während der alljährlichen feierlichen Ehrung des Bildungserlasses des Kaisers[98] ein protestantischer Lehrer, Uchimura Kanzo, einen Augenblick, bevor er seinen Kopf neigte – aber nicht so, dass es eine richtige Verbeugung war. Dies war in einer Gesellschaft, in der die Tiefe einer Verneigung äußerst wichtig ist, eine Respektlosigkeit, die man sehr ernst nahm. Uchimura wurde der Blasphemie und Majestätsbeleidigung bezichtigt[99] und verlor seine Anstellung. Später probierte er verschiedene Formen des Christentums aus, auf der Suche nach einer spezifisch japanischen Ausdrucksform seines Glaubens.

Die 1930er-Jahre sahen starke Spannungen zwischen Christentum und Schintoismus; das Militär drängte die Christen zur Teilnahme an Zeremonien an staatlichen Schinto-Schreinen zur Verehrung der Kriegstoten. Die große Frage für die Christen war, ob dies einer Anbetung gleichkam oder nicht. „Konformität und Kompromiss waren angesagt",[100] und so folgten die Christen gerne dem Argument, dass diese Riten nicht wirklich religiös waren, sondern lediglich ein Ausdruck von Patriotismus und Loyalität. Doch einige der kleineren protestantischen Gruppen, wie die Heiligungsgemeinden und die Darbysten, wurden zur Zielscheibe der *Tokko* (Sonderpolizei), die ihre Ansichten subversiv fand.

Vor und während des Zweiten Weltkriegs

Die internationale Lage spitzte sich zu und steuerte auf den Zweiten Weltkrieg zu. Die Westmächte nahmen eine zunehmend antijapanische Haltung ein, und für die japanischen Christen wurde es immer wichtiger, sich als gute, loyale Japaner zu zeigen, die nicht dem Ausland dienten.

---

98 Dieser Erlass war am 30. Oktober 1890 von Kaiser Meiji unterzeichnet worden. Er formulierte die Bildungspolitik der Regierung, mit besonderer Betonung konfuzianischer Prinzipien und der Loyalität zum Kaiser. Er wurde auf wichtigen Schulveranstaltungen verlesen, und die Schüler hatten den Text auswendig zu lernen. Der Erlass galt als das Fundament der öffentlichen Moral und als mit einer eigenen religiösen Macht ausgestattet.

99 Jesus wurde auch dieser zwei Verbrechen bezichtigt, siehe Kapitel 2.

100 John Breen, „Shinto and Christianity", in: Mark R. Mullins, *Handbook of Christianity in Japan* (Boston: Brill, 2003), S. 266.

1940 trat ein neues Gesetz für religiöse Körperschaften in Kraft, das den Spielraum der nicht japanischen Religionen einschränkte und die Regierung ermächtigte, religiöse Organisationen aufgrund ihrer Lehre oder ihrer zu kleinen Größe aufzulösen. Nur Denominationen mit mindestens 50 Versammlungsgebäuden und 5000 Mitgliedern würden ihre Konzession erneuert bekommen. Dies bedeutete, dass über 30 der 44 existierenden protestantischen Denominationen davorstanden, ihre staatliche Anerkennung zu verlieren. In aller Eile begannen die kleineren Kirchen, sich zusammenzuschließen. Die Orthodoxe Kirche trennte sich von dem Moskauer Patriarchat, um ihre Konzession zu behalten. Doch die römischen Katholiken, die (wie auch die Protestanten) den „Westlern" alle Führungspositionen entzogen hatte, weigerten sich, das Band zum Papst in Rom zu kappen, und die japanische Regierung lenkte in dieser Sache schließlich ein.

1941 verärgerten zwei Pastoren der Holiness Church die japanischen Behörden. Der eine verweigerte den täglichen Gang zu dem Schrein für die Kriegstoten, der andere hielt eine Predigt, die die Oberen als Zersetzung der *kokutai* (d.h. der nationalen Identität, der Souveränität und der Regierung) deuteten. 1942 verhaftete die Polizei etwa hundert Mitglieder der Holiness Church und warf ihnen vor, „die *kokutai* zu verneinen". Die Lehre der Holiness Church von der Sündhaftigkeit aller Menschen (einschließlich des Kaisers) und von der Wiederkunft Christi, die Japan zu einem Teil seines Reiches machen würde, wurde als unvereinbar mit der *kokutai* bezeichnet. Mehrere Mitglieder der Holiness Church wurden in der Haft gefoltert und starben. Im folgenden Jahr entließ die Regierung alle Holiness-Pastoren und verbot die Kirche.

Gegen Ende des Krieges verschärften sich die Maßnahmen gegen Christen. Anglikanische und andere Geistliche wurden als mutmaßliche Spione oder Defätisten verhaftet. Am härtesten behandelt wurden koreanische und taiwanesische Christen.

Nach dem Krieg

Nach dem Krieg, als Japan von den Westmächten besetzt war, kam es zum Ende der engen Beziehung zwischen Staat und schintoistischer Religion. 1945 wurde die staatliche Finanzierung des Schintoismus verboten, obwohl man die Schreine weiterbestehen ließ. 1946 verzichtete der Kaiser in einem Erlass auf seinen göttlichen Status, und 1947 garantierte eine neue Verfassung die Religionsfreiheit.

Art. 20. (1) Religionsfreiheit wird allen garantiert. Keine religiöse Organisation erhält vom Staate irgendwelche Sonderrechte, noch darf sie irgendwelche politische Macht ausüben.

(2) Niemand darf gezwungen werden, an irgendwelchen religiösen Handlungen, Feiern, Riten oder Übungen teilzunehmen.

(3) Der Staat und seine Organe haben sich der religiösen Erziehung oder jedweder anderer religiösen Tätigkeit zu enthalten.

Aus der Verfassung Japans, die am 3. Mai 1947 in Kraft trat.[101]

101 <www.verfassungen.net/jp/verf47-i.htm>, abgerufen am 12.11.2019.

Kapitel 11:

Korea

Es ist gut möglich, dass das Evangelium bereits im siebten bis neunten Jahrhundert Korea erreichte, durch das Wirken altsyrischer Missionare, die über die Seidenstraße nach China kamen. In einem Grab bei Anshan auf der Halbinsel Liaodong (heutiges China) entdeckten Archäologen die Überreste von sieben Leichen, neben deren Kopf jeweils ein Kreuz aus Ton lag. Anhand der Münzen in dem Grab lassen sich die Begräbnisse auf die Zeit zwischen 998 und 1006 n.Chr. datieren. Im siebten Jahrhundert gehörte die Halbinsel zum nördlichsten von drei koreanischen Königreichen, doch vor 1000 wurde sie von einem mandschurischen Stamm erobert. Das Grab beweist, dass es in einem ehemals koreanischen Gebiet eine altsyrische christliche Gemeinde gegeben hatte.

Lassen wir diese schattenhaften ersten Jahrhunderte, für die es wenig konkrete Belege gibt, beiseite, so ist auf jeden Fall bemerkenswert, dass sich die Kirche in Korea wohl 200 Jahre lang ohne jegliche Hilfe durch ausländische Missionare entwickelte. Die einzigen uns bekannten nicht koreanischen Christen, die erwiesenermaßen vor 1794 koreanischen Boden betraten, waren Christen in den japanischen Truppen, die in den 1590er-Jahren in Korea einfielen, sowie die Geistlichen, die sie begleiteten (ein Spanier und ein Japaner). Wir wissen nicht, ob sie mit den Koreanern, deren Land sie zu erobern versuchten, über ihren Glauben gesprochen haben.

Sehr wahrscheinlich haben einzelne Koreaner auf ihren Reisen in andere Länder des Fernen Ostens Christen kennengelernt und das Evangelium in ihr Heimatland mitgebracht. Möglich ist auch, dass in der zweiten Hälfte des sechzehnten Jahrhunderts in Japan lebende Koreaner dort Christen kennenlernten – seien es ausländische Missionare oder Glieder der rasch wachsenden japanischen Kirche. Die ersten uns bekannten Bekehrungen von Koreanern gab es unter den Kriegsgefangenen, die von den siegreichen Japanern in den 1590er-Jahren als Sklaven ins Land gebracht wurden. Über 2000 von ihnen wurden in Japan Christen; mindestens 24 erlitten dort den Märtyrertod.

Etwa zur gleichen Zeit kamen Koreaner aus den gebildeten Schichten in China mit dem Christentum und christlichen Schriften in Berührung. Damals war die koreanische Staatsreligion der Neokonfuzianismus, und viele Koreaner betrachteten den christlichen Glauben als Sekte des Buddhismus, einer Religion, die sie zutiefst verachteten. Doch einige befassten sich näher mit dem monotheistischen Glauben dieser Christen, und es kam zu einem Rinnsal von Bekehrungen – die meisten unter Koreanern der Mittel- und Oberschicht.

Ein Meilenstein in der Geschichte des Christentums in Korea war das Jahr 1777, als zum ersten Mal eine Gruppe von Christen anfing, sich zum gemeinsamen Gebet zu treffen, und jeden siebten Tag als Ruhetag beging. Schon bald schrieben sie die ersten Kirchenlieder. Sie gaben auch das Evangelium an andere Koreaner weiter, und allmählich wuchs die Kirche.

1785 erwischte die Polizei mehrere junge Männer, die sich in einem Krankenhaus in Seoul, das einem Kim Beom-u gehörte, zum Gottesdienst trafen. Sie wurden verhaftet und Kim Beom-u ins Gefängnis geworfen. Nachdem er sich trotz Folter geweigert hatte, Christus abzusagen, verbannte man ihn. Etwa ein Jahr später erlag er seinen Verletzungen und wurde so der erste Märtyrer der kleinen koreanischen Kirche. 1787 ordnete der König die Vernichtung aller christlichen Bücher an und verbot ihre Einfuhr. Einige Christen versteckten ihre Bücher, aber viele verbrannten sie – nachdem sie den Inhalt auswendig gelernt hatten.

Ein Problem für die Christen: die Eltern- und Ahnenverehrung

Die junge Kirche in Koreas sah sich alsbald mit dem Problem der traditionellen Ahnenverehrung im Konfuzianismus konfrontiert. Waren diese Rituale bloß ein Ausdruck der allgemeinen Achtung vor den Eltern und somit kein Problem für einen Christen – oder waren sie (wie die meisten Christen dachten) ein klarer Fall von Götzendienst? 1791 wurden zwei Vettern namens Yun und Gwon hingerichtet, weil sie ihre Ahnentafeln verbrannt und die vorgeschriebenen Riten nicht befolgt hatten. Ihre Häuser wurden zerstört, ihre Verwandten verbannt oder zu

Sklaven gemacht.[102] Sogar Gemeindeleiter und andere, die man für mitschuldig hielt, wurden verhaftet, geschlagen, nötigenfalls auch gefoltert und gezwungen, ihrem Glauben an Christus abzusagen.

Die Verehrung der Eltern und Ahnen war nur *ein* Reibungspunkt zwischen christlicher Lehre und koreanischer Kultur. Für die neokonfuzianistischen Koreaner waren die Sozialbeziehungen (von denen die der Kinder zu den Eltern die wichtigste war) unerlässlich für die Stabilität der Gesellschaft, und die christliche Betonung der Beziehung des Einzelnen zu einem transzendenten Gott und der Suche nach persönlicher Erlösung kam ihnen heillos egoistisch vor. (Das gleiche Manko sahen sie im Buddhismus mit seiner Betonung des Jenseits statt des irdischen Lebens.) In den Zehn Geboten stand das Ehren der Eltern erst an vierter Stelle statt an der allerersten, und die Nächstenliebe als Prinzip des Zusammenlebens – war das nicht etwas Unseriöses im Vergleich zu dem altbewährten Sorgen für seine Verwandten? Das Christentum schein ein Rezept für Chaos und Anarchie zu sein.

Ausländische Missionare und Verfolgung

1794 kam der erste ausländische Missionar in Korea an. Er war Chinese und kam aufgrund wiederholter Bitten durch die koreanischen Christen. In den nächsten fünf Jahren stieg die Zahl der Christen in Korea auf mehr als das Doppelte – 10 000 Seelen. Die koreanische Obrigkeit wurde bald aufmerksam auf den Missionar; man befahl seine Verhaftung (der er sich entzog), und es kam zu moderaten Verfolgungen.

Die erste schwere Verfolgung koreanischer Christen kam 1801. Sie ging auf das Konto der Königinwitwe Kim. Ihr verstorbener Gemahl hatte viele Klagen gegen das Christentum zu hören bekommen, auch dass es die Trennung zwischen Klassen und Geschlechtern und damit den neokonfuzianischen Glauben an die Ungleichheit der Menschen hintertrieb; sogar für das Sinken der Geburtenrate wurden die Christen verantwortlich gemacht. Die Königin verbot das Christentum, worauf 672 Christen verhaftet wurden, die meisten stammten aus der Oberschicht und ein Viertel waren Frauen. Sie wurden vor Gericht gestellt (für Frauen im damaligen Korea etwas sehr Ungewöhnliches), geschlagen und gefoltert. An die 400 wurden verbannt, 156 enthauptet, und viele andere starben im Gefängnis.

102 Noch heute werden in Nordkorea ganze Familien für das „Vergehen“ eines einzigen Christen mitbestraft.

Der Seidene Brief

Im Oktober 1801 schrieb ein koreanischer Christ namens Hwang Sa-yeong einen Brief an den Bischof von Peking. Er schrieb ihn auf ein Stück Seide, um ihn in der Kleidung des Kuriers verstecken zu können. (Für eine gekürzte Übersetzung des Briefes vgl. den Anhang.) Mit 13 311 winzigen chinesischen Schriftzeichen beschrieb der Brief die Verfolgung der Christen in Korea, bat um finanzielle Hilfe[103] und bat den Bischof, beim Papst zu intervenieren, damit dieser den chinesischen Kaiser[104] bat, die Einreise von westlichen Missionaren nach Korea per Erlass zu erlauben. Zwei weitere Ideen des Seidenen Briefes zur Beendigung der Christenverfolgung in Korea waren, dass entweder China Teile Koreas übernehmen oder die westlichen Länder Kriegsschiffe vor die koreanische Küste entsenden sollten.

Doch der Kurier verriet Hwang, und der Inhalt des Briefes erreichte die koreanische Regierung. Hwang wurde verhaftet, vor Gericht gestellt und mit der Methode hingerichtet, die für die schlimmsten Verbrecher reserviert war: Man zerschnitt ihn langsam buchstäblich in Stücke. An die hundert angebliche Kollaborateure wurden ebenfalls hingerichtet. Es folgte ein Erlass, der verfügte, dass Christen als Landesverräter zu betrachten und zu töten waren, damit sie keine Nachkommen bekommen konnten.

Nach dem Erlass von 1801

Die koreanische Kirche war jetzt keine Kirche der Gelehrten und Aristokraten mehr, denn die meisten waren entweder tot oder vom Glauben abgefallen. Sie wurde zu einer Untergrundkirche, deren Glieder im Wesentlichen aus den mittleren und unteren Schichten kamen und die etliche Verfolgungswellen erduldeten.

Ganze Familien wurden ihres Lebensunterhalts beraubt, weil eine einzige Person in ihnen Christ war. Verarmt und geächtet, flüchteten bis zu drei Viertel der koreanischen Christen in die abgelegenen Berge im Südosten des Landes, wo sie christliche Dörfer (*Gyouchon*) mit je etwa 50 Einwohnern gründeten, die versuchten, sich mit Landwirtschaft für den Eigenbedarf, Nahrungssuche in den Wäl-

103 Die Verfolgung stürzte die koreanische Kirche in Armut, da der Staat den Besitz der reicheren Mitglieder konfiszierte.

104 Korea war stark auf China ausgerichtet und zahlte diesem mächtigen Nachbarn jährlich Tribut. Die Koreaner fanden es ganz natürlich, dass ihr kleines Land von dem größeren abhängig war und ihm diente.

dern, Tabakanbau oder dem Fertigen von Töpferwaren und Schreibmaterialien über Wasser zu halten. Die Dorfältesten organisierten tägliche Gebetstreffen und besondere Versammlungen am Sonntag. Man las die Bibel und andere christliche Literatur. Menschen aus allen Schichten lebten zusammen und kümmerten sich gemeinsam um die Verfolgungswaisen unter den Kindern. Bald schlossen sich andere Außenseiter der Gesellschaft den christlichen Dörfern an.

Der Mut, mit dem die Christen ihr Leid in der Verfolgung von 1801 getragen hatten, vergrößerte das Interesse der Menschen am christlichen Glauben. Als fliegende Händler, die Töpferwaren und Schriften verkauften, konnten die Christen ihren Glauben im Land verbreiten und gleichzeitig die Bande zwischen den verstreuten christlichen Dörfern pflegen, ohne sich verdächtig zu machen.

Einige Zitate aus dem Seidenen Brief, 1801

„Die Gnade unseres Herrn in diesem Land ist eine ganz besondere. Die christliche Lehre ist vom ersten Tag an ohne einen Evangelisten[105] zu uns gekommen. Die Segnungen, die wir empfangen haben, sie sind nicht zu zählen. Die Strafe in diesem Jahr sollte unsere Sünden und Makel ausreißen. Aber der Herr hat uns in seiner Gnade nicht verlassen …"

„Ich habe gehört, dass das Blut der Märtyrer der Same der Kirche ist.[106] Doch leider ist unser Land ein Nachbar von Japan.[107] Diese Inselbewohner sind grausam und haben die Beziehung zum Herrn freiwillig aufgegeben. Unsere Regierung billigt dies und hat vor, es ihnen nachzutun.[108] Ist das nicht verrückt?"

„Natürlich sollten wir in dieser Situation nicht untätig herumsitzen und auf den Tod warten. Aber darüber können wir uns weiter unterhalten, wenn unsere finanzielle Lage sich stabilisiert hat. Wir hatten nicht ge-

105 Gemeint ist: ohne einen ausländischen Evangelisten.

106 Hwang bezieht sich hier auf die berühmten Worte Tertullians (vgl. Kap. 6 Anfang, S. 64).

107 Die Koreaner betrachteten Japan (anders als China) nicht als Land, dem sich zu unterwerfen das Richtige oder Notwendige war. Koreas Beziehungen zu Japan waren daher nicht so friedlich wie die zu China.

108 Zu Einzelheiten über den Umgang der japanischen Regierung mit den Christen in Japan siehe Kapitel 10.

wusst, dass das Überleben der Kirche in einer Nation an dem schnöden Mammon hängt. Wie schlimm wäre es, sollte die Kirche aussterben, weil sie einfach nicht genug Geld hat! Und darum lege ich Euch auf den Knien eine demütige Bitte vor: Bitte verwendet Euch bei anderen Nationen des Westens für uns. Wenn genügend Mittel für den Unterhalt der Kirche und das Retten von Seelen zur Verfügung stehen, werde ich, nachdem alle Vorkehrungen getroffen sind, Eure Erlaubnis dafür einholen, sie ehrlich zu verwalten. Bitte habt Erbarmen und helft uns."[109]

Die ersten europäischen Missionare kamen 1831 in das von der Außenwelt abgeschnittene „Eremitenkönigreich" Korea; weitere folgten bald. Zu dieser Zeit gab es bereits eine einheimische Kirche mit ausgebildeten Strukturen. Da das allgemeine Klima europafeindlich war, reisten die Missionare nur nachts, dazu in Trauerkleidung, d.h. mit sehr großen Hüten, die wie umgestülpte Körbe aussahen und die Gesichter verdeckten. Eine andere Variante war der „Zeltmacher"-Missionar, wie der deutsche Lutheraner Karl Gützlaff, der 1832 als Dolmetscher für die East India Company in Korea tätig war und christliche Schriften unter den Koreanern verteilte, denen er begegnete. Die Kirche wuchs,[110] doch nach ein paar Jahren entdeckten die koreanischen Behörden die Missionare, und es begann die vierte große Verfolgung (1839).

Das Ziel dieser Verfolgungswelle war die Vernichtung der Kirche in Korea. Sie begann mit der Verhaftung der Leiter der Kirche – viele davon Frauen, da so viele der männlichen Leiter bereits den Märtyrertod erlitten hatten. Drei französische Missionare stellten sich den Behörden, in der Hoffnung, so ihre Gemeinden vor dem Schlimmsten retten zu können; ihre Köpfe wurden bei Seoul öffentlich zur Schau gestellt, doch die Verfolgung ging weiter. Mindestens 254 Christen wurden verhaftet, von denen 121 durch Hinrichtung oder im Gefängnis starben. Ganze Familien wurden ausgelöscht. Als die Verfolger merkten, dass die Christen bereit waren, für Christus zu sterben, versuchten sie verstärkt, sie zum Abfall zu bewegen. Das Alter der zu Tode Gefolterten reichte von 13 bis 79 Jahren.

---

109 Die zugrundeliegende englische Übersetzung von Alexander Y. Hwang und Lydia T. Kim, „The Silk Letter of Alexander Sayông Hwang: Introduction and Abridged Translation", *Missiology: An International Review*, Bd. 37, Nr. 2, April 2009, S. 167-179. Die Auszüge finden sich auf den Seiten 174, 172 und 173.

110 Von 1836 bis 1838 stieg die Zahl der Christen von 6000 auf 9000.

Die Verfolgung wurde schließlich durch einen Erlass beendet, der sie gleichzeitig mit den folgenden fünf Vorwürfen gegen das Christentum rechtfertigte:

- Die konfuzianische Art, den Himmel zu preisen, ist besser als die christliche.
- Jesus wurde als Verbrecher hingerichtet; folglich muss das Christentum böse sein.
- Der christliche Glaube ist vor allem bei Frauen und einfachen Leuten beliebt.
- Die Menschwerdung Jesu ist unsinnig.
- Das Miteinander von Männern und Frauen in der Kirche ist unmoralisch, und die Ehelosigkeit ist eine Bedrohung für den Respekt vor den Eltern.

In den insgesamt 70 Verfolgungsjahren im neunzehnten Jahrhundert entstanden zahlreiche neue christliche Lieder. Sie waren in Text und Melodie eingängig und brachten den Gläubigen Hoffnung und Trost in ihrem Leiden. Ein Beispiel:

> Auf gehts, auf gehts, auf gehts in den Himmel!
> Wo ist der Himmel?
> Da, wo zehntausend Segnungen sind.
> Der Himmel ist hoch droben.
> Die Herrlichkeit Gottes erscheint dort.
> Die heilige Dreieinigkeit erstrahlt dort,
> Und die Gnade des Heiligen Geistes wird geschenkt.
>
> (Choi Yang-eop, gestorben 1861)[111]

Die Große Verfolgung (1866–1871)

Diese Periode der Verfolgung und des Martyriums gipfelte in der „Großen Verfolgung", die ca. 8000 koreanischen Christen den Tod brachte – das ist mehr als die Hälfte der gesamten Kirche. Nur etwa jedes zehnte Opfer wurde regelrecht hin-

111 Englische Übersetzung in: Sebastian C.H. Kim und Kirsteen Kim, *A History of Korean Christianity* (New York: Cambridge University Press, 2015), S. 42.

gerichtet; die meisten starben „inoffiziell“ durch die Schergen der Obrigkeit oder durch Lynchmobs in der Nachbarschaft, oder sie verhungerten in den Bergen.

Der erste protestantische Märtyrer in Korea?

Auch mehrere europäische Missionare starben während der Großen Verfolgung. Einer von ihnen war der aus Wales stammende Robert Jermain Thomas, der als der erste protestantische Märtyrer in Korea gilt. Thomas’ großer Wunsch war es, die Bibel nach Korea zu bringen; 1865 verteilte er entlang der Küste Bibelteile und Traktate.

1866 wurde er, wohl um leichter in das Land zu kommen, der Dolmetscher des Admirals einer französischen Invasionsflotte, die zur Vergeltung für den Tod von neun französischen Missionaren ausgelaufen war. Doch die Flotte wurde nach China umgeleitet, worauf Thomas auf ein amerikanisches Handelsschiff umstieg, die *General Sherman*.

Die *General Sherman* fuhr flussaufwärts auf Pjöngjang zu. Die Koreaner glaubten, dass das Schiff zu einer Invasionsflotte gehörte. Dieses ignorierte wiederholte Warnungen und Aufforderungen, nach China zurückzukehren. Darauf griffen die Koreaner das Schiff an, das mit seiner Bordkanone zurückschoss, wodurch mehrere Koreaner getötet wurden. Die Koreaner ließen schließlich brennende Schiffe den Fluss hinabtreiben, und die *General Sherman* fing Feuer. Thomas versuchte, die christlichen Schriften, die er mitgebracht hatte, unter den Dorfbewohnern zu verteilen, die das Spektakel vom Ufer aus betrachteten. In einem Bericht über seinen Tod heißt es: „Als er bis auf eines alle Bücher verteilt hatte, verließ er den Schoner, der bereits in Flammen stand, die letzte seiner Bibeln in der Hand. Er kniete sich vor dem Soldaten, der ihn erwartete, hin, bat ihn, die Bibel anzunehmen, und schloss die Augen, um zu beten.“ Der Soldat hieb ihm den Kopf ab.

Die Wirkung der Bibeln, die Thomas nach Korea gebracht hatte, war groß. Selbst die, die der Soldat ihm abgenommen hatte, führte Menschen zu Jesus. Der Soldat benutzte die Seiten der Bibel als Tapete für sein Haus, worauf seine Besucher an seinen Wänden Gottes Wort lasen und etliche von ihnen Christen wurden.

Aber kann man Thomas' militärische Rolle sauber von seiner Missionstätigkeit trennen? Wurde er nun als christlicher Missionar hingerichtet oder als ausländischer Eindringling?

Die Große Verfolgung war schlimmer als die anderen Verfolgungswellen, weil sie nicht nur auf die Leiter der Kirche abzielte, sondern auf Christen aus allen Bereichen der Gesellschaft. Die allermeisten Opfer der Großen Verfolgung waren gewöhnliche Gläubige, die arm und ungebildet waren und sich nicht, wie die gebildeteren Christen der Verfolgung von 1801, vor Gericht verteidigen konnten.

Wie kam es zu der Großen Verfolgung? Der koreanische Großfürst Heung-seon hatte den Plan, einem drohenden russischen Angriff auf sein Land durch eine französische Intervention zu begegnen, unter Mithilfe der koreanischen Christen. Als die russische Gefahr vorbei war, wurde der Großfürst von einem Freund zu einem Feind der Christen. Die französischen Kriegsschiffe und ein deutscher Abenteurer, der das Grab des Vaters des Großfürsten plünderte, machten die Lage der koreanischen Christen noch heikler, die als Sündenböcke für alle ausländischen Angriffe herhalten mussten. Nach ein paar Jahren ging die Zahl der Verhaftungen von Christen zurück, aber insgesamt verschlimmerte sich die Verfolgung, da sich jetzt der Zorn der Bevölkerung an den Christen zu entladen begann.

1871 kamen amerikanische Kriegsschiffe, um Vergeltung für die Zerstörung der *General Sherman* zu üben. Nachdem er von Geheimkontakten koreanischer Christen mit den Amerikanern gehört hatte, verkündete der Großfürst, dass jeder Koreaner, der zur Versöhnung mit den „Barbaren aus dem Westen" aufrief, ein Verräter seines Landes war, und intensivierte die Verfolgungen noch; doch mittlerweile waren die Christen so weit zerstreut, dass nur noch wenige verhaftet werden konnten.

Nach 70 Jahren der Verfolgung

Die koreanische Kirche ging aus den 70 Jahren der Verfolgung arm, geschwächt und ausgegrenzt hervor. Aber sie begann wieder zu wachsen. Bis jetzt war sie vollständig katholisch gewesen, doch nun machte sich der Einfluss der protestantischen Missionare bemerkbar. Sie waren in ihrer Art ganz anders als die Katholiken. Sie brachten ihre Familien mit, wohnten in Häusern amerikanischer

Bauart und trugen westliche Kleidung, während die Katholiken in Missionsstationen wohnten, die sie im koreanischen Stil erbauten, entweder koreanische Kleidung oder ihre Amtstracht trugen und von Gehältern lebten, die nur einen Bruchteil der Gehälter der Protestanten ausmachten. Eine russisch-orthodoxe Mission öffnete 1897 ihre Pforten.

John Ross, ein schottischer presbyterianischer Missionar, der ein Anhänger der „Drei-Selbst"-Missionsmethode war (die neu gegründeten Gemeinden hatten so bald wie möglich finanziell selbstständig zu sein, sich selbst zu verwalten und selbst das Evangelium zu verkündigen), wollte den koreanischen Evangelisten ihre Arbeit erleichtern. Nachdem er bemerkt hatte, wie eifrig die Koreaner christliche Bücher kauften, beschloss er, die Bibel ins Koreanische zu übersetzen. Es war nicht einfach, jemanden zu finden, der bereit war, ihm das geschriebene Koreanisch beizubringen, weil es so gefährlich war, sich als Koreaner mit einem Ausländer einzulassen, aber schließlich fand er jemanden und konnte anschließend ein Übersetzungsteam aufbauen. 1882 erschienen die ersten koreanischen Bibelteile (das Johannes- und Lukasevangelium).

Oft zogen zur Vorbereitung der Arbeit der Missionare Gemeindeglieder in nicht christliche Dörfer um, wo sie zunächst Interesse für das Evangelium weckten und ein Haus kauften, bevor sie den (ausländischen oder koreanischen) Missionar einluden, ebenfalls zu kommen, um die Arbeit zu konsolidieren und eine Gemeinde zu gründen. Viele alleinstehende und verwitwete Frauen waren sehr aktiv in der Mission und im Gemeindedienst; sie wurden als „Bibelfrauen" bekannt und unternahmen ausgedehnte Reisen. Verheiratete Christinnen spielten eine wichtige Rolle als Leiterinnen von Gebetsversammlungen oder „Familiengottesdiensten" zu Hause. 1891 übernahmen die presbyterianischen Missionen offiziell die bereits von John Ross praktizierte Drei-Selbst-Methode der Gemeindegründung; andere Missionsgesellschaften folgten bald.

In dieser Zeit gab es gelegentliche Fälle von Verfolgung – in erster Linie Verhaftungen, 1888 auch ein Martyrium. Besonders gefährdet waren die abgelegenen *Gyouchon*-Dörfer. Als in China der antiwestliche Boxeraufstand tobte,[112] wurden mehrere koreanische Christen und ausländische Missionare geschlagen und mehrere Kirchen angezündet.

Neben der eigentlichen Missionsarbeit gab es im Korea des späten neunzehnten Jahrhunderts noch andere Faktoren, die Bekehrungen zum Christentum förder-

---

112 Siehe Kapitel 9.

ten: Der Einfluss des Konfuzianismus war im Schwinden begriffen, die westlichen Mächte galten als Verbündete gegen Koreas Erzfeind Japan, und die Menschen sehnten sich allmählich nach Modernisierung (der Protestantismus galt als anziehend modern). Irgendwann vor 1897 schufen protestantische Christen ein christliches Ahnenritual, das *Chudoyebae*, das es den Koreanern, für die die traditionelle Ahnenverehrung ein religiöser Hemmschuh war, wesentlich einfacher gemacht haben muss, sich für Christus zu entscheiden.

1894 begannen koreanische Männer, sich in großer Zahl dem Christentum zuzuwenden; meistens zogen sie ihren gesamten Haushalt mit. War der Neubekehrte ein einflussreicher Mann, konnte es geschehen, dass das ganze Dorf christlich wurde. Es war typisch für die Koreaner, dass sie neue Wege mit Elan gingen und nicht ruhten, bis sie zur „Meisterschaft" gelangt waren. Ein Beispiel waren die Gebetsversammlungen in aller Frühe, die Gil Seon-ju in Pjöngjang begann, der 1897 nach der Lektüre von Bunyans *Pilgerreise zur seligen Ewigkeit* Christ geworden war. Gil hatte vorher eine asketische Form des Buddhismus mit taoistischen Elementen praktiziert, und er übertrug diese ganzheitliche, rigorose Disziplin auf seinen neuen Glauben. Er wurde einer der Führer der koreanischen Kirche, der aufopferungsvolle Liebe predigte, Gebetsversammlungen förderte und das Drei-Selbst-Prinzip unterstützte. Christen auf dem Dorf, die kein Geld hatten, schlug er vor, als Kollekte der Kirche einen Arbeitstag zu geben oder jeden Tag eine Handvoll Reis beiseitezulegen.

In den 1890er-Jahren wurde Pjöngjang im Nordwesten des Landes das Zentrum des protestantischen Christentums in Korea. Man hat viele Erklärungen für diese dynamische Entwicklung vorgeschlagen, die Pjöngjang wegen seiner vielen Kirchengebäude den Spitznamen „Jerusalem des Fernen Ostens" einbrachte. Einige der Neubekehrten aus den 1890er-Jahren gaben an, das Martyrium von Robert Jermain Thomas drei Jahrzehnte zuvor miterlebt zu haben, und besaßen noch die von ihm verteilten Schriften.[113]

Unter japanischer Besatzung

1905 besetzten die Japaner Korea, das sie zu ihrem „Protektorat" erklärten. Die Härte und Demütigungen der japanischen Herrschaft führten zu einer Welle des Nationalismus. In Pjöngjang verglich Gil Seon-ju Korea mit dem alttestamentlichen Israel und rief zur persönlichen Buße als Vorbedingung zur Wiederherstel-

113 Am Hauptstadttor von Pjöngjang hingen noch die Ankerketten der *General Sherman*.

lung der Nation auf. Weitere Gebetsversammlungen wurden eingeführt. Zehntausende Koreaner wanderten in die Mandschurei, Russland und China aus, weil sie nicht unter japanischer Herrschaft leben wollten. Einzelne Kirchengemeinden wanderten geschlossen aus und gründeten in ihrer neuen Heimat christliche Dörfer.

1906 erklärten führende Vertreter der katholischen Kirche die japanische Regierung zur rechtmäßigen, von Gott eingesetzten Obrigkeit Koreas. Sie verurteilten die aufkommenden Widerstandsbewegungen und sagten, dass die Japaner einen zivilisierenden Einfluss auf Korea haben würden. Diese Linie, die total gegen den Strich dessen ging, was die Menschen dachten, wirkte sich hinderlich auf das Wachstum der katholischen Kirche in Korea aus.

Gleichzeitig kam es zu einer großen protestantischen Erweckung, die 1907 in Pjöngjang ihren Höhepunkt erreichte. Im gleichen Jahr begann eine vor allem von Christen initiierte Spendenaktion zur Tilgung der Schulden des Landes. Da der Hauptgläubiger Koreas Japan war, ging man davon aus, dass das Abzahlen der Schulden ein Beitrag zur Wiederherstellung der Unabhängigkeit wäre. Es gab viele solche Sammlungen, die meist von Frauen organisiert waren.

1910 annektierte Japan Korea, das es bis zum Ende des Zweiten Weltkriegs 1945 regierte. Für die Koreaner waren Kolonialismus und Imperialismus nicht mit dem Westen, sondern mit Japan verbunden, was den koreanischen Christen zweifellos ein Gutteil der Ressentiments ersparte, die viele Christen in China und Japan aufgrund ihrer angeblichen Beziehungen zu Europa und Amerika erfuhren.

Unter den Japanern wurde Korea wie ein riesiges Konzentrationslager. Die Überwachung war allgegenwärtig. Die koreanische Sprache und Kultur wurden unterdrückt, in Schlüsselberufen wurden Koreaner durch Japaner ersetzt. Die japanischen Lehrer und Beamten trugen Schwerter.

Der Verschwörungsprozess (auch 105-Männer-Vorfall genannt)

Anfangs versuchten die japanischen Kolonialherren, die Christen für sich zu gewinnen, vor allem die einflussreichen westlichen Missionare, in denen sie potenzielle Verbündete bei der Erziehung der Koreaner sahen.

Doch 1911 wurden mehrere Hundert Männer verhaftet (die meisten waren Christen), wegen einer angeblichen Verschwörung zur Ermordung des japanischen Generalgouverneurs. 123 von ihnen machte man im Februar 1912 den Prozess. Die meisten waren gefoltert worden; drei waren in der Haft gestorben. Der Prozess war eine Farce; es gab keine Beweise außer den schriftlichen „Geständnissen" der Angeklagten selbst. Trotzdem wurden 105 wegen Hochverrats zu Gefängnisstrafen verurteilt. Die westlichen Länder protestierten gegen die Urteile (vor allem, weil man ihren Missionaren vorwarf, die Verschwörer unterstützt zu haben), worauf die Strafen reduziert wurden.

Die Unabhängigkeitsbewegung vom 1. März 1919

1915 verbot die japanische Kolonialregierung die religiöse Unterweisung an Privatschulen. Außerdem hatten die Schulen fortan an den Tagen, wo der japanische Kaiser an den schintoistischen Schreinen opferte, entsprechende Zeremonien abzuhalten. Dies war einer der Hauptgründe dafür, warum viele Christen, denen die christlichen Schulen ein Anliegen waren, sich in der koreanischen Unabhängigkeitsbewegung engagierten. 33 religiöse Persönlichkeiten, darunter 16 Christen, formulierten und unterzeichneten eine Unabhängigkeitserklärung, und am 1. März 1919, einem Samstag, fanden riesige Unabhängigkeitsdemonstrationen statt.

Schon am nächsten Tag verboten die Japaner christliche Gottesdienste und begannen mit den Verhaftungen. Die Demonstrationen, bei denen es geordnet und gewaltfrei zuging, gingen mehrere Wochen weiter, oft auf kirchlichen Grundstücken. Die japanische Polizei mit ihren Schwertern und die Armee mit ihren Gewehren gingen gegen die Demonstranten vor, und es kam zu Ausschreitungen. Tausende wurden verhaftet, ohne Prozess festgehalten und gefoltert, vergewaltigt und mit Stöcken geschlagen. Einmal mehr traf es vor allem die Christen; praktisch alle Pastoren in Seoul und Pjöngjang landeten im Gefängnis, dazu andere kirchliche Mitarbeiter. Zahlreiche Christen fanden den Tod, viele Kirchengebäude wurden niedergebrannt. In einem Fall trieben die Japaner etwa 30 Dorfbewohner in einer methodistischen Kirche zusammen, die sie daraufhin anzündeten. Westliche „christliche" Regierungen verurteilten die Brutalität der Japaner. Somit war in den Köpfen der Koreaner wie der Japaner das Christentum mit dem koreanischen Nationalismus verbunden.

Totale Überwachung und Unterdrückung

Nach diesen Unruhen wurde die japanische Kolonialherrschaft weniger militärisch; man sah nicht mehr so viele Schwerter, und es kam zu Zugeständnissen an die koreanische Sprache und Kultur. Ein neuer Generalgouverneur machte es den Kirchen leichter, Immobilien zu besitzen. Doch gleichzeitig wurde die Überwachung christlicher Aktivitäten verschärft. Ab den 1920er-Jahren machte sich auch der Kommunismus bemerkbar, dessen Atheismus zusätzliche Ressentiments gegen die Christen hervorbrachte.

Die Christen, die unter diesem nicht nachlassenden Druck leben mussten, fanden Kraft und Trost im Gedenken an die alten Märtyrer. In diesen Jahren wurde Robert Jermain Thomas zum ersten protestantischen Märtyrer erhoben, denn in den schlimmen Verfolgungsjahren von 1801 bis 1871 hatte es noch keine koreanischen Protestanten gegeben.

1925 begannen die Japaner, die Koreaner zu zwingen, ihre Loyalität zu den Kolonialherren dadurch zu beweisen, dass sie an Riten vor staatlichen Schinto-Schreinen teilnahmen. Die koreanischen Christen, die das als glatten Götzendienst sahen, wehrten sich dagegen. 1935 weigerten zwei amerikanische presbyterianische Missionslehrer sich öffentlich, an der Eröffnungszeremonie für ein Schulzentrum in der Provinz teilzunehmen, die vor einem staatlichen Schinto-Schrein abgehalten wurde. Das Ergebnis war eine neue Christenverfolgungswelle; zahlreiche Pastoren kamen ins Gefängnis.

1937 gingen die Japaner noch weiter und ordneten an, dass die Kirchen selbst schintoistische Riten durchzuführen und Schreine zu besuchen hatten. Die Führung der katholischen Kirche in Korea, die der Argumentation des Regimes, dass diese Riten nicht religiös seien, folgte, hatte bereits erklärt, dass Christen an den schintoistischen Zeremonien teilnehmen konnten. Bald gaben die verschiedenen protestantischen Denominationen ähnliche Erklärungen ab.

Viele Kirchenmitglieder sahen das anders. Sie verließen die offiziellen Kirchen, die für sie vom Glauben abgefallen waren, und wanderten entweder aus oder hielten private Gottesdienste, zogen in die Berge oder warteten auf die Wiederkunft Christi. Viele Christen wurden wegen Nichtteilnahme an den Schrein-Zeremonien verhaftet; etwa 50 starben durch die Folter oder im Gefängnis. Ungefähr 200 protestantische Kirchen wurden von den Behörden geschlossen.

Der Druck auf die Christen, vor allem auf die kleineren protestantischen Kirchen, wuchs und wuchs. Der Staat verlangte von den Kirchen, sämtliche Bande ins Ausland zu kappen; die verschiedenen protestantischen Denominationen sollten sich zu einer Kirche zusammenschließen. Ab 1942 standen die Kirchen vollständig unter staatlicher Kontrolle. Jede Gemeindeveranstaltung musste vorher von der Polizei genehmigt werden, und in jedem Gottesdienst war mindestens ein Polizist dabei. Auch inhaltlich wurden die Veranstaltungen strikt kontrolliert. Über das Gericht Gottes und die Wiederkunft Christi durfte nicht gepredigt werden; selbst das Verlesen der entsprechenden Bibeltexte war verboten. Die Gemeinden durften auch nicht vom Reich Gottes oder der Königsherrschaft Christi singen oder dafür beten.

Doch der wahre Glaube überlebte. Die Katholiken hatten eine lange Geschichte als Untergrundkirche hinter sich, und die Protestanten waren es gewohnt, finanziell unabhängig zu sein und Andachten in ihren Familien zu halten.

1945 und die Freiheit

Der Druck endete abrupt mit der japanischen Niederlage im Zweiten Weltkrieg. Es ist eine traurige Ironie, dass ausgerechnet der Abwurf der zweiten Atombombe der USA auf Nagasaki, das einst eine christliche Stadt gewesen war,[114] Japan dazu brachte, am 14. August 1945 zu kapitulieren. An dem Tag, als die Bombe auf Nagasaki fiel, rückten sowjetische Truppen in den Norden Koreas ein; im September besetzten die Amerikaner den Süden.

1945 machten die Christen in Korea ca. zwei bis drei Prozent der Gesamtbevölkerung aus; in den gebildeteren Schichten war der Anteil deutlich höher. Der christliche Einfluss in der Führung des Landes nach dem Zweiten Weltkrieg war groß. An der Spitze der Übergangsregierungen im Norden wie im Süden standen Christen.

Die koreanischen Christen dankten Gott für die neue religiöse und politische Freiheit. Überall im Land wurden Kirchen und christliche Einrichtungen wiedereröffnet, und es gab neue Bauprojekte. Christen, die sich jahrelang in Privathäusern getroffen hatten, kamen wieder in die Kirchen. Viele hofften auf ein neues, vereinigtes Korea, das eine christliche Nation wäre.

---

114 Siehe Kapitel 10.

Das Herz des Christentums in Korea schlug 1945 vor allem im Norden. Drei Fünftel der Protestanten (200 000 Menschen) sowie viele ihrer besten Leitungspersönlichkeiten wohnten im Norden. Es gab auch 100 000 Katholiken.

1946 und Kim Il-Sung

Im Januar 1946 verschwand der Chef der Übergangsregierung im Norden, der Presbyterianer und Pazifist war, unter mysteriösen Umständen und ward nicht mehr gesehen. An seiner Stelle ergriff ein junger kommunistischer „Freiheitskämpfer" namens Kim Il-Sung die Macht. Er kam aus der christlichen Mittelschicht; seine Mutter und sein Großvater mütterlicherseits waren überzeugte Presbyterianer. Kim begann eine Politik der Unterdrückung der Christen. Viele Christen verließen in dieser Zeit den Norden; die geblieben waren, wehrten sich gegen Kims Vorgehen. In den ersten Jahren des neuen Regimes scheint sogar trotz der wachsenden Verfolgung und der kleiner werdenden Zahl der Christen der Gottesdienstbesuch stärker geworden zu sein.

1948 – Korea wird geteilt

1948 wurde Korea in zwei Staaten aufgeteilt. Wer Nordkorea verlassen wollte, durfte dies tun; unter denen, die damals in den Süden zogen, waren zahlreiche Christen, darunter viele der Elite des Nordwestens.

In Südkorea fanden die Flüchtlinge aus dem Norden sich zunächst einmal in der Außenseiterrolle wieder. Sie hielten sich zu ihresgleichen; anstatt sich den Kirchengemeinden vor Ort anzuschließen, gründeten sie fast 2000 neue, eigene Gemeinden. Für die einheimischen Christen waren sie eine Mahnung zu mehr Entschiedenheit im Glauben; sie standen für eine konservative Theologie, finanzielle Unabhängigkeit, Mission mit eigenen Mitteln, Fleiß und die kompromisslose Ablehnung des Kommunismus.

Der Koreakrieg (1950–1953)

Am Sonntag, den 25. Juni 1950, fielen nordkoreanische Truppen in Südkorea ein. Die meisten protestantischen Missionare flohen aus dem Land. Die Kommunisten nahmen auf ihrem raschen Vormarsch zahlreiche koreanische Kirchenführer sowie ausländische katholische Geistliche gefangen, die sie später auf ihrem

Rückzug in den Norden mitnahmen. Diese Christen haben Südkorea nie mehr gesehen. Schätzungsweise 500 von ihnen starben in der Gefangenschaft; einige wurden hingerichtet, andere fielen der Kälte und dem Hunger zum Opfer.

„Papa! Sag NEIN!“

Die übliche Hinrichtungsmethode für von nordkoreanischen Kommunisten gefangen genommene Pastoren war die Erschießung. Doch in einem Fall gruben die Soldaten ein großes Loch, in das sie den Pastor, seine Frau und mehrere seiner Kinder steckten. Sie forderten den Pastor auf, es öffentlich zu bereuen, dass er seine Leute viele Jahre lang durch das Lehren der Bibel „in die Irre geführt“ hatte. Sollte er sich weigern, würden er und die Seinen gleich lebendig begraben. Seine Kinder schrien: „Papa, o Papa! Denk an uns!“ Der verstörte Vater begann mit seinem „Schuldbekenntnis“. Doch bevor er fertig war, stieß ihn seine Frau in die Seite und sagte: „Papa! Sag NEIN!“

Sie fuhr fort: „Seid ruhig, Kinder! Heute Abend werden wir mit dem König aller Könige und Herrn aller Herren zu Tisch sitzen.“ Und sie begann, die erste Strophe eines alten Kirchenlieds[115] zu singen:

Ein Land wie die Sonne so schön,
im Glauben von ferne wir's sehn.
Und der Vater, der herzlich uns liebt,
uns dort unsre Wohnung bald gibt.

Ihr Mann und die Kinder fielen ein. Die Soldaten begannen, die Erde zurück in das Loch zu schaufeln, und eine nach der anderen verstummten die Stimmen, wenn die Erde den Mund erreichte – die Kinder zuerst. Zahlreiche Menschen waren bei dieser Hinrichtung zugegen; fast alle wurden sie später Christen.

Vom Ende des Zweiten Weltkriegs bis zum Ende des Koreakriegs 1953 flohen schätzungsweise 80 000 Protestanten und bis zu 20 000 Katholiken von Nord-

115 Der Text „In the sweet by and by“ stammt von Sanford Fillmore Bennett, die Melodie von Joseph Philbrick Webster, 1868.

nach Südkorea. Damit verlor der Norden ein Drittel seiner christlichen Bevölkerung.

Korea heute: Zwei Extreme

In Südkorea ist die Kirche rasch weiter gewachsen. Sie hat heute erhebliches Gewicht in der Gesellschaft und sendet Missionare in alle Welt aus. Dagegen ist Nordkorea unter Kim Il-sung und seinen Nachfolgern ein Land gnadenloser Unterdrückung und Verfolgung. Unter den antichristlichen Ländern in der Welt dürfte es zurzeit das schlimmste sein.

Südkorea ist heute zu ungefähr dreißig Prozent christlich; wie viele treue Jünger Christi es in Nordkorea gibt, weiß allein Gott.

Kapitel 12:

Südasien

Die ersten Jahrhunderte[116]

Eine starke und sehr alte Überlieferung der Christen in Südindien besagt, dass das Evangelium durch den Apostel Thomas auf den südindischen Subkontinent kam, im Jahre 50 oder 52 n.Chr. Die Mar-Thomas-Christen im Staat Kerala glauben, dass er in sieben Städten Südwestindiens Gemeinden gründete, in jeder ein Kreuz aufstellen ließ und Tausende Konvertiten aus verschiedenen Kasten gewann – nicht so sehr durch seine Sprachgewalt als vielmehr durch sein heiliges Leben und seine Wunder. Nach der Überlieferung erlebte er auch viele falsche Anschuldigungen und andere Formen des Widerstands. Etwa im Jahr 72 erlitt er in Chennai den Märtyrertod, als man ihn erstach, nachdem er sich geweigert hatte, die hinduistische Göttin Kali anzubeten.[117] Sein Grab, im nahe gelegenen Mylapore, wurde zu einem Wallfahrtsort; ein prominenter Pilger war Sighelm, ein Gesandter des Königreiches Wessex (England), der 883 mit einem Dankgeschenk von König Alfred dem Großen kam.[118]

Auch die Thatta-Nagar-Fakire in der pakistanischen Provinz Sindh halten sich für Nachkommen von Konvertiten, die Thomas in Thatta (nahe dem heutigen Ka-

116 Für weitere Informationen über die alte Kirche in Südasien vgl. Patrick Sookhdeo, *A People Betrayed: The Impact of Islamization on the Christian Community in Pakistan* (Christian Focus Publications and Isaac Publishing, 2002).

117 Siehe Kapitel 3.

118 So nach dem *Anglo-Saxon Chronicle* (hg. und übers. von B. Thorpe, 1861, Bd. 2, S. 66); zitiert in: John Rooney, „Exploring St. Thomas“, *Al-Mushir*, Bd. 25, Nr. 1-2, 1983, S. 83.

rachi) getauft haben soll.[119] Die Fakire behaupten, Bücher und andere Gegenstände zu besitzen, die die Verbindung mit Thomas beweisen, weigern sich aber, diese Fremden zu zeigen.[120]

Die älteste erhaltene schriftliche Quelle über Thomas in Südasien stammt aus der altsyrischen Kirche und wurde wahrscheinlich weit entfernt, in dem alten Gelehrtenzentrum der Kirche in Edessa (heute Urfa in der Südost-Türkei), zwischen 180 und 230 n.Chr. verfasst. Sie beschreibt Thomas als Prediger in den Dörfern des Reiches von König Gondophares (Gondaphernes), einer realen historischen Person, die 21–50/60 n.Chr. regiert haben dürfte. Seine Hauptstadt war Sirkap (nahe dem heutigen Taxila in Pakistan); er hielt auch in Peshawar und Kabul Hof. Nach diesem Dokument wurden sowohl König Gondophares als auch sein Bruder Christen, und Thomas evangelisierte später in einem anderen indischen Königreich, wo er den Märtyrertod erlitt.[121]

Alte christliche Quellen vermelden, dass auch der Apostel Nathanael (Bartholomäus) in Indien evangelisierte und ein Exemplar des Matthäusevangeliums auf Hebräisch mitbrachte. Das Wort „Indien" in diesen Quellen könnte jedoch auch ein anderes Gebiet als den Subkontinent meinen, da es damals in seiner Bedeutung allgemeiner war als heute.

Wie auch immer es im Einzelnen war: Wir haben starke Quellenbelege dafür, dass bis Anfang des dritten Jahrhunderts das Christentum Teile des Subkontinents erreicht hatte. Es gab damals definitiv indische Christen bzw. Christen in Indien (auch wenn die Worte „indisch" und „Indien" eine weniger spezifische Bedeutung hatten als heute[122]). Ein um 196 n.Chr. entstandenes Dokument erwähnt Christen unter den Kuschanas, die damals über ein Gebiet herrschten, das dem modernen Afghanistan und dem Großteil Pakistans entsprach. Spätestens 225 gab es einen Bischof von Baith Lapat (später Gundeshapur, heute Shahabad in Nordindien), der indische Christen betreute, die durch Missionare aus Persien und Mesopotamien bekehrt worden waren. Jetzt finden wir auch christliche Gemeinden mit Bischöfen in Afghanistan und Balutschistan (im heutigen Pakistan).

---

119 In Kapitel 7 sahen wir bereits, dass auch die Christen auf der Insel Sokotra vor der jemenitischen Küste ihre Geschichte bis auf Thomas zurückführten.

120 John Rooney, *Shadows in the Dark* (Rawalpindi: Christian Study Centre, 1984).

121 Das Martyrium wird in dieser Quelle in den Details anders dargestellt als in der mündlichen Tradition in Südindien.

122 In der Antike konnte „Indien" eine ganze Reihe geografischer Gebiete bedeuten, darunter den ganzen Subkontinent, Teile der Arabischen Halbinsel und sogar das Horn von Afrika.

Die alte *Chronik von Seert* (oder *Saard*) vermeldet, dass Bischof Dudi (David) von Basra „seinen Bischofssitz verließ, um nach Indien zu gehen, wo er viele Menschen evangelisierte." Dies geschah vermutlich in den letzten fünf Jahren des dritten Jahrhunderts.

Spätestens im frühen vierten Jahrhundert gab es eine eigenständige indische Kirche, denn 325 unterzeichnete Johannes der Perser das Nizänische Glaubensbekenntnis „für [die Kirchen] in ganz Persien und in dem großen Indien ..."

Zwanzig Jahre danach begab sich eine Gruppe von 72 christlichen Familien mit jüdischen Wurzeln (insgesamt rund 400 Personen) von Edessa nach Südwestindien. Dies geschah auf einen Traum des Bischofs Joseph hin, in welchem dieser sah, dass die indischen Christen gedemütigt und verfolgt wurden. Mit dem Segen seines Patriarchen, der der Gruppe ein Exemplar der Bibel mit auf den Weg gab, reisten Bischof Joseph, mehrere andere Geistliche sowie Männer, Frauen und Kinder nach Indien, angeführt durch einen christlichen Geschäftsmann namens Knai Thoma (Thomas von Kana). Sie ließen sich in Kodungallur (Cranganore) nieder, eine der sieben Städte, in denen der Apostel Thomas eine Kirche gebaut hatte. Die Christen aus Edessa stärkten, lehrten und ermutigten die geplagten indischen Christen, bekehrten zahlreiche Inder zum christlichen Glauben und errichteten viele Kirchen. Doch die Knananiten, wie man sie bald nannte, gingen keine Ehen mit indischen Christen ein. Heute sind sie ca. 300 000 Personen stark und haben ihr ethnisches Profil beibehalten können, dazu das Bewusstsein ihrer jüdischen Herkunft. Sie wurden später von Muslimen verfolgt und flohen von Kodungallur nach Süden. Noch später wurden sie von den Portugiesen verfolgt, die versuchten, ihre jüdischen Gebräuche und Rituale auszumerzen.

Um das Jahr 525 berichtete ein alexandrinischer Händler, der als Kosmas Indikopleustes (Kosmas der Indien-Segler) bekannt war, über christliche Kirchen in Malabar, Kalyan (nahe Bombay), in der Ganges-Ebene und „im Rest von Indien". Er berichtete auch über eine Kirche in Sri Lanka (Ceylon), die jedoch ganz aus christlichen Einwanderern aus Persien und nicht aus Einheimischen bestand. Im sechsten Jahrhundert blühte die Kirche auch in Afghanistan; nicht weniger als neun Städte waren Bischofssitze.

Missionare der altsyrischen Kirche in Persien waren in Südasien sehr aktiv und erfolgreich. In mehreren hinduistischen Gebieten gab es eine Gegenoffensive durch Brahmanen, die den Vormarsch des Christentums nicht durch Gewalt, sondern durch neue hinduistische Legenden und gefälschte „uralte" Inschriften an Säulen und Felsen zu stoppen versuchten. Trotz dieser Bemühungen konnte die altsyrische Kirche sich über den ganzen Subkontinent ausbreiten.

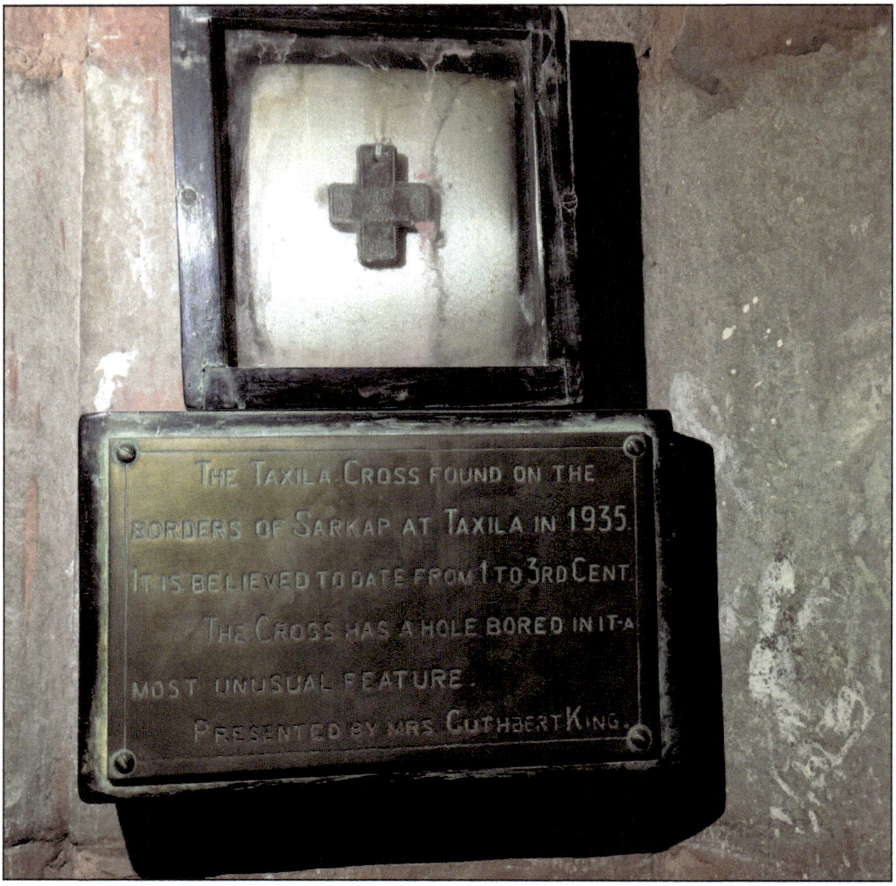
THE TAXILA CROSS FOUND ON THE
BORDERS OF SARKAP AT TAXILA IN 1935.
IT IS BELIEVED TO DATE FROM 1 TO 3RD CENT.
THE CROSS HAS A HOLE BORED IN IT-A
MOST UNUSUAL FEATURE.
PRESENTED BY MRS. CUTHBERT KING.

Das Taxila-Kreuz wurde 1935 nahe der Ortslage der antiken Stadt Sirkap bei Taxila im heutigen Pakistan entdeckt. Dieses kleine Kreuz, das vielleicht aus dem zweiten Jahrhundert stammt, wird von den pakistanischen Christen in Ehren gehalten, als greifbares Zeichen der langen christlichen Präsenz in ihrem Land.

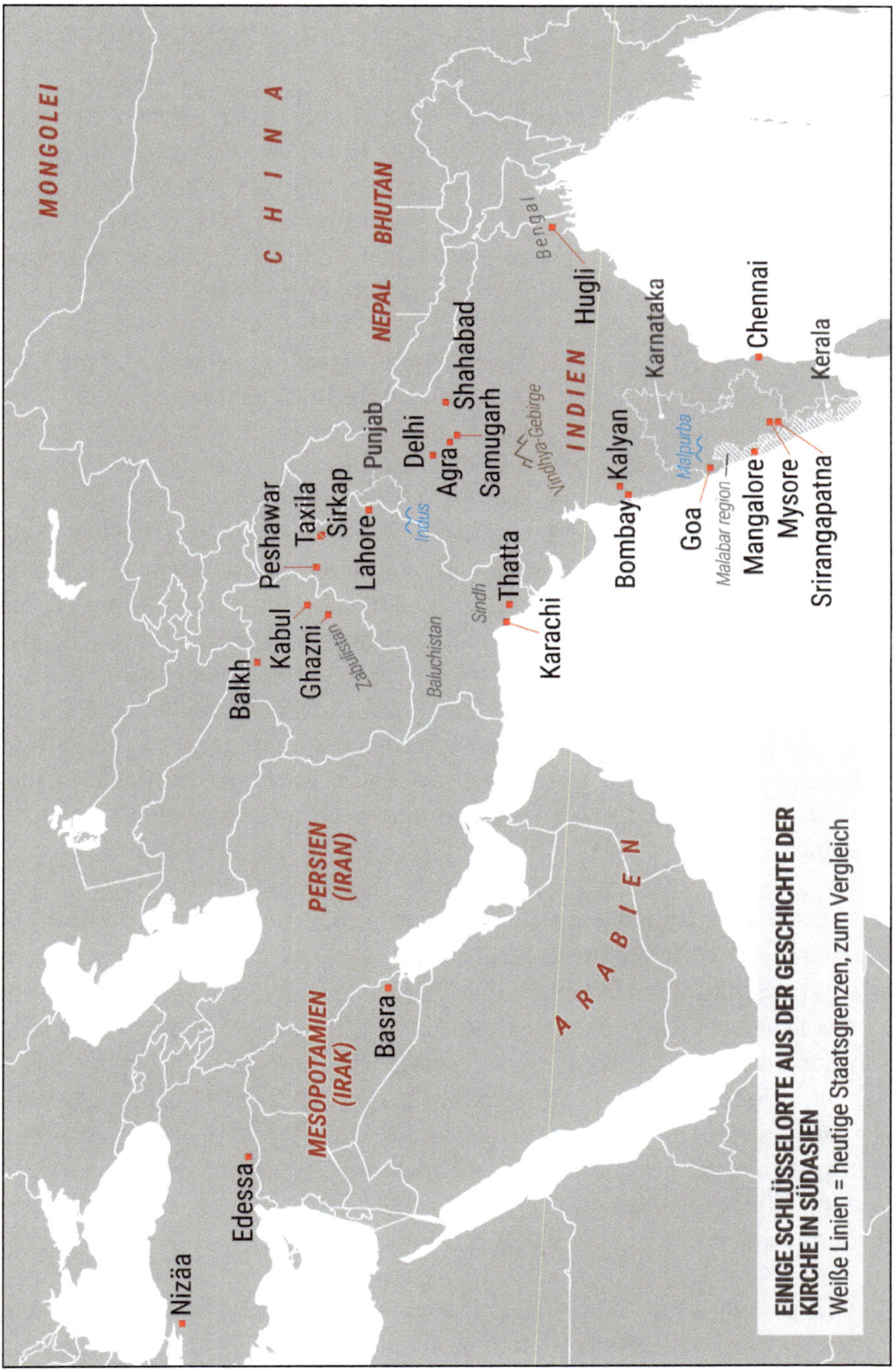

EINIGE SCHLÜSSELORTE AUS DER GESCHICHTE DER KIRCHE IN SÜDASIEN
Weiße Linien = heutige Staatsgrenzen, zum Vergleich

Araber, Mongolen und die Vernichtung der Kirche im Nordwesten

Nach mehreren Quellen kam es bereits 643 n.Chr. zur ersten Schlacht zwischen Muslimen und Südasiaten, als eine arabische Armee den König von Zabulistan (im heutigen Afghanistan) besiegte. Im nächsten Jahr kam es in Sindh zu einem ähnlichen Zusammenstoß; wieder waren die Muslime siegreich, doch Kalif Omar rief sie bald zurück nach Arabien. Zwei volle Jahrhunderte sollte diese Region umkämpft bleiben, bis die Muslime sich endgültig durchsetzten.

Als Dschingis Khan (1162–1227) diverse Nomadenstämme aus der Gegend der heutigen Mongolei vereinigte, war das der Same für das Entstehen des flächenmäßig größten Landreiches, das es je gab; auf seinem Zenit erstreckte es sich von Osteuropa bis zum Japanischen Meer. Das heutige Afghanistan und Teile Pakistans wurden von den Mongolen Mitte des dreizehnten Jahrhunderts erobert, doch schon vor dem Ende des Jahrhunderts war das Mongolenreich in vier separate Khanate oder Reiche zerfallen. Jetzt gehörten Afghanistan und Pakistan zum Territorium des Ilkhanischen Reiches (Ilkhanat), dem südwestlichen Teil des alten vereinigten Mongolenreiches. 1282 wurde Ahmed Tekuder der Sultan des Ilkhanischen Reiches. Er war in eine christliche Familie hineingeboren worden und hieß ursprünglich Nicholas Tekuder Khan. Doch dann konvertierte er zum Islam, änderte seinen Namen und benutzte, einmal auf dem Thron, seine Macht zur energischen Verbreitung seiner neuen Religion; von seinen Beamten verlangte er das Gleiche. Tekuders Islamisierungskurs war nicht populär und führte 1284 zu seinem Sturz.

1295 übernahm unter Sultan Mahmood Ghazan, dessen Mutter Christin war, das Ilkhanische Reich den Islam als Staatsreligion. Ghazan, der erst vor Kurzem zum Islam konvertiert war und danach den Thron an sich gerissen hatte, begann seine Herrschaft mit einer Verfolgung der Nichtmuslime. Juden und Christen mussten zum Zeichen der Unterwerfung die klassische islamische Kopfsteuer (*Jizya*) zahlen; viele sollen massakriert worden sein. Zwei Jahre später wurde ein wichtiger mongolischer Verbündeter, der Ghazan bei seiner Machtergreifung geholfen hatte, getötet, worauf Ghazan seine Religionspolitik änderte: Jetzt ließ er religiöse Intoleranz bestrafen und versuchte, gute Beziehungen zu den Nichtmuslimen aufzubauen.

Doch die Atempause für die Kirche in Afghanistan und Pakistan dauerte nicht lange. Bis zum Ende des vierzehnten Jahrhunderts waren die Christen durch den gefürchteten Timur (auch unter den Namen Timur Lenk, Tamerlan u.a. bekannt) praktisch ausgerottet worden. Timur wurde im heutigen Usbekistan als Muslim geboren und konnte während seines Lebens (1336–1405) einen Großteil des alten Mongolenreiches wiedererobern und noch weiter ausdehnen – das riesige, aber kurzlebige Timuridenreich.

Die türkischen Muslime und die Auslöschung der Kirche in Nord- und Zentralindien

Eine neue Phase muslimischer Invasionen begann 1001, als der türkischstämmige Herrscher Mahmud von Ghazni (im heutigen Afghanistan) mit seinem Mameluckenheer den ersten seiner militärischen Einfälle in Nordindien machte. Insgesamt 17 Mal stieß er plündernd und erobernd östlich des Indus vor.

Seine Nachfolger schoben sich immer weiter über Nordindien nach Osten vor. Im frühen 13. Jahrhundert wurde in Delhi ein Sultanat errichtet. Die Sultane von Delhi regierten ihr Territorium nach der Scharia: Hindus und Christen waren als *Dhimmis* (Nichtmuslime in einem vom Islam eroberten Staat) Bürger zweiter Klasse, die als Zeichen ihrer Unterwerfung die Kopfsteuer (*Jizya*) zahlen mussten.

Die türkisch-muslimischen Dynastien Nordindiens verhinderten den weiteren Vormarsch der Mongolen in den Süden des Subkontinents; stattdessen stießen sie selber nach Süden vor; bis 1330 hatten sie das Vindhya-Gebirge erreicht. 1344 wurde der Vormarsch der muslimischen Armeen endlich durch eine Koalition hinduistischer Staaten gestoppt, doch zu dieser Zeit dürfte das Christentum in Nord- und Zentralindien bereits mehr oder weniger ausgelöscht worden sein.

In Südindien verblieb eine christliche Präsenz, die bis heute andauert.

Großmogul Akbar

Jahrhundertelang wurde ein Großteil Indiens von muslimischen Eliten regiert, die über eine überwiegend hinduistische Bevölkerung mit einer christlichen Minderheit herrschten. Die Behandlung der Christen (und Hindus) hing von der Lust und Laune des jeweiligen Herrschers ab. Der Großmogul[123] Akbar, der 1556–1605 regierte, war eine außergewöhnliche Persönlichkeit, die von Religionen aller Art

123 Die Mogulkönige waren Nachkommen von Timur.

fasziniert war. Er schaffte die *Jizya* ab, was die Gleichberechtigung aller Untertanen unabhängig von ihrer Religion bedeutete. 1579 schickte er Boten in das von den Portugiesen beherrschte Goa, mit der Bitte: „Schickt mir zwei gelehrte Priester, die die Hauptbücher des Gesetzes und des Evangeliums mitbringen sollen, denn ich wünsche, das Gesetz und das, was das Beste und Vollkommenste in ihm ist, zu studieren und zu lernen.“ Man sandte prompt Missionare zu dem Großmogul. Akbar erlaubte ihnen, zu predigen und Konvertiten zu machen; im Jahre 1600 stellte er sogar Geld für den Bau einer Kirche in Lahore zur Verfügung.

Großmogul Jahangir

Auf Akbar folgte 1605 sein Sohn Salim, der seinen Namen bei dieser Gelegenheit zu Jahangir änderte. Jahangir trug ein goldenes Kruzifix um den Hals und war zu Beginn seiner Herrschaft den Christen noch besser gesonnen als sein Vater. Er war aber auch den Muslimen besser gesonnen, und gelegentlich versuchte er, Christen zum Abfall von ihrem Glauben zu zwingen. Als die Portugiesen von Goa 1613 ein Mogul-Schiff aufbrachten, verschlechterte sich Jahangirs Einstellung gegenüber den Christen schlagartig. Er beendete seine finanzielle Unterstützung für den Klerus und ließ die Kirchengebäude in Lahore und Agra, die er mit großzügigen Geld- und anderen Geschenken unterstützt hatte, schließen. Das Leben für die Christen in Lahore wurde so schwierig, dass sie 1614 in großer Zahl nach Agra auswanderten. Das folgende Jahr sah die Wiederherstellung der guten Beziehungen zwischen Jahangir und den Portugiesen, und ein paar Jahre später intervenierte Jahangir, als in Thatta Muslime die neue, schöne Kirche niederbrennen und den Priester töten wollten. 1624 wurde die Kirche in Lahore wiedereröffnet, doch die nach Agra geflohenen Christen sind wohl nicht nach Lahore zurückgekehrt.

Großmogul Shah Jahan

1628 kam Jahangirs Sohn auf den Thron; er nahm den Titel *Shah Jahan* („König der Welt“) an. Vier Jahre zuvor hatte er einen Aufstand gegen seinen Vater versucht und erleben müssen, dass die Portugiesen ihm die Unterstützung verweigerten. Sobald er Mogul war, rächte er sich, indem er den Portugiesen am Hof die Gelder strich, die sein Vater ihnen gezahlt hatte. Nach rücksichtsloser Abrechnung mit verschiedenen anderen Feinden wandte er seine Aufmerksamkeit wieder den portugiesischen Missionaren zu und befahl 1632 die Zerstörung der portugiesischen Kolonie Hugli in Bengalen. Eine Armee von 150 000 Soldaten belagerte die Stadt, die von 700 christlichen indischen Soldaten und 300 europäischen Soldaten verteidigt wurde. Hugli fiel schließlich, und über 4000 Christen wurden als Gefangene vor Shah Jahan in Agra gebracht. Viele von ihnen wurden getötet, andere als Sklaven verkauft. Etliche wurden gezwungen, zum Islam zu konvertieren, andere konvertierten freiwillig, um ihr Leben zu retten.

1633, vielleicht auch erst 1634 befahl Shah Jahan die Schließung und Zerstörung aller christlichen Anbetungsstätten. Etwa um diese Zeit erließ er auch ein Verbot des Übertritts vom Islam in eine andere Religion, das jedoch nicht besonders streng durchgesetzt wurde. Auch christliche Gottesdienste wurden verboten. Einige Jahre später lockerte Shah Jahan seine Religionspolitik etwas; mehrere Kirchen durften wiederaufgebaut und einige Missionsstationen wiedereröffnet werden.

Großmogul Aurangzeb

1658 erhob sich Shah Jahans dritter Sohn, Aurangzeb, gegen seinen Vater. Nach einem Krieg gegen seinen ältesten Bruder und rechtmäßigen Thronerben, Dara Shikoh, riss er das Reich an sich. Von Jugend auf ein sehr frommer Muslim, der einer konservativen und extremen Form des Islam anhin, erließ Aurangzeb ab 1668 eine Reihe von Gesetzen, die strikt die Scharia einführten; hinduistische Schulen wurden geschlossen, die Tempel zerstört. Jedwede nichtmuslimische öffentliche Religionsausübung wurde untersagt. Die Christen kamen mit gelegentlichen Schikanen davon, die sich vor allem gegen ausländische Missionare richteten.

Alles in allem konnten die einheimischen Christen sich unter der Herrschaft der Mogule halten, und die Mogule führten weiterhin mit anderen Landesfürsten Krieg. 1735 erfuhr man aus Lahore, dass die Elite der Mogul-Armee aus christlichen Offizieren bestand, die für ihre Loyalität und ihren Mut bekannt waren – und mehr noch für ihre christliche Frömmigkeit, die die Feinde am allermeisten in Angst und Schrecken versetzt haben muss.

Dara Shikoh – der Sohn, der nicht Mogul wurde

Shah Jahans rechtmäßiger Erbe und Nachfolger, Dara Shikoh, war ein ganz anderer Mensch als Aurangzeb. Persönlich ein eher mystischer Muslim, stand er für die friedliche Koexistenz aller Religionen in Indien. Er war ein Freund des siebten Sikh-Gurus Har Rai Ji und der europäischen christlichen Missionare und suchte nach Gemeinsamkeiten zwischen Islam und Hinduismus. Er war nicht nur Nichtmuslimen wohlgesonnen, sondern auch ein Gönner von Malerei, Musik und Tanz.

All dies war für den strikt rechtgläubigen und purtitanischen Aurangzeb natürlich ein Gräuel, und er erklärte Dara Shikoh zu einem Abtrünnigen und Verräter des Islam. Nach der Scharia musste ein erwachsener männlicher Apostat sterben, und so ließ Aurangzeb Dara Shikoh nach einer Art Schauprozess 1659 hinrichten.

Man kann darüber spekulieren, wie die Geschichte Indiens wohl verlaufen wäre, wenn der tolerante Dara Shikoh – ein sehr erfahrener Militärkommandeur – am 29. Mai 1658 in der Schlacht von Samugarh in der Nähe von Agra seinen fanatischen Bruder besiegt hätte.

Sultan Haidar Ali

Wir müssen nun zeitlich einen Sprung nach vorn und geografisch einen Sprung nach Süden machen, um uns die Verfolgungen unter den Sultanen von Mysore anzusehen. Sie waren weitaus blutiger als alles, was die Mogule getan hatten, denn bisher war der indische Islam mit Nichtmuslimen meist milder umgegangen als der Islam im Nahen Osten.

Haidar Ali (1722–1782) herrschte über Mysore, eines der Königreiche in Südindien. Ebenfalls aktiv in dieser Region waren die Portugiesen, die allmählich schwächer wurden, und die Briten, die immer stärker wurden.

1748 belagerte Haidar Ali die Festung Mangalore auf dem Territorium der Portugiesen. In der Festung waren 80 000 indische Christen,[124] die zu Recht zweifelten, ob die Portugiesen sie gegen Haidar Alis muslimische Streitmacht würden verteidigen können. Haidar Ali bot den Christen an, ihnen das Leben zu lassen, falls sie sich ergaben. Sie lehnten das Angebot ab und vertrauten lieber auf die Zusage der Briten, die Festung zu entsetzen. Doch die Briten kamen nicht, und die Festung fiel. Haidar Ali, hell empört, dass die Christen auf die militärische Hilfe der Briten gesetzt hatten, anstatt sich zu ergeben, ließ 60 000 von ihnen den gut 300 Kilometer langen Marsch zu seiner Hauptstadt Srirangapatna bei Mysore antreten. Nur 20 000 erreichten die Hauptstadt; 20 000 kamen unterwegs um, über die restlichen 20 000 weiß man nichts.

Tipu Sultan

Auf Haidar Ali folgte sein Sohn Tipu (gewöhnlich Tipu Sultan genannt), der ähnlich blutig wie sein Vater gegen Nichtmuslime vorging. In Mangalore ließ er ca. 25 000 Hindus und mindestens 25 000 Christen töten.

Tipu Sultan versuchte auch, Hindus und Christen zum Islam zu bekehren. Manche Christen zwang er zur Konversion durch die Drohung, ihnen sonst die Ohren und Nase abschneiden zu lassen. Eine andere seiner Methoden war die Zwangsbeschneidung. 1784 ließ er 30 000 christliche Männer (nach manchen Quellen sogar 50 000) beschneiden und, wahrscheinlich zusammen mit ihren Familien, in eine andere Gegend des Landes deportieren.

Trotz alledem erfreut sich Tipu Sultan in Indien bis heute großer Anerkennung für seine militärischen Erfolge gegen die Briten. Erst als ihn ein enger Vertrauter, den die Briten bestochen hatten, verriet, wurde er 1799 bei Srirangapatna besiegt und getötet. Die siegreichen britischen Truppen wurden von Oberst Arthur Wellesley angeführt, dem späteren Duke of Wellington.[125]

---

124 Die meisten dieser Christen waren Bunts – Nachkommen von konvertierten Saraswath-Brahmanen, die sehr helle Haut und blaue oder (häufiger) grüne Augen hatten. Heute sind viele Bollywood-Filmstars und Miss Indias Bunts.

125 Es heißt, dass Wellington die Taktiken, mit denen er später Napoleon besiegte, von Tipu Sultan gelernt hatte – und ironischerweise auch, dass Tipu Sultan diese Kniffe selbst von seinen französischen Verbündeten übernommen hatte.

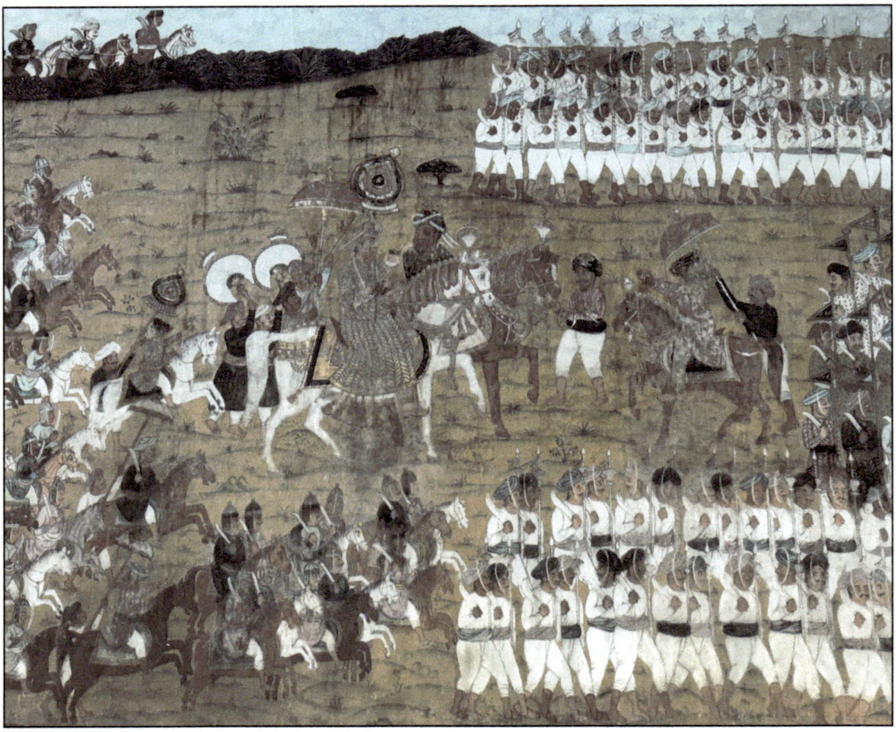

Viele von Tipu Sultans militärischen Erfolgen gegen die Briten sind auf detaillierten Wandgemälden in dem Sommerpalast, den er (zur Erinnerung an seinen Sieg im Jahre 1784) bei Srirangapatna erbauen ließ. Das Gemälde oben zeigt eine Truppenparade von Tipus eigenen Truppen und denen der Franzosen, die an seiner Seite kämpften. Tipu selbst sitzt unter seinem königlichen Sonnenschirm auf dem großen weißen Pferd in der Bildmitte und riecht nonchalant an einer Rose – ein Zeichen dafür, wie gelassen er in den Krieg zieht. Rechts von ihm, auf dem braunen Pferd und unter einem nicht ganz so prächtigen Schirm, reitet sein treuer Vertrauter und Berater, Mir Sadiq. Dass Tipu 1799 bei Srirangapatna besiegt wurde und fiel, lag an dem Verrat durch Mir Sadiq, den die Briten bestochen hatten. Kein Wunder, dass Mirs Gesicht aus diesem Bild ausgekratzt worden ist.

Leider bedeutete der Tod von Tipu Sultan nicht das Ende der Gewalt in Indien, das die Briten zielstrebig unter ihre Kontrolle zu bringen versuchten. So ließ Wellesley ein Jahr später 5000 Inder in dem Malpurba-Fluss ertrinken, als er am 30. Juli 1800 ein Militärlager angriff. Der Rest der Lagerbewohner wurde entweder auf andere Weise getötet oder gefangen genommen; unter den Gefangenen waren auch Frauen und Kinder.[126]

126 R.G. Burton, *Wellington's Campaigns in India* (Indian Army Intelligence Branch, 1908).

Heute, über drei Jahrhunderte danach, sorgt Tipu Sultan in gewisser Weise weiter für Gewalt in dem Gebiet, über das er einst herrschte. Sein Name ist ein Begriff in seiner alten Heimat, dem heutigen südindischen Bundesstaat Karnataka, wo es jedes Jahr zu hinduistischen Protesten und Gerichtsprozessen kommt, seit die Staatsregierung im Jahr 2014 den 10. November (Tipu Sultans Geburtstag) zu einem öffentlichen Feiertag erklärt hat. Bei den Zusammenstößen zwischen Hindus und Muslimen hat es sogar Tote gegeben.

Unter britischer Herrschaft

Tipu Sultans Niederlage bei Srirangapatna 1799 gegen die britischen Truppen unter Wellesley war der Anfang eines langen Prozesses, an dessen Ende die Herrschaft der britischen Regierung (und nicht mehr der britischen Ostindienkompanie) über Indien stand. In den nächsten 150 Jahren wurden religiöse Verfolgungen auf dem Subkontinent durch die britische Oberherrschaft weitgehend verhindert. Eine Ausnahme war die Verfolgung von Konvertiten durch ihre eigenen Verwandten.

Den britischen Soldaten folgten alsbald europäische und amerikanische Missionare, deren Arbeit jedoch wenig sichtbare Früchte trug. Die wenigen Konvertiten wurden meist aus ihrer Familie ausgestoßen, was bedeutete, dass sie auf die Missionare angewiesen waren und nicht selten auf der Missionsstation wohnten. Manche wurden getötet.

Eine weitere Ausnahme war der „Indische Aufstand“ von 1857. Vor einigen Jahren wurde nachgewiesen, dass dieser Aufstand in hohem Maße auf die Angst von Hindus und Muslimen zurückging, dass die Briten ihnen das Christentum aufzwingen wollten. Es gab noch etliche andere Auslöser – nicht zuletzt der rassistische Umgangston britischer Offiziere gegenüber ihren indischen Untergebenen –, aber erst in unseren Tagen hat man erkannt, wie stark das Motiv des Schutzes der heimischen Religionen bei den Indern war. William Dalrymple, der während der Recherchen zu seinem Buch *The Last Mughal* (2006) 20 000 Dokumente der Rebellen von 1857 sichtete, kommt zu dem Ergebnis, dass der Aufstand im Wesentlichen ein Religionskrieg war. „Es gab zweifellos eine Vielzahl persönlicher Klagen, aber heute ist ohne Wenn und Aber klar, dass die Rebellen sich als Kämpfer in einem Krieg zur Erhaltung ihrer Religion sahen und dies entsprechend artikulierten."[127] Als die aufständischen Sepoys[128] am 11. Mai 1857 in Delhi, die alte Hauptstadt der Mogule, einmarschierten, bliesen sie nicht nur zur Jagd auf die Briten, sondern töteten auch alle indischen Christen, die sie finden konnten und von denen die meisten erst vor relativ kurzer Zeit vom Hinduismus oder Islam konvertiert waren. Der erste Konvertit, der ermordet wurde, war Chiman Lal, der am Morgen des 11. Mai an die Rebellen verraten wurde. Seine Bekehrung im Jahr 1852 hatte einen Riesenskandal verursacht, da er ein prominenter Bürger war, der ein Krankenhaus geleitet hatte und ein Beamter im Dienst des Moguls war.[129]

Da damals die Briten, ja alle Weißen generell als Christen galten, war der Aufstand nicht weniger als der Versuch, das Christentum in Indien auszurotten. Im folgenden Jahr veröffentlichte Reverend William Owen ein Buch, das den Mut und die Treue vieler Christen dokumentierte, die während des Aufstandes schwer verfolgt oder getötet wurden, weil sie sich weigerten, Christus abzusagen und zum Islam oder Hinduismus zu konvertieren. Es gab unter diesen Christen Inder (muslimischer, hinduistischer oder Sikh-Herkunft), aber auch Briten (Owen ist bemüht, zwischen denen zu unterscheiden, die Christen waren, und denen, die es nicht waren). Owen weist auch darauf hin, dass zahlreiche indische Christen, z.B. in Südindien, Bengalen und im Nordwesten, sich während des Aufstands auf die Seite der Briten stellten und ihre Hilfe anboten. Es gab auch Fälle, in denen nichtchristliche Inder indische Christen beschützten, z.B. Hindus, die Christen vor muslimischen Mobs schützten.[130] Owen beklagt, dass es auch Christen gab – vor allem unter den Briten –, die durch den Abfall von ihrem Glauben ihre Haut retteten.

> Es ist schwierig, wenn nicht praktisch unmöglich, die Zahl der Apostaten unter den Engländern mit denen unter den einheimischen Konvertiten zu vergleichen. Eine sorgfältige Untersuchung der ver-

---

127 „Indian mutiny was ‚war of religion'", BBC-Interview mit William Dalrymple, <http://news.bbc.co.uk/2/hi/south_asia/5312092.stm>, abgerufen am 12.11.2019.

128 Sepoys waren indische Soldaten im Dienst der britischen East India Company.

129 „Indian mutiny was ‚war of religion'", BBC-Interview mit William Dalrymple, <http://news.bbc.co.uk/2/hi/south_asia/5312092.stm>, abgerufen am 12.11.2019.

130 William Owen, *Memorials of Christian Martyrs and other Sufferers for the Truth in the Indian Rebellion* (London: Simpkin, Marshall and Co., November 1858). Beispiele indischer Christen, die für Christus litten und Märtyrer wurden, durchziehen das ganze Buch (vgl. S. 46-59.120 für Beispiele in Delhi). Für andere Themen vgl. S. 27-30 (Abfall vom Glauben), S. 30-32 (Loyalität indischer Christen gegenüber den Briten), S. 32.138 (Hindus, die indische Christen beschützten), S. 153-159 (Beispiel eines britischen Christen, der die Konversion zum Islam verweigerte, in einer Situation, wo verfolgte indische Christen und britische Christen gemeinsam litten und einander Mut machten).

> schiedenen Berichte, die wir in der letzten Zeit zusammentragen konnten, scheint jedoch zu ergeben, dass bekehrte Hindus und Mohammedaner in stärkerem Maße dem Kreuz treu geblieben sind als diejenigen, die in unserem christlichen Land geboren und aufgewachsen sind ... Es ist höchst erfreulich, dass unter den einheimischen Konvertiten die, die von ihrem Glauben abfielen, sehr wenige sind verglichen mit der Zahl derer, die in der Stunde der Bewährung festblieben. An manchen Orten gab es nur zwei oder drei Apostaten, aber zig Christen, die festblieben.[131]

Die britische Nation war zutiefst schockiert durch den „Indischen Aufstand", den viele als Gottes Strafe für die Sünden Großbritanniens sahen. Am 7. Oktober 1857 wurde in Großbritannien ein „Tag der nationalen Demütigung" begangen, mit Gottesdiensten in allen anglikanischen Kirchen und vielen Freikirchen. Diverse Prediger nannten verschiedene Sünden der Nation mit Namen, doch viele missionsorientierte Christen fanden, dass die größte Sünde war, dass man sich nicht energischer der Missionierung Indiens gewidmet hatte. Tatsache war, dass die Ostindienkompanie den Hinduismus geradezu gehätschelt hatte.[132] Es ist interessant, dies mit der indischen Klage über die angeblichen aggressiven, staatlich finanzierten Bekehrungskampagnen der Briten zu vergleichen.

Der Aufstand von 1857 beschädigte das Ansehen der westlichen Missionare erheblich. Gleichzeitig wurde die mehr informelle Herrschaft der Ostindienkompanie durch eine regelrechte britische Kolonialregierung ersetzt. Regierung und Verwaltung wurden reformiert, u.a. durch gewählte Vertretungen auf lokaler Ebene und die Beteiligung der Inder an der Administration des Landes. Das Prinzip der Rechtsstaatlichkeit wurde großgeschrieben. Die religiösen Gruppierungen unterstanden dem Zivilrecht, was z.B. hinduistische Sekten daran hinderte, gewaltsam gegeneinander vorzugehen. Diese Veränderungen scheinen den Weg für eine größere Beteiligung einheimischer Christen an Mission und Evangelisation geebnet zu haben, was seinerseits zu einem verstärkten Bemühen führte, auch die untersten Gesellschaftsschichten (wie die „Unberührbaren" und verschiedene Stämme) zu erreichen. (Die westlichen Missionare hatten vor allem unter den höheren Kasten gearbeitet.)

---

131 Owen, S. 28-29.

132 Brian Stanley, „Christian Responses to the Indian Mutiny of 1857", in: W.J. Sheils (Hg.), *The Church and War: Papers Read at the Twenty First Summer Meeting and Twenty-Second Winter Meeting of the Ecclesiastical History Society*, Studies in Church History 20 (Oxford: Basil Blackwell, 1983), S. 279-281.

1870 begannen Massenbekehrungen zum Christentum in Südindien, vor allem unter den „Unberührbaren“ bei den Telugu und Tamilen. 1873 begannen Massenbekehrungen im Punjab, wieder unter den Ärmsten der Armen, durch das Zeugnis indischer Evangelisten.[133] Diese Konvertiten, die ja durch andere Inder und nicht durch Missionare aus dem Westen bekehrt worden waren, wurden nur selten verfolgt. Nach einem halben Jahrhundert kam es zu einer Verlangsamung des dramatischen Wachstums der Kirchen, etwa zeitgleich mit dem Beginn der politischen Aktivitäten Gandhis in Indien um 1920.

Nach der Unabhängigkeit

1947 gewährte Großbritannien Indien die Unabhängigkeit; gleichzeitig wurde das Land in einen überwiegend hinduistischen Staat (Indien) und einen überwiegend muslimischen Staat (Pakistan) aufgeteilt, wobei Pakistan aus zwei separaten Territorien bestand: Pakistan westlich von Indien und Ostpakistan östlich von Indien. In der darauffolgenden Panik und in dem Durcheinander, bei dem ca. 15 Millionen Menschen in aller Eile ihre Heimat verließen und über die neu geschaffenen Grenzen in den für sie „richtigen“ Staat zogen, sollen mindestens eine Million Menschen zu Tode gekommen sein. Da Christen als „neutral“ galten, hingen sich manche Hindus und Muslime Kreuze um den Hals, in der Hoffnung, so Angriffen von Anhängern der jeweils anderen Religion zu entgehen. Viele echte Christen starben.

Binnen sechs Monaten wurde auch Ceylon (Sri Lanka) unabhängig. Afghanistan und Nepal waren bereits 1919 bzw. 1923 von Großbritannien als unabhängig anerkannt worden, Bhutan war schon immer unabhängig gewesen.

Pakistan[134]

1947 mussten die indischen Christen wählen, ob sie in einem hinduistisch dominierten oder einem muslimisch dominierten Staat leben wollten. Viele Christen fühlten sich unter Muslimen wohler, in der Annahme, dass die islamische Kultur und Religion ihrer eigenen ähnlicher seien als der Hinduismus. Sie wollten auch um jeden Preis frei von dem hinduistischen Kastensystem werden, das die Chris-

---

133 Patrick Sookhdeo, *A People Betrayed: The Impact of Islamization on the Christian Community in Pakistan* (Christian Focus Publications und Isaac Publishing, 2002), S. 55-57.

134 Genaueres über die Situation der Christen im heutigen Pakistan siehe in: Patrick Sookhdeo, *A People Betrayed: The Impact of Islamization on the Christian Community in Pakistan* (Christian Focus Publishing and Isaac Publishing, 2002).

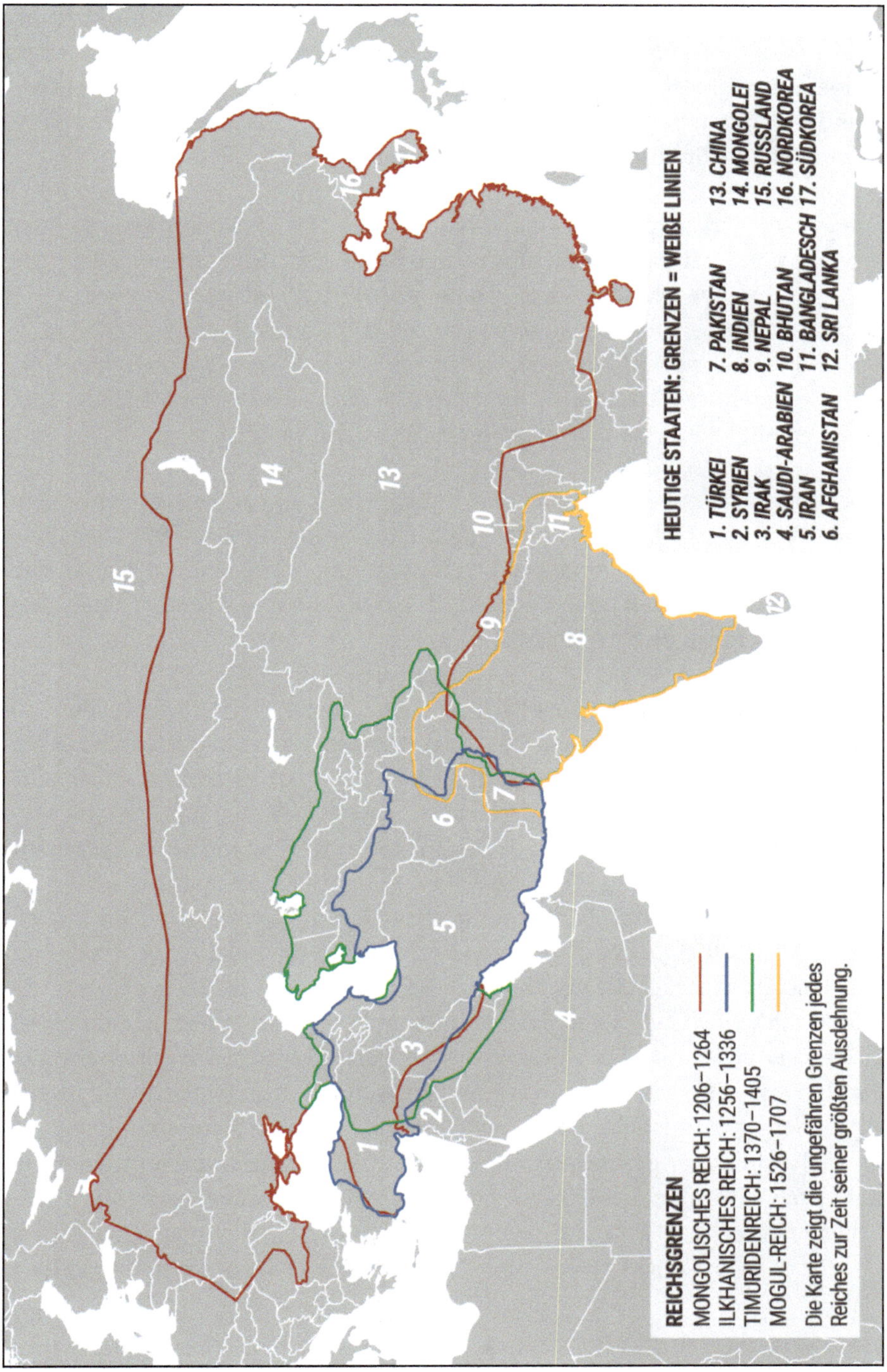
REICHSGRENZEN
MONGOLISCHES REICH: 1206–1264
ILKHANISCHES REICH: 1256–1336
TIMURIDENREICH: 1370–1405
MOGUL-REICH: 1526–1707
Die Karte zeigt die ungefähren Grenzen jedes Reiches zur Zeit seiner größten Ausdehnung.
HEUTIGE STAATEN: GRENZEN = WEIßE LINIEN
1. TÜRKEI
2. SYRIEN
3. IRAK
4. SAUDI-ARABIEN
5. IRAN
6. AFGHANISTAN
7. PAKISTAN
8. INDIEN
9. NEPAL
10. BHUTAN
11. BANGLADESCH
12. SRI LANKA
13. CHINA
14. MONGOLEI
15. RUSSLAND
16. NORDKOREA
17. SÜDKOREA

ten, von denen viele aus den untersten Kasten kamen, ausschloss und stigmatisierte. Sie hatten jeden Grund zu glauben, dass sie in Pakistan gleichberechtigte Bürger wären, hatte doch Muhammad Ali Jinnah, der Gründer Pakistans, eben dies drei Tage vor der Unabhängigkeit, am 11. August 1947, in einer Rede als Präsident der Konstituierenden Versammlung gesagt:

> Man kann zu jeder Religion, Kaste oder Glaubensbekenntnis gehören; das hat mit dem Staat nichts zu tun ... Wir beginnen eine Zeit, wo es keine Diskriminierung und keine Unterscheidung zwischen einer Gruppe und einer anderen gibt, keine Unterscheidung zwischen einer Kaste oder Glaubensrichtung und einer anderen. Wir beginnen mit dem fundamentalen Prinzip, dass wir alle Bürger – gleichberechtigte Bürger – in ein und demselben Staat sind.[135]

Doch zum Unglück der pakistanischen Christen starb Jinnah im September 1948. Binnen Monaten begann ein Prozess der Islamisierung, der langsam, aber sicher den Muslimen einen bevorzugten Status gegenüber Christen und Hindus gab. Neue Gesetze brachten neue Formen der Diskriminierung und Benachteiligung für die nicht muslimischen Minderheiten.

Viele Jahre lang kämpften die pakistanischen Christen mit dem System der getrennten Wählerschaften für die verschiedenen Religionsgruppen, das der christlichen Minderheit zwar eine Vertretung im Parlament garantierte, aber auch dafür sorgte, dass diese Vertretung so klein war, dass sie gegenüber der muslimischen Mehrheit ohne jedes Gewicht war. Dieses System wurde 2002 abgeschafft.

Ein weiteres juristisches Problem wurde der § 295 im pakistanischen Strafgesetzbuch, das sogenannte „Blasphemiegesetz". Der zahnlose Tiger, den das pakistanische Recht hier aus dem Britisch-Indischen Strafgesetzbuch geerbt hatte, wurde durch Zusätze in den Jahren 1982 und 1986 und schließlich durch ein 1990 ergangenes Urteil des Bundes-Schariagerichtes drastisch verschärft. Das Ergebnis ist ein furchterregendes Rechtsinstrument, das geradezu zu falschen Beschuldigungen einlädt und für verschiedene Arten von „Blasphemie" lebenslängliche Haft oder die Todesstrafe vorsieht. Die Definition von Blasphemie ist dabei so weit gefasst, dass bereits das persönliche Glaubensbekenntnis eines Christen darunterfallen kann. Besonders gefährdet sind Nichtmuslime. Zahlreiche Christen und andere sind unter diesem Gesetz zum Tod verurteilt worden,

135 Constituent Assembly of Pakistan Debates, Bd. 1, Nr. 2 vom 11.8.1947, S. 20; online unter <https://digital.soas.ac.uk/content/LO/AC/00/00/53/00015/PDF.pdf>, abgerufen am 12.11.2019.

obwohl die Strafen noch nicht vollstreckt worden sind. Mehrere Beschuldigte sind ermordet worden.

Dazu kommt noch die alltägliche Diskriminierung der von vielen Muslimen als verachtenswert, ja „unrein" betrachteten Christen in Schule und Beruf, die zu einem Teufelskreis aus Armut, Analphabetismus und dem Einsatz in den schmutzigsten und gefährlichsten Berufen führt. Häufig werden christliche Mädchen oder Frauen entführt, zum Islam zwangsbekehrt und anschließend mit ihren Entführern zwangsverheiratet; die Polizei stellt sich meist auf die Seite der Entführer. In den letzten zwanzig Jahren sind Übergriffe gegen Christen etwas mehr oder weniger Alltägliches geworden.

Bangladesch

Ostpakistan wurde 1971 eine unabhängige Nation mit dem Namen Bangladesch. Es ist einen anderen Weg gegangen als Pakistan und hat den extremistischen Forderungen nach Islamisierung weniger nachgegeben. Ein gewisses Machtgerangel geht weiter; säkulare Gruppen versuchen, den Islam aus seiner Position als Staatsreligion zu verdrängen, während die Islamisten eine größere Islamisierung fordern. Jamaat-e-Islami, die islamistische Hardliner-Partei des Landes, darf bei Wahlen nicht mehr antreten, bleibt aber ein starker Machtfaktor.

Obwohl die Christen in Bangladesch eine noch kleinere Minderheit sind (ein Prozent der Bevölkerung) als in Pakistan, haben sie mehr Religionsfreiheit und erleiden weniger Repressalien.

Afghanistan

Afghanistan ist der mit Abstand heißeste Boden für Christen in Südasien. Allein Gott weiß, wie viele Christen es in dem Land gibt. Nach Schätzungen leben dort ungefähr tausend Christen, die alle Konvertiten aus dem Islam bzw. deren Kinder sein sollen. Es gibt keine Kirchengebäude.

Bei allen Verbrechen, die nicht vom normalen Strafgesetzbuch abgedeckt sind, konsultieren die Gerichte die Scharia, und so ist Afghanistan heute eines der Länder, das für den Abfall vom Islam die Todesstrafe vorsieht. Teile des Landes werden nicht von der Regierung, sondern den Taliban kontrolliert, die die Scharia gnadenlos durchsetzen und bei denen jeder Konvertit aus dem Islam, der entdeckt wird, mit der Ermordung rechnen muss. Auch die Gesellschaft allgemein ist strikt gegen Menschen, die den Islam verlassen haben, und fordert ihren Tod, wie in der Scharia vorgesehen.

Indien

Indien ist ein säkularer Staat, wie es in der Präambel der indischen Verfassung ausdrücklich formuliert ist:

> Wir, das Volk Indiens, feierlich entschlossen, Indien als souveräne sozialistische säkulare demokratische Republik zu konstituieren und allen seinen Bürgern soziale, wirtschaftliche und politische Gerechtigkeit, Freiheit des Denkens, der Meinungsäußerung, des Glaubens und der religiösen Verehrung, Gleichheit der rechtlichen Stellung und der Möglichkeiten zu sichern und unter ihnen die Brüderlichkeit zur Wahrung der Würde des Einzelnen und der Einheit der Nation zu fördern, nehmen an, erlassen und geben uns hierdurch in unserer Verfassunggebenden Versammlung am heutigen 26. Tag des Monats November 1949 folgende Verfassung.[136]

Doch mittlerweile hat eine extremistische Form des Hinduismus, die Hindutva genannt wird,[137] zunehmend an Einfluss gewonnen und ist heute politisch sehr dominant. Es gibt auch militante hinduistische Organisationen, die gerne Christen überfallen, typischerweise während der Sonntagsgottesdienste; es kommt dabei meist zu Sachschäden an den Kirchen und Verletzungen bei den Gläubigen (Todesfälle sind selten). Dabei unternimmt die Polizei in der Regel nichts, um die Schuldigen vor Gericht zu bringen. Stattdessen verhaftet sie oft die christlichen Opfer, während sie die Täter laufen lässt. Als 2014 Narendra Modi, der Chef der hinduistisch-nationalistischen Bharatiya Janata Partei (BJP), indischer Premierminister wurde, bekamen die militanten Hindus noch mehr Oberwasser, und die Angriffe auf Christen nahmen zu.

Viele der Christen in Indien gehören zu den Dalit, die als „Unberührbare" auf der untersten Stufe des Kastensystems stehen und traditionell diskriminiert werden. Heute sorgt ein Quotensystem dafür, dass auch Dalit Arbeitsplätze und Bildung bekommen, doch dies gilt nur für Dalit, die zu den indischen Religionen gehören, nicht für christliche oder muslimische Dalit.

Es ist nicht illegal, wenn Christen ihren Glauben verbreiten, doch falsche Gerüchte, Christen hätten Hindus durch Bestechung, Winkelzüge oder Gewalt zur Be-

---

136 <http://www.verfassungen.net/in/verf49-i.htm>, abgerufen am 12.11.2019, jedoch mit der ursprünglichen Formulierung von 1949: „souveräne sozialistische säkulare demokratische Republik" (Anm. d. Übers.).

137 Genaueres siehe Kapitel 13.

kehrung zum Christentum gebracht, müssen oft als Begründungen für antichristliche Gewalt herhalten. Mehrere Bundesstaaten haben Bekehrungsversuche, die solche Methoden benutzen, verboten, und es ist möglich, Christen wegen angeblicher Verstöße vor Gericht zu stellen.

Nepal

Auch Nepal ist ein hinduistisches Land. Bis 2008 ein Königreich, ist es heute eine säkulare Republik. Die Kirche in Nepal ist seit den 1950er-Jahren, als westliche Missionare ins Land kamen, rasch gewachsen, doch die Christen machen immer noch unter 1,5 Prozent der Bevölkerung aus und fühlen sich oft als Bürger zweiter Klasse.

2015 wurde die Verfassung durch einen Artikel ergänzt, nach welchem es illegal ist, jemanden „von einer Religion zu einer anderen zu bekehren". Im August 2017 wurde ein weiteres Gesetz erlassen, das Bekehrungen noch weiter einschränkt und das „Verletzen religiöser Gefühle" kriminalisiert. Das Gesetz ist so vage formuliert, dass jegliche öffentliche christliche Aktivitäten potenziell illegal sind. Es trat im September 2018 in Kraft, und schon bald kam es zu ersten Verhaftungen; das erste Opfer war ein christlicher Polizist, der am 3. Oktober verhaftet wurde, nachdem er auf einer kirchlichen Konferenz sein Zeugnis gegeben hatte.

Sri Lanka

Die Bevölkerung Sri Lankas besteht überwiegend aus singhalesischen Buddhisten, und die Verfassung gibt dem Buddhismus den obersten Platz. Es gibt auch eine tamilische Minderheit (im Wesentlichen im Norden und Osten der Insel), die überwiegend hinduistisch ist. Ungefähr neun Prozent der Bevölkerung sind Moors („Mauren"), die muslimisch sind. Die Tamilen wurden 2009 nach einem 26-jährigen Bürgerkrieg von den Singhalesen besiegt und sind weiter Opfer von Diskriminierungen. Viele der Christen in Sri Lanka sind Tamilen und werden folglich doppelt diskriminiert – wegen ihres Glaubens und ihrer ethnischen Zugehörigkeit. Die Christen (zu denen auch Singhalesen gehören) machen rund acht Prozent der Gesamtbevölkerung aus.

Christen sind oft Opfer von Übergriffen durch buddhistische Mobs (die manchmal von Mönchen angeführt werden) und durch die Polizei; bisweilen kommt beides zusammen. Typischerweise handelt es sich um Angriffe auf Gottesdienste oder die (falsche) Behauptung, dass Kirchengebäude registriert werden müssten, um für Gottesdienste genutzt werden zu können.

Bhutan

Wie Sri Lanka ist auch Bhutan ein überwiegend buddhistisches Land, mit einer ethnisch unterschiedlichen hinduistischen Minderheit und mit Christen, die aus beiden Bevölkerungsgruppen kommen. Die meisten Bürger dieses kleinen Königreichs im Himalaja gehören zu den Drukpa, den königlichen Bhutanern, die sich als die „Söhne des Bodens" betrachten. Die Drukpa sehen auf die Nepalesisch sprechende Minderheit herab, die sie als nutzlos betrachten, sodass es ihnen egal ist, wenn sie vom Buddhismus zum Christentum konvertieren. Ein Drukpa dagegen, der das Gleiche tut, muss mit schweren Repressalien rechnen.

Kapitel 13:

Das lange zwanzigste Jahrhundert

In den späteren Jahren des zwanzigsten Jahrhunderts hieß es oft, dass es in diesem Jahrhundert mehr christliche Märtyrer gegeben hatte als in jedem anderen davor. Stimmt das? Das ist schwer zu beurteilen, wenn man bedenkt, dass wahrscheinlich viele Martyrien in den vergangenen fast 2000 Jahren unbemerkt geblieben sind (außer im Himmel), niemals aufgezeichnet wurden oder später wieder vergessen wurden. Und was für einen Anteil an der Gesamtzahl der Christen repräsentierten die Märtyrer? Wo es nur wenige Christen gab, konnte es auch nur wenige Märtyrer geben, selbst wenn ihr prozentualer Anteil an der Zahl der Christen hoch war. Wie wir in Kapitel 11[138] bereits sahen, geht man davon aus, dass während der Großen Verfolgung von 1866–1871 über die Hälfte der Christen in Korea den Märtyrertod erlitten – aber dies waren „nur" 8000 Personen. Und wie definiert man überhaupt das ziemlich flexible Wort „Märtyrer"?

Wie dem auch sein mag: Das zwanzigste Jahrhundert kann auf jeden Fall als ein Jahrhundert der weltweiten Christenverfolgungen bezeichnet werden. Christen in riesigen Zahlen starben, weil sie ihrem Herrn Jesus Christus treu blieben.

Von Völkermord zu Völkermord

Um historisch Sinn zu ergeben, bezieht dieses Kapitel auch die letzten Jahrzehnte des 19. Jahrhunderts mit ein, um den Völkermorden an den Armeniern, Assyrern und Griechen gerecht zu werden. Und andererseits schaut es auch ein Stück weit in das einundzwanzigste Jahrhundert hinein, um die fortdauernde Verfolgung von Christen in unseren Tagen zu dokumentieren. Dazu gehören auch die Verfolgungen im Rahmen des Bürgerkrieges in Syri-

138 Siehe Kapitel 11.

en, der bereits selbst als Völkermord bezeichnet worden ist[139] und die Nachkommen der Überlebenden der früheren Völkermorde hart getroffen hat.

Der vergessene Völkermord

Anfang 1915 wurde eine Fatwa[140] gegen die Nichtmuslime innerhalb des Osmanischen Reiches erlassen. Die Fatwa rief die Muslime dazu auf, den Kampf gegen die christlichen Minderheiten aufzunehmen, mit denen sie die ganze Zeit als Nachbarn zusammengelebt hatten (auch wenn dieses Zusammenleben nicht gleichberechtigt oder immer friedlich war). Längst nicht alle Muslime befolgten diesen Aufruf, doch die, die ihn befolgten, brachten unsägliches Leid und Zerstörung über die armenischen, griechischen und assyrischen Christen.

Man schätzt, dass insgesamt über 1,5 Millionen Armenier, bis zu 1,5 Millionen Griechen und bis zu 750 000 Assyrer (darunter 250 000 Syrisch-Orthodoxe[141]) im Laufe von 30 Jahren einem staatlich sanktionierten Genozid zum Opfer gefallen sind – Männer, Frauen und Kinder. Wie konnte es dazu kommen?

Es begann 1839 mit den besten europäischen Absichten

Seit Jahrhunderten waren die Armenier, Assyrer und Griechen im Osmanischen Reich gemäß der Scharia Bürger zweiter Klasse gewesen, die bewaffneten Überfällen durch Türken und Kurden schutzlos ausgeliefert waren. 1839 drängten die europäischen Mächte die Osmanen, die Lage der Nichtmuslime in ihrem Reich zu verbessern. Es kam darauf zur ersten der sogenannten Tanzimat-Reformen (weitere folgten bis 1876).

139 Die Angriffe sind von der Parlamentarischen Versammlung des Europarats (Januar 2016), dem Europaparlament (Februar 2016), dem US State Department (März 2016) und dem UK House of Commons (April 2016) als Genozid bezeichnet worden.

140 Eine Fatwa ist ein Gutachten oder Urteil nach islamischem Recht, der Scharia (Anm. d. Übers.).

141 Syriac Orthodox Church of Antioch, Archdiocese for the Eastern United States, „General History – The Syriac Orthodox Church of Antioch – A Brief Overview“, <http://syrianorthodoxchurch.org/general-history>, abgerufen am 12.11.2019.

Diese allmähliche Verbesserung ihrer Situation machte den Armeniern Mut, die osmanische Regierung um Schutz gegen die von ihnen erduldeten Diebstähle, Entführungen, Morde, Betrügereien, Strafsteuern und anderes zu ersuchen. Die Regierung betrachtete diese Hilferufe als Rebellion – wollten die nicht muslimischen Minderheiten womöglich ihren eigenen Staat haben?

In diesen Jahren kam es zu drei größeren Massakern an Christen im Osmanischen Reich. 1843 wurden mindestens 10 000 Christen in Südostanatolien umgebracht, nachdem die britischen Konsuln in Van und Mosul einige Christen ermuntert hatten, die *Jizya*, die klassische Kopfsteuer für unterworfene Nichtmuslime, nicht mehr zu zahlen. Als die Christen die Zahlung einstellten, wurden sie von aufgebrachten Muslimen, die sie als Vertragsbrecher betrachteten, angegriffen und getötet. Diese Christen hatten ohne Zweifel gehofft, dass die Briten ihnen zu Hilfe eilen würden, doch es gab keinerlei militärische oder sonstige Aktionen der Briten. 1860 wurden weitere 10 000 Christen im Libanon getötet, 1876 bis zu 25 000 in Bulgarien.

Die bulgarischen Massaker von 1876 ließen den britischen Politiker Sir William Gladstone eine Flugschrift mit dem Titel *The Bulgarian horrors and the question of the East* („Die bulgarischen Gräuel und die Frage des Ostens") verfassen. Bei der nächsten Parlamentswahl in Großbritannien (1880) machte er die britische Unterstützung der Christen im Osmanischen Reich zum Thema. Die amtierende britische Regierung unter Benjamin Disraeli wusste um das Los der Christen unter den Osmanen, lehnte es jedoch ab, zu intervenieren, aus Angst, dass Aktionen gegen das labile Osmanische Reich womöglich den Russen helfen würden, zum Mittelmeer durchzubrechen. Für Disraeli waren die politischen und ökonomischen Interessen Großbritanniens wichtiger als die Leiden der verfolgten Christen.

1877–1878 verloren die Osmanen in einem Krieg mit Russland Gebiete auf dem Balkan. Der Krieg hatte begonnen, als Russland intervenierte, um die slawischen Christen vor der Brutalität der Osmanen in Europa zu schützen. Die Gebietsverluste führten zu einer Veränderung der Taktik der Osmanen: Jetzt galt es erst recht, die nichtmuslimischen Untertanen, die für ihre Rechte kämpften, mit aller Gewalt niederzuhalten. 1877 massakrierten kurdische Milizen 1400 christliche Männer und versklavten zahlreiche Frauen in vier armenischen Gebieten Südostanatoliens.

1894 bis 1896 kam es zu organisierten Massakern von Christen, denen bis zu 300 000 Armenier zum Opfer fielen. Die Agenten von Sultan Abdul Hamid stachelten türkische Muslime auf, gegen ihre armenischen christlichen Nachbarn aufzustehen, die angeblich ein Komplott gegen sie geschmiedet hatten. Dies wiederholte sich in 13 größeren Städten. Als im Dezember 1895 in Urfa 8000 Armenier massakriert wurden, tötete man die jungen Männer nach der traditionellen islamischen Methode zum Schlachten von Vieh: Man warf sie mit dem Rücken auf den Boden, hielt sie an den Händen und Füßen fest und schlitzte ihnen darauf die Kehle auf, während ein Gebet rezitiert wurde.

Viele Christen glaubten, dass ihre beste Chance, der Willkürherrschaft der Osmanen zu entkommen, ein Hilferuf an die „christlichen" Regierungen im Westen und in Russland war. Die Reaktionen auf diesen Appell waren minimal. Es gab gewisse Hilfen durch westliche Missionare und ein paar ernste Worte auf der diplomatischen Ebene, die die Osmanen geflissentlich ignorierten.

Ab 1908 waren im Osmanischen Reich die Jungtürken an der Macht, die eine neue Politik begannen, die eine Abkehr vom Vielvölkerstaat mit religiösen Minderheiten bedeutete; das neue Ziel war ein Staat, der rein türkisch und muslimisch war.

Die Armenier

Eines der größten Hindernisse für diese neue Politik waren die Armenier. Ihr Königreich gehörte seit dem sechzehnten Jahrhundert zum Osmanischen Reich, und mittlerweile wohnten die Armenier mit ihrer starken christlichen Identität überall im Reich. Ende 1914 hatten die osmanischen Machthaber die Antwort auf die „armenische Frage" gefunden, und sie lautete „Ausrottung".

1914 wurden im Zuge der Generalmobilmachung für den Ersten Weltkrieg alle gesunden armenischen Männer zwischen 18 und 60 Jahren in die Armee eingezogen. Die neuen armenischen Rekruten dienten eine

Weile als unbewaffnete Arbeitskräfte, bevor sie von ihren türkischen Offizieren und Kameraden hingerichtet wurden.

Allein im Jahr 1915 wurden ca. 800 000 Armenier umgebracht. Wer versuchte, sie zu beschützen, erlitt oft das gleiche Schicksal. Etwa 200 000 Armenier konvertierten zum Islam, um ihre Haut zu retten. Am 24. April 1915 wurden Tausende von armenischen Intellektuellen und Führungspersönlichkeiten verhaftet; sie wurden später hingerichtet, womit man der armenischen Minderheit gleichsam den Kopf abschlug.

Andere Armenier – meist Frauen und Kinder – wurden mit dem Zug zu Konzentrationslagern in der syrischen Wüste verfrachtet; viele mussten die Hunderte von Kilometern ohne Proviant zu Fuß gehen. Nur ein Viertel der Deportierten überlebte die Strapazen der „Reise" mit ihrem Hunger, dem gnadenlosen Wetter, Übergriffen und anderen Gewalttaten. Am Ziel angekommen, gab es gewöhnlich weder Essen noch Wasser oder ein Dach über dem Kopf. Viele wurden gleich bei der Ankunft systematisch ermordet. In Deir al-Zor schleuderten Todesschwadronen Kinder gegen Felsen, verstümmelten Erwachsene mit dem Schwert und verbrannten Menschen bei lebendigem Leibe. Dort wurden 1916 fast 300 000 Menschen massakriert. Am 24. Oktober 1916 ließ der Polizeichef von Deir al-Zor 2000 armenische Waisenkinder gefesselt in den Euphrat werfen.

Die Assyrer

Die Assyrer, eine wesentlich kleinere Minderheit im Osmanischen Reich, die aus assyrischen, syrischen und chaldäischen Christen bestand, erlitten das gleiche Schicksal wie die Armenier, außer dass sie nicht deportiert wurden. Sie nennen „ihren" Genozid *Seyfo* (das syrische Wort für „Schwert"). Anfangs waren die Übergriffe noch relativ begrenzt, doch als die Assyrer 1915 den Schulterschluss mit Russland suchten, um die Armenier in der türkischen Provinz Van zu befreien, brach eine Welle der Gewalt gegen sie los, die fast zu ihrer Auslöschung führte. Viele flohen in den Iran, wo sie von den Persern und Kurden verfolgt wurden, was sie zwang, 1918 abermals zu fliehen, diesmal nach Hamadan in Nordpersien; ein Drittel von ihnen wurde dabei getötet oder gekidnappt. Die Straße nach Hamadan war voll von den Leichen derer, die auf dem Weg an Hunger, Erschöpfung oder Krankheiten gestorben oder von Türken, Persern oder Kurden umgebracht worden waren.

Das Leid der assyrischen Christen im Gebiet des Irak sollte noch die nächsten 15 Jahre weitergehen. 1925 zog der Völkerbund die neue Grenze zwischen dem Irak und der Türkei. Ermutigt von den Mächten, die sie als Soldaten und Verbündete gegen die Türkei benutzten, hatten die Assyrer auf ein eigenes unabhängiges Land gehofft; jetzt mussten sie feststellen, dass dieses Land zwischen der Türkei und dem Irak aufgeteilt war. Im Irak, der nach dem Ersten Weltkrieg nicht mehr zum Osmanischen Reich gehörte, sondern ein britisches Mandat war, kämpften die Assyrer weiter loyal auf der Seite der Briten. Sie hatten erwartet, dass sie die Autonomie bekämen, wenn Großbritannien den Irak in die Unabhängigkeit entließ. Doch als die Unabhängigkeit 1932 endlich kam, gab es wieder keinen separaten Staat für die Assyrer. Sie sahen sich als ethnische und religiöse Minderheit von der muslimisch-arabischen Mehrheit eingekesselt. Im August 1933 kam es in und um die Stadt Simele im Nordirak zu einem Massaker, bei dem zwischen 600 und 3000 Menschen umkamen.[142]

Die Griechen

Im Osmanischen Reich gab es auch eine griechische christliche Minderheit, die in Anatolien wohnte, überwiegend am Schwarzen Meer. 1914 gab es Pläne, sie nach Griechenland umzusiedeln, wo sie sicherer wären; gleichzeitig sollten Muslime vom Balkan in die Türkei übersiedeln. Der Ausbruch des Ersten Weltkriegs verhinderte die Ausführung dieser Pläne. Die griechische Minderheit wurde zu Todesmärschen nach Zentralanatolien gezwungen. Muslimische Boykotte griechischer Unternehmen wurden autorisiert und Häuser von Christen konfisziert und Muslimen übergeben. Anders als die meisten Männer, hatten griechische Frauen und Kinder oft die Wahl, zum Islam zu konvertieren; die das verweigerten, wurden sehr brutal behandelt oder getötet.

142 Vgl. Yusuf Malek, *The British Betrayal of the Assyrians* (Warren Point, New Jersey: The Kimbal Press, 1935).

Nach dem Ersten Weltkrieg fuhr die Türkei fort mit ihrer Politik der Ausrottung der Christen. Wer nicht floh, wurde massakriert oder deportiert. Besonders schockierend war, was in der überwiegend christlichen Stadt Smyrna (heute Izmir) im September 1922 geschah. Die Truppen des siegreichen türkischen Revolutionsführers, Mustafa Kemal (später Atatürk genannt), zogen mordend und vergewaltigend durch die Stadt und brannten schließlich ihre christlichen Viertel nieder. Henry Morgenthau, der frühere US-Botschafter in Konstantinopel, hatte die Verantwortlichen in London und Washington ausdrücklich vor einem Massaker in Smyrna gewarnt: „Sofern die Regierung von Großbritannien nicht deutlich macht, dass sie, aber auch jemand anderes ein Interesse daran hat, diese Christen zu beschützen, werden die Türken gerade so gnadenlos vorgehen wie bei den Armeniern."[143]

Der griechisch-orthodoxe Metropolit (Erzbischof) von Smyrna, Chrysostomos, der der ranghöchste christliche Kleriker in der Stadt und von den Osmanen als Haupt ihrer griechischen Gemeinde anerkannt war, erkannte ebenfalls, was den Christen in der Stadt drohte. Am 6. September 1922 bat er Charles Dobson, den anglikanischen Pastor von Smyrna, ein Telegramm an den Erzbischof von Canterbury zu schicken und diesen dringend zu bitten, den britischen Premierminister Lloyd George zu informieren. Der letzte Satz des Telegramms lautete: „Um Christi willen handeln Sie rasch, um die Katastrophe zu vermeiden, die, wie wir glauben, auf uns zukommt."

Vier Tage später war Chrysostomos tot. Nachdem er zu einem Höflichkeitsbesuch im Büro des türkischen Generals Noureddin gewesen war, lieferte ihn der General an den Mob draußen aus, der den Erzbischof gnadenlos schlug, bespuckte, auf ihn einstach, ihm den Bart abriss, die Augen ausstach und Nase und Ohren abschnitt. In einer Seitengasse der Stadt erlag er seinen Verletzungen. Mehrere französische Soldaten, die die Szene mitbekamen, wollten intervenieren, doch ihr Offizier, der die strikte Anweisung hatte, sich „neutral" zu verhalten, hinderte sie mit vorgehaltenem Revolver daran, dem Metropoliten das Leben zu retten.[144]

143 Giles Milton, *Paradise Lost: Smyrna 1922: The Destruction of Islam's City of Tolerance* (London: Hodder & Stoughton, 2008), S. 227.

144 Giles Milton, *Paradise*, S. 230 und 268-269.

Draußen auf dem Ägäischen Meer lag eine Flotte von über zwanzig europäischen und amerikanischen Kriegsschiffen und beobachtete die Entwicklungen. Viele der Schiffe waren aus anderen Ecken des Mittelmeers nach Smyrna gekommen, nachdem sie von der vernichtenden Niederlage der griechischen Armee gegen die Türken in der Schlacht von Dumlupinar (26.–30. August 1922) erfahren hatten. Am Tag nach der Schlacht hatte Mustafa Kemal seiner Armee befohlen, zum Mittelmeer vorzustoßen. Gesagt, getan: Die Türken begannen, die Reste der griechischen Armee vor sich her nach Smyrna zu schieben. Die ausländischen Kriegsschiffe schauten diesem Spektakel zu, aber das war auch alles. Sie taten nichts, um den Hunderttausenden von griechischen und armenischen Christen zu helfen, die vom Meeresufer aus zuschauten, wie ihre Häuser in Flammen aufgingen und die Feuer immer näher zum Meer kamen. Erst nach einer Woche beschloss der britische Admiral, den Christen zu Hilfe zu kommen, und viele andere Schiffe taten es ihm nach.

Für Admiral Mark Bristol, den amerikanischen Hochkommissar in Konstantinopel, gab es nur eines: die wirtschaftlichen Interessen der USA. Er war nicht bereit, den erhofften Zugang zum türkischen Öl dadurch aufs Spiel zu setzen, dass er denen half, die von den Türken verfolgt wurden. Sein Motto war: „Ich bin für die USA – zuerst, zuletzt und immer." Für ihn zählte nur, wie sein Land von dem Zerfall des osmanischen Reiches profitieren konnte, und deshalb war er entschlossen protürkisch. Den Vorschlag eines Mandats der USA in Armenien nach dem Ende des Ersten Weltkriegs hatte er abgelehnt, denn was wollte Amerika mit einem Land, das keine Bodenschätze hatte und somit zu nichts nutze war? Die Besatzungen der drei amerikanischen Zerstörer hatte er angewiesen, nur das Leben und Eigentum amerikanischer Bürger zu schützen, und die beiden amerikanischen Journalisten, denen er erlaubt hatte, an Bord der USS *Lawrence* nach Smyrna zu fahren, waren angewiesen, die Ereignisse aus seiner persönlichen (protürkischen) Perspektive darzustellen.[145]

Trotz alledem wurden schließlich Tausende von Griechen und Armeniern durch die vor dem Hafen von Smyrna versammelten Schiffe (darunter sogar einige amerikanische) gerettet. Edward Hale Bierstadt, der Chefsekretär des *United States Emergency Committee*, schätzte die Gesamt-

145 Giles Milton, *Paradise*, S. 235-237.

zahl der Todesopfer in Smyrna auf 100 000. Mindestens 25 000 (nach griechischen Quellen über 100 000, laut Bierstadt 160 000) erwachsene männliche Überlebende von Smyrna wurden anschließend ins Innere der Türkei deportiert, wo viele den Strapazen erlagen.[146]

Im Jahr 1900 hatten die Christen ungefähr 32 Prozent der Bevölkerung der osmanischen Türkei gestellt. Die Gründe dafür, dass diese Zahl bis 1927 auf etwa 1,8 Prozent gesunken war, dürften klar sein. Heute wird der Anteil der Christen auf unter 0,2 Prozent geschätzt.

Statistik der Kirche im zwanzigsten Jahrhundert

Im Jahr 1900 gab es weltweit ca. 558 Millionen Christen, bei einer Gesamtbevölkerung von 1,619 Milliarden; somit machten die Christen damals 34,5 Prozent der Weltbevölkerung aus.[147] Bis 2000 waren es 1,973 Milliarden Christen bei einer Weltbevölkerung von 6,063 Milliarden geworden, was einem Anteil von 32,5 Prozent entspricht.[148] Es fällt auf, dass die absolute Zahl der Christen sich im 20. Jahrhundert fast verdreifacht hat, aber dass gleichzeitig ihr Anteil an der Weltbevölkerung leicht zurückging.

2017 waren es 2,446 Milliarden Christen geworden, während die Weltbevölkerung 7,432 Milliarden erreicht hatte.[149] Die Zahl der Christen war also um fast eine halbe Milliarde gestiegen, aber ihr Anteil an der Gesamtweltbevölkerung stagnierte bei 32,9 Prozent.

Was diese Zahlen nicht zeigen, ist die geografische Verschiebung des christlichen Glaubens im Laufe des 20. Jahrhunderts. Um 1900 war der Westen eindeutig die Hochburg des Christentums, und es waren europäische und nordamerikanische Missionare, die das Evangelium in alle Welt trugen. Viele Menschen aus vielen Religionen wurden Christen, aber nicht immer unmittelbar durch die Arbeit von

---

146 Giles Milton, *Paradise*, S. 372.

147 David B. Barrett (Hg.), World Christian Encyclopedia: A Comparative Study of Churches and Religions in the Modern World, AD 1900–2000 (Oxford: Oxford University Press, 1982), S. 1.6.

148 Patrick Johnstone und Jason Mandryk, *Operation World: 21st Century Edition* (6. Aufl., Carlisle: Paternoster, 2001), S. 2.

149 Brian J. Grim, Todd M. Johnson, Vegard Skirbekk, Gina A. Zurlo (Hg.), *Yearbook of International Religious Demography 2017* (Leiden: Brill, 2017), S. 246-247.

Missionaren aus dem Westen. In Kapitel 12 sahen wir bereits, wie die Bekehrungswellen, die in den 1870er-Jahren im Punjab und Südindien begannen, in erster Linie die Frucht der Arbeit einheimischer indischer Evangelisten waren.

Um 1900 war die Kirche auch noch ein zahlenmäßig signifikanter Faktor in ihrem Ursprungsgebiet, dem Nahen Osten, auch wenn die große Missionsbewegung der altsyrischen Kirche schon seit etlichen Jahrhunderten vorbei war und die Christen sich an ein Leben als unterworfene Minderheit unter islamischer Herrschaft gewöhnt hatten.

Im Jahr 2000 stand die Kirche im Westen im Trommelfeuer des säkularen Humanismus, dem es gelungen war, den christlichen Glauben lächerlich und verächtlich zu machen und seinen Einfluss auf die westliche Kultur und Werte immer mehr zu beschneiden. Der Anteil der Menschen, die sich als Christen bezeichneten, geschweige denn regelmäßig zur Kirche gingen, ging von Jahr zu Jahr zurück, und in den Kirchen schien man vielerorts nicht mehr recht zu wissen, was ein Christ zu glauben hatte.

Das Christentum im Nahen Osten war um 2000 nur noch ein Schatten dessen, was es vor hundert Jahren gewesen war; Millionen Christen waren wegen ihres Glaubens getötet worden, weitere Millionen in sicherere Länder ausgewandert. Im einundzwanzigsten Jahrhundert sind die Zahlen weiter gesunken. Doch andererseits ist in so verschiedenen Ländern wie Uganda, Indien, China und Iran das zwanzigste Jahrhundert ein Jahrhundert des Kirchenwachstums gewesen, und im Jahr 2000 gab es in jedem Land der Welt einheimische Christen.

Uganda als Beispiel für Wachstum und Verfolgung

Das Wachstum der Kirche im 20. Jahrhundert war oft von Verfolgung und Martyrium begleitet. Uganda ist ein Beispiel für ein dramatisches Wachstum. Obwohl das Christentum erst 1877 in das Land kam, war dieses im Jahr 1900 bereits zu 7 Prozent christlich,[150] 1969 zu 55 Prozent[151] und 2000 zu fast 90 Prozent.[152]

150 Barrett (1982), S. 686-687.

151 Bengt Sundkler und Christopher Steed, *A History of the Church in Africa* (Cambridge: Cambridge University Press, 2000), S. 860.

152 88,7 Prozent im Jahr 2001 laut David B. Barrett, George T. Kurian und Todd M. Johnson, *World Christian Encyclopedia: A Comparative Survey of Churches and Religions in the Modern World: Volume 1* (2. Aufl., Oxford: Oxford University Press, 2011), S. 762. Zurzeit sinkt der Anteil der Christen wieder, bedingt durch das Vordringen des Islam.

Zu den ersten Martyrien kam es 1885, als König Mwanga II., der über das Königreich Buganda herrschte (heute ein Teil des modernen Uganda), bemerkte, dass den Christen ihre Loyalität zu Christus wichtiger war als ihre traditionelle Loyalität zum König, worauf er drei junge afrikanische Christen und eine Gruppe britischer Missionare töten ließ. Im folgenden Jahr ließ er mindestens 26 junge Pagen bei lebendigem Leib verbrennen, die beschlossen hatten, Christus nachzufolgen, und sich daher weigerten, mit dem König zu schlafen. Die jungen Männer gingen singend und für ihre Feinde betend in den Tod, worauf viele der Zuschauer mehr über diesen neuen Glauben erfahren wollten.

Weitere Märtyrer unter König Mwanga folgten. Neunzig Jahre später, in den 1970er-Jahren, starben Tausende von Christen unter der Gewaltherrschaft des Militärdiktators Idi Amin. Einer von ihnen war Erzbischof Janani Luwum, der nach anfänglichem Zögern begonnen hatte, gegen die Ungerechtigkeit und Gewalt des Regimes zu protestieren.

Weitere ugandische Christen sind durch muslimische Extremisten gestorben. Einige von ihnen waren Konvertiten aus dem Islam – so die 16-jährige Shamimu Muteteri Hassan, die ihr eigener Vater im Juli 2007, zwei Monate nach ihrer Bekehrung, mit dem Hammer erschlug, nachdem sie sich geweigert hatte, zum Islam zurückzukehren. Andere Zielscheiben der Gewalt sind Christen, die Muslime evangelisieren. Francis Namukubalo, der bekehrte Sohn eines muslimischen Scheichs, gab seinen neuen Glauben sehr aktiv an Muslime in seinem Heimatdistrikt Mbale weiter. Er war es gewohnt, Drohungen zu erhalten, aber am 21. September 2016 wurde er von zwei Freunden in einen Hinterhalt gelockt; an die zwanzig Muslime stürzten sich auf ihn und stachen auf ihn ein, bis er tot war. Auch Christen, die den Islam offen kritisieren, leben gefährlich. Laut der ugandischen Polizei dürften militante Muslime hinter einem Überfall auf ein christliches Gebetstreffen unter freiem Himmel in Kampala im Januar 1997 gestanden haben, bei dem mehrere Redner den Koran kritisierten; sechs Personen starben, ungefähr 40 wurden verletzt.

Warum werden Christen verfolgt? Die Ursachen

Die Christenverfolgungen in dem „langen zwanzigsten Jahrhundert“ sind sehr gut dokumentiert, und man könnte viele Bücher über sie schreiben. In einem Buch dieser Länge können wir nur das Wichtigste darstellen.

Als Haupttriebkräfte hinter den modernen Christenverfolgungen lassen sich sieben große Ideologien ausmachen. Manche von ihnen haben sich auf bemerkenswerte Weise gegenseitig befruchtet. Hitler wusste sehr wohl, dass das Osmanische Reich ungestraft einen Genozid an Millionen Christen vollzogen hatte; konnte er dann nicht das Gleiche mit den Polen und den Juden machen? Und Jahrzehnte später verwiesen die Hindutva-Ideologen in Indien auf den Umgang der Nazis mit den Juden, als es um ihr eigenes „Problem" mit den Muslimen in Indien ging.

Wir werden uns diese sieben Ideologien der Reihe nach anschauen, wobei wir im Hinterkopf haben werden, dass viele andere Beispiele für Verfolgung und Martyrium im zwanzigsten Jahrhundert, wie das Töten von Konvertiten aus anderen Religionen, nicht unter diese Kategorien fallen und schlicht aus Platzgründen nicht erwähnt werden können.

Es war kein Zufall, dass so viele neue Ideologien in so kurzer Zeit entstanden. David Reynolds[153] schreibt, dass der Kollaps der großen europäischen Monarchien (Deutsches Reich, Russland, Österreich-Ungarn) im Ersten Weltkrieg zu Massenbewegungen vom Typ der „gelenkten Demokratie" führten, die den Kommunismus stützten und erst den Faschismus und viele Jahre später den Islamismus an die Macht wählten. Mehrere der britischen Vizekönige von Indien im zwanzigsten Jahrhundert warnten angesichts des Zusammenbruches der Monarchien in Europa vor einem vereinigten unabhängigen Indien, das mit seiner komplexen, vielschichtigen Gesellschaft zu Ideologien führen würde, die sehr gewalttätig und destabilisierend sein könnten. Wollte man nach dem Rückzug Großbritanniens aus Indien langfristig Stabilität im Land haben, war es für sie besser, nicht eine einzige große Republik zu schaffen, sondern die indischen Territorien in separate, von indischen Monarchen regierte Teilstaaten aufzuteilen, wie in der Zeit vor der britischen Herrschaft.

Man darf auch nicht vergessen, dass viele Bürger, manchmal sogar die große Mehrheit, die Ideologien der Herrschenden nicht teilen oder jedenfalls nicht ganz und gar teilen. So ist es in mehrheitlich buddhistischen Ländern nur eine kleine Minderheit der Buddhisten, die ihren buddhistischen Nationalismus so weit treiben, dass sie Christen und andere Nichtbuddhisten attackieren oder unterdrücken; die meisten Buddhisten sind nicht so.

---

153 David Reynolds, *The Long Shadow: The Great War and the Twentieth Century* (London: Simon & Schuster, 2013).

Doch bevor wir uns den sieben Ideologien zuwenden, wollen wir zuerst einige andere Faktoren untersuchen, die in dem „langen zwanzigsten Jahrhundert" zur Verfolgung von Christen beigetragen haben – entweder dadurch, dass sie zum Entstehen der Ideologien beitrugen, oder auf direktere Art.

Zur Zeit des westlichen Kolonialismus

Im neunzehnten Jahrhundert eroberten die westlichen Kolonialmächte riesige Landstriche; gleichzeitig brachten westliche Missionare das Evangelium in diese Gebiete. Für viele Menschen im Westen wie in den eroberten Gebieten waren die Kultur und die politische, militärische und wirtschaftliche Macht des Westens untrennbar mit dem christlichen Glauben verbunden. Dies war für die schon lange etablierten Religionen Islam, Hinduismus, Buddhismus und Konfuzianismus eine Demütigung, ja mehr noch, eine Gefahr, sahen sie doch im aufstrebenden Christentum eine Macht, die diese alten Religionen und ihre Gesellschaften zerstören wollte.

In China kam es zu einer massiven Reaktion auf den Versuch der Kolonialmächte, dort zu teilen und zu herrschen. Der Boxeraufstand hatte nicht nur das Ziel, die europäischen Kolonialmächte aus dem Land zu werfen, sondern auch, das Christentum zu vernichten.[154] In Hinduismus, Buddhismus und Islam kehrten führende Köpfe mit neuer Kraft zu den historischen Wurzeln zurück und benutzten die Philosophie und Methoden christlicher Missionen, um ihre Religion in den Herzen und Köpfen ihrer Anhänger zu revitalisieren und die Arbeit der christlichen Missionare zunichtezumachen.

Gelegentlich förderte die britische Kolonialpolitik die Verfolgung von Christen auf eine direktere Art. Ein deutliches Beispiel ist die Politik der indirekten Herrschaft in Nigeria, wie sie von Frederick Lugard, Gouverneur und später Generalgouverneur (1912–1919) betrieben wurde. Hier regierten die Briten durch die existierenden islamischen religiösen Strukturen, was bedeutete, dass die Christen diskriminiert und marginalisiert wurden. Diese Probleme setzten sich nach der Unabhängigkeit fort.

In der nachkolonialen Zeit

In einigen ehemaligen britischen Kolonien brachte die Unabhängigkeit Probleme für die Christen mit sich, aufgrund der von den Briten getroffenen Arrangements bei der Aufteilung der Territorien. So einigte man sich im Sudan und in Malaysia darauf, dass die mehrheitlich christlichen Gebiete mit den (größeren)

154 Siehe Kapitel 9.

mehrheitlich muslimischen Gebieten zu je einem einzigen souveränen Staat verbunden wurden. Das Ergebnis war vorhersehbar: Früher oder später begann die muslimische Mehrheit in dem neuen unabhängigen Staat, die christliche Minderheit zu bekämpfen und niederzuhalten.

Der Sudan und Malaysia waren nur zwei von vielen neuen Nationalstaaten, die im Zuge der Entkolonialisierung nach dem Zweiten Weltkrieg einer nach dem anderen entstanden. Einige dieser Staaten brachen mit dem Kapitalismus ihrer ehemaligen Kolonialherren und experimentierten in den frühen Jahren der Unabhängigkeit mit dem Sozialismus. Doch wirtschaftliche Probleme sowie die anhaltende Dominanz des Westens durch andere Methoden ließen viele sich vom Sozialismus ab- und der Religion zuwenden. Das Ergebnis war häufig eine Verbindung von Religion, Ethnie und Land – eine Art religiöses Revierdenken, das in den neuen Staaten zu einer Suche nach einer neuen nationalen Identität führte. Für die christlichen Minderheiten war in dieser neuen Identität kein Platz, egal, wie eifrig sie versuchten, sich als loyale Bürger zu beweisen. Diese Periode sah auch einen weltweiten Aufstieg der politischen und ökonomischen Macht der USA, neue amerikanische christliche Missionare und den Beginn der Pax Americana, bei der das US-Militär in die Rolle des Weltpolizisten schlüpfte.

Diese Dinge hatten gravierende Folgen für die Christen in den neuen unabhängigen Staaten. Die traditionell christlichen Bevölkerungsgruppen fanden sich einem wachsenden Druck ausgesetzt, und die neueren christlichen Gruppen, die die Frucht westlicher Missionsarbeit waren, galten zunehmend als Fremdkörper. Damit war der Boden vorbereitet für große Verfolgungswellen, deren Ursachen zum Teil sowohl in der Kolonialzeit als auch in der Zeit danach lagen. Religionen, die hilflos zugeschaut hatten, wie Fremde sie demütigten und ihnen das Land wegnahmen und sie unter die Kolonialherrschaft des Westens (und das hieß in ihren Augen: der Christen) brachten, hatten das Joch des Kolonialismus abgeworfen, nur um entdecken zu müssen, dass sie jetzt auf andere Weise nach der Pfeife Amerikas und anderer westlicher Staaten tanzen sollten. Viele reagierten damit, dass sie die nichtwestlichen Christen auf ihrem Territorium drangsalierten und unterdrückten oder gar versuchten, ihr Land von jeglicher christlicher Präsenz zu „befreien".

Der Kalte Krieg (1945–1991) zwischen dem von den USA angeführten Westen und dem Ostblock unter Führung der Sowjetunion wurde von manchen Stimmen als ein Kampf zwischen Christen und Kommunisten bzw. Christen und Sozialisten gedeutet. Neue Nationen wie Äthiopien oder Südafrika standen vor der Wahl zwischen sozialistischer Doktrin und westlicher Demokratie. Das Ergebnis war, dass sich die Spannungen des Kalten Krieges vor Ort zum Teil in Feindseligkeit gegenüber den Christen entluden.

Die ersten beiden Jahrzehnte des einundzwanzigsten Jahrhunderts waren durch zunehmende Konflikte geprägt, vor allem in der islamischen Welt. Nach den Terrorangriffen gegen die USA vom 11. September 2001 begannen die USA, Großbritannien und andere westliche Länder einen weltweiten von Präsident Bush so genannten „Krieg gegen den Terror", den viele Muslime als „Krieg gegen den Islam" sahen. Mit der Formulierung „Krieg gegen den Terror" wurde aus einem territorialen Disput ein ideologischer. Es war schwierig für die Muslime, Vergeltungsschläge gegen das mächtige Amerika und seine westlichen Alliierten zu führen; da war es viel leichter, sich die christlichen Minderheiten in mehrheitlich muslimischen Ländern vorzuknöpfen, die – da waren die meisten Muslime sicher – doch bestimmt auf der Seite ihrer Glaubensbrüder im Westen standen. Dies war ein weiterer Grund für die eskalierenden Christenverfolgungen durch Muslime.

Aber jetzt wollen wir uns den sieben Ideologien zuwenden, die das zwanzigste Jahrhundert dominierten, und untersuchen, wie sie zur Verfolgung von Christen führten.

Kommunismus

1917 rissen Lenin und seine Bolschewistische Partei die Macht in Russland an sich. Die nächsten 70 Jahre prägte ihre kommunistische Ideologie das Land, durch Bürgerkriege und andere Kriege, Hungersnöte, Diktatur und Personenkult, „Säuberungen" und forcierte Industrialisierung. Ein Kernelement dieser Ideologie war ein militanter Atheismus. Obwohl dieser zeitweise und in manchen Regionen heruntergespielt wurde (z.B. um die muslimischen Gebiete in Zentralasien zu integrieren), blieb er eines der Grundziele der Kommunistischen Partei.[155]

Karl Marx, Autor des *Kommunistischen Manifestes*, hatte Religion bekanntlich als Opium für die unterdrückten Massen bezeichnet – also als Droge, die den Menschen schöne Illusionen verschaffte, die es verhinderten, dass sie in einer Revolution aufstanden, um die Dinge zu fordern, die sie (so Marx) *wirklich* glücklich machen würden.

155 Kathleen Carter, „Sixty Years On: Reflections on the Practical Relations Between Christianity and Marxism-Leninism in the Soviet Union", in: Alan Scarfe und Patrick Sookhdeo (Hg.), *Christianity and Marxism* (Exeter: The Paternoster Press, 1982), S. 48.

Im Kontrast dazu sah Lenin die Religion als eine Krankheit, die heilbar war – eine Infektionskrankheit, an der man sich anstecken konnte. Die Gesetze der Sowjetunion spiegelten diese Vorstellung wider und versuchten konsequent, jeden Einfluss der „Frommen“ auf die Gesellschaft auszuschalten. Die erste sowjetische Verfassung (1918) gab noch allen Bürgern „das Recht auf religiöse und antireligiöse Propaganda“ (Artikel 124). Doch 1929 erließ Stalin das sehr restriktive „Gesetz über die religiösen Vereinigungen“ und änderte den Artikel 124 der Verfassung so ab, dass die Formulierung jetzt „das Recht auf das religiöse Bekenntnis und das Recht auf antireligiöse Propaganda“ lautete. Jetzt durfte nur noch der Atheismus weiterverbreitet werden, aber nicht mehr die Religion. Später verstärkte sich diese Schlagseite noch, als der Artikel 124 erneut abgeändert wurde, diesmal zu „die Freiheit der Ausübung religiöser Kulthandlungen und die Freiheit antireligiöser Propaganda“. Auf diese Weise waren die Rechte der Gläubigen auf nicht viel mehr geschrumpft, als dass sie sich – so die Formulierung in dem Gesetz über die religiösen Vereinigungen – „in eigens dafür vorgesehen Räumlichkeiten“ „zur Befriedigung ihrer religiösen Bedürfnisse“ (sprich: Gottesdiensten) versammeln durften.

Mit Religion „infizierte“ Personen wurden auf diese Weise vom Rest der Gesellschaft isoliert. Und nicht nur das, man verabreichte ihnen auch diverse „Therapien“, um sie einem „gesunden“ atheistischen Materialismus zuzuführen.

Alexander Solschenizyn über die Christenverfolgung in den frühen Jahren der Sowjetunion

Und es war wieder Dostojewski, der aus der Französischen Revolution und ihrem offensichtlichen Hass auf die Kirche die Lehre zog, dass „Revolution notwendig mit Atheismus beginnen muss.“ Das ist absolut richtig. Aber noch nie zuvor hatte die Welt eine so durchorganisierte, militarisierte und durch und durch böse und grausame Gottlosigkeit gesehen wie die, die der Marxismus praktizierte. In dem philosophischen System von Marx und Lenin und im Zentrum ihrer Psychologie ist der Hass auf Gott die große Triebkraft; dieser Hass ist noch fundamentaler als alle ihre politischen und ökonomischen Ansprüche. Der militante Atheismus ist in der Strategie des Kommunismus kein nebensächliches oder zufälliges Beiwerk, sondern der große Dreh- und Angelpunkt. Um seine teuflischen Ziele zu erreichen, braucht der Kommunismus eine ihm gefügige Bevölkerung, die keinerlei religiösen oder nationalen Gefühle hat, und dies bedeutet, dass der Glaube und die Nation zerstört werden müssen. Die Kommunisten proklamieren diese beiden Ziele ganz offen, und ebenso offen betreiben sie ihre Verwirklichung. Wie stark die atheistische Welt danach giert, die Religion zu vernichten, und was für ein Pfahl die Religion in ihrem Fleisch ist, hat sich in dem Netz der Intrigen um die kürzlichen Anschläge auf das Leben des Papstes [Johannes Paul II.] gezeigt.

In den 1920er-Jahren sah die UdSSR eine ununterbrochene Prozession von Opfern und Märtyrern unter den orthodoxen Geistlichen. Zwei Metropoliten wurden erschossen; einer von ihnen, Veniamin von Petrograd, war von den Gliedern seiner Diözese gewählt worden. Patriarch Tichon selbst ging durch die Hände der Tscheka-GPU[156] und starb unter verdächtigen Umständen. Hunderte von Erzbischöfen und Bischöfen kamen um. Zehntausende Priester, Mönche und Nonnen, die die Tschekisten zwingen wollten, dem Wort Gottes abzusagen, wurden gefoltert, in Kellern erschossen, in Lager geschickt, in die trostlosen Weiten der Tundra im fernen Norden verbannt oder als alte Leute ohne Essen und Unterkunft auf die Straße gesetzt. All diese christlichen Märtyrer sind unbeirrbar für ihren Glauben in den Tod gegangen; nur sehr selten fiel jemand vom Glauben ab.

Millionen und Abermillionen von Laien wurde der Zugang zur Kirche verweigert, und man verbot ihnen, ihre Kinder im Glauben zu erziehen. Frommen Eltern wurden ihre Kinder entrissen und sie selbst ins Gefängnis geworfen, während man die Kinder durch Drohungen und Lügen vom Glauben abbrachte.

Aus Alexander Solschenizyns Rede „Die Menschen haben Gott vergessen“, die er aus Anlass der Verleihung des *Templeton Prize for Progress in Religion* an ihn am 10. Mai 1983 in der Guildhall in London hielt.[157]

---

156 Die Tscheka (voller Titel: „Allrussische Kommission zur Bekämpfung von Konterrevolution, Spekulation und Sabotage“) war die erste bolschewistische Geheimpolizei; Sie wurde 1917 von Lenin geschaffen.

157 Der hier übersetzte Text stammt aus einer überarbeiteten Version, die als Artikel im National Review zuerst am 22. Juli 1983 und erneut am 11. Dezember 2018 publiziert wurde, <https://www.nationalreview.com/2018/12/aleksandr-solzhenitsyn-men-have-forgotten-god-speech>, abgerufen am 12.11.2019.

Diese „Therapien“ begannen für die Kinder aus christlichen Familien mit dem Atheismus, dem sie im Kindergarten begegneten, und gingen in der Schule weiter. Das Gesetz von 1929 untersagte jegliche religiöse Unterweisung von Kindern (ebenso von Jugendlichen und Frauen) sowie jegliche religiösen Aktivitäten und Versammlungen, und wäre es die Strickgruppe der Gemeindefrauen gewesen. Eltern war es zwar nicht ausdrücklich verboten, ihre Kinder in ihrer Religion zu unterweisen, aber nach Artikel 52 des russischen Ehe- und Familiengesetzbuches hatten sie ihre Kinder „im Geiste der Moral der Erbauer des Kommunismus“ aufzuziehen – und zu dieser Moral gehörte auch der Atheismus, was die Eltern in einen fundamentalen Konflikt stürzte. Die Kinder christlicher Eltern hatten es in der Schule sehr schwer. Die so unterschiedlichen Informationen, die sie zu Hause und in der Schule bekamen, konnten traumatisierend wirken, und oft bekamen sie schlechtere Noten oder bestanden Prüfungen nicht, es sei denn, sie gaben vor, Atheisten zu sein.

Der Weg in die Hochschulbildung war Christen typischerweise verwehrt. Entweder wurden sie von vornherein nicht zum Studium zugelassen oder sie wurden vor dem Examen von der Hochschule verwiesen. Ähnlich erging es ihnen am Arbeitsplatz. Ohne höhere Qualifikationen standen ihnen nur einfache Berufe und Beschäftigungen offen, was den Anschein erwecken konnte, dass Christen nicht besonders intelligent waren. Manche zogen durch das Land (vgl. Matthäus 10,23), in der Hoffnung auf einen Neuanfang an einem Ort, wo man sie noch nicht kannte und wo sie folglich ihren Arbeitsplatz behalten könnten. Andere, denen es gelungen war, eine Ausbildung oder Qualifikation zu bekommen, verloren wiederholt die Arbeit, für die sie geeignet waren, bis sie schließlich irgendeine stumpfsinnige Tätigkeit in der Hoffnung annahmen, wenigstens dabei in Ruhe gelassen zu werden.

Die jungen christlichen Männer mussten den Pflichtwehrdienst ableisten, wo sie, allein und weit weg von zu Hause, oft viel für ihren Glauben leiden mussten. Oft war der Auslöser die religiös begründete Weigerung des christlichen Rekruten, den Eid abzulegen, obwohl er bereit war, in der Armee zu dienen. Manche dieser Christen wurden zu mehrjährigen Strafen in „Arbeitslagern“ verurteilt. Ein Beispiel war Viktor Nikolajewitsch Montik, der 1952 in Weißrussland geboren wurde. Die ersten eineinhalb Jahre in dem Lager versuchte die Lagerleitung, ihn im Guten zum Abfall von seinem Glauben zu bewegen. Dann durfte er keine Briefe mehr schreiben, monatelang nicht mehr im Lagerladen einkaufen und keinen Besuch mehr empfangen. Mehrere Male kam er für 15 Tage in Einzelhaft. Viktor blieb fest. Als zwei Kriminelle im Lager durch ihn Christen wurden, stellte man ihn wegen eines erfundenen Vergehens vor Gericht.

Ein wichtiger Aspekt der kommunistischen Ideologie ist, dass Arbeit Würde gibt. Die Bezeichnung „Arbeitslager“ bzw. „Umerziehungslager“ zeigt, dass diese menschenverachtenden Straflager das „falsche“ Denken ihrer Insassen „korrigieren“ sollten. In der Sowjetunion arbeiteten die meisten Frauen, sodass die kleinen christlichen Kinder in atheistischen Kindergärten aufwuchsen. Doch für Christinnen, deren Männer im Lager saßen, war es doppelt schwierig, ihren Arbeitsplatz zu behalten. Und es kam noch schlimmer: Es war verboten, dass Freunde solche Familien materiell unterstützten. Frauen mit zehn oder mehr Kindern waren in der Sowjetunion geachtete „Heldenmütter“, aber diese Ehre und die entsprechende finanzielle Unterstützung blieb Müttern von zehn Kindern, die Christinnen waren, versagt.

Eine der Eigenschaften des Christentums, die die sowjetischen Oberen besonders irritierten, war die Hilfe, die Christen ihren bedürftigen Nächsten zukommen ließen. Dies war ausgesprochen peinlich, zeigte es doch, dass der Kommunismus *nicht* in der Lage war, diesen Bedürftigen zu geben, was sie brauchten. In einem Buch aus dem Jahr 1974, *Staat und Religion*, hieß es: „Die sozialistische Gesellschaft schafft somit alle notwendigen Bedingungen dafür, dass die sowjetischen Bürger nicht ihre Menschenwürde opfern und religiöse Almosen in Anspruch nehmen müssen.“ Doch das war schlicht nicht wahr. Nicht die kommunistischen Kollektive kümmerten sich um das Wohl in Not geratener Menschen, sondern die Christen.

Und es waren auch die Christen, die in der moralischen Wüste, in die der Atheismus die Gesellschaft nach und nach führte, gewisse Standards an Anstand, Ehrlichkeit und Moral hochhielten. Nach weniger als 30 Jahren sowjetischer Herrschaft in Litauen beschrieben litauische Christen die Situation im Land folgendermaßen:

> Während vor der Einführung des atheistischen Schulwesens in Litauen Diebstähle durch Jugendliche, Raub, Mordversuche und sexuelle Verwahrlosung sehr selten waren, sind sie heute allgegenwärtig. In Polizeistationen wurden im Rahmen der Bekämpfung der Jugendkriminalität spezielle Räume für Kinder eingerichtet. Alkoholismus, Eigentumsdelikte, Morde, Lügen, Unehrlichkeit und das Fehlen jeglichen Verantwortungsbewusstseins sind in Litauen nie so weit verbreitet gewesen wie in den letzten Jahren. Wo immer wir Arbeiter und Beamte treffen, stoßen wir auf abgestumpfte Gewissen: in Läden, Fabriken, Büros, Krankenhäusern, überall. Die Praxis hat gezeigt, dass eine atheistische Erziehung nicht in der Lage ist, starke

> moralische Prinzipien unter den jungen Menschen zu fördern, und dass atheistische Propaganda nicht fähig ist, das moralische Niveau der Gesellschaft zu verändern.[158]

Ein spezielles Ziel der Verfolgung waren natürlich kirchliche Leitungspersönlichkeiten, und die durchschnittliche Gemeinde hatte ihr Quantum an Spitzeln und Informanten. Die Hauptstrategie der Machthaber lautete: „Teile und herrsche." Desinformationen und Gerüchte wurden lanciert. Personen wurden unter Druck gesetzt und eingeschüchtert, um sie zu kompromittieren oder dazu zu bringen, heimlich mit den Behörden zu kollaborieren. Es gab Pastoren, die ihre eigenen Kollegen denunzierten, so z.B. in Rumänien. Die meisten Christen in der Sowjetunion und Osteuropa nahmen die biblische Lehre über den Gehorsam gegenüber der weltlichen Obrigkeit sehr ernst, was zweifellos zu den schmerzlichen Diskussionen unter den Christen, wie sie auf die Verfolgung reagieren sollten, beigetragen hat. Gegenüber nicht offiziell registrierten Gemeinden war die Verfolgung direkter; es kam zu Auflösungen von Gottesdiensten durch die Polizei, und Gläubige wurden geschlagen, mit Geldstrafen belegt oder sogar inhaftiert.

Trotz (oder vielleicht sogar wegen) dieser Verfolgung ging der christliche Glaube nicht unter. Viele Personen und Familien blieben dem Glauben treu, viele andere kamen neu zum Glauben – vielleicht gerade aufgrund der Härte und Leere der kommunistischen Ideologie. In Rumänien waren es die treuen Christen, die sich (aus Angst vor den Spitzeln) in kleinen Gruppen zum Beten und Bibelstudium trafen, aus denen die Bewegung hervorging, die 1989 zum Sturz von Ceauşescu führte.

Wir haben uns beim Thema „Kommunismus" auf die Sowjetunion konzentriert, wo diese Ideologie erstmals Realität wurde. Inzwischen sind sowohl die Sowjetunion als auch ihre Satellitenstaaten in Osteuropa seit einer Generation frei vom Kommunismus, doch in anderen Ländern der Welt herrscht er nach wie vor. Dazu zählen China, Nordkorea, Laos, Vietnam, Eritrea und Kuba. In all diesen Ländern werden Christen mehr oder weniger stark unterdrückt und verfolgt. Nordkorea dürfte für Christen das schlimmste Land der Welt überhaupt sein, kurz danach kommt für evangelikale Gläubige Eritrea.

Schauen wir uns jetzt China an, das mit Abstand größte dieser Länder, das mit dem Maoismus seine eigene, quasi spirituelle Version des Marxismus hat.

---

158 Aus einer Eingabe von 540 litauischen Katholiken an den Obersten Sowjet Litauens; veröffentlicht in: *The Chronicle of the Lithuanian Catholic Church*, Nr. 7, August 1973.

Maoismus

Mao Tse-Tung (Schreibweise heute oft: Mao Zedong) war jahrzehntelang die dominierende Figur im chinesischen Kommunismus. Er entwickelte einen Kommunismus, der nicht die ökonomische Lehre betonte, wie im klassischen Marxismus, und auch nicht die politische Strategie wie im Leninismus und Stalinismus. Der Maoismus ist in erster Linie eine spirituelle Ideologie und in dieser Eigenschaft eine potenziell größere Gefahr für das Christentum (das er in vieler Hinsicht kopiert), ja für die Religionen überhaupt.

Der Maoismus zielt auf die totale Veränderung des Denkens des Einzelnen ab. 1921 war der damals 27-jährige Mao ein Mitgründer der chinesischen Kommunistischen Partei, die damals ganze 70 Mitglieder zählte. In den vergangenen vier Jahren war er tief von Li Dazhao (Li Ta-chao) geprägt worden, dem Leiter der Universitätsbibliothek in Peking, wo Mao als Hilfsbibliothekar arbeitete. Li Dazhao, den die chinesische Kommunistische Partei heute als ihren ersten echten Führer ehrt, glaubte an eine Revolution durch die Veränderung des Denkens der Menschen. Dies war ein ganz anderes Revolutionsverständnis als das Lenins, der nur wenige Jahre zuvor (1917) durch die russische Revolution an die Macht gekommen war.

Li suchte nach einer Möglichkeit, den Marxismus an die chinesischen Verhältnisse anzupassen, denn er erkannte, dass China so unterentwickelt war, dass die ökonomischen Prinzipien von Karl Marx dort nicht die gleichen Auswirkungen hätten wie im Westen. Doch als Historiker sah er auch, dass der Sieg der Bolschewisten in Russland der Beginn der „Massenbewegung des zwanzigsten Jahrhunderts" war. Für Li „sind die Wurzeln aller Formen des Sozialismus rein ethisch. Kooperation und Freundschaft sind die Grundprinzipien des gesellschaftlichen Lebens des Menschen ..."[159] Mao folgte Li insofern, als er glaubte, dass erstens der menschliche Geist beliebig formbar und fähig sei, spirituell zu expandieren, und dass zweitens der menschliche Wille (sobald er korrigiert und auf den rechten Weg gebracht worden ist) allmächtig sei, sodass „das Subjektive das Objektive erschafft", d.h. der Geist und das Denken des Menschen können Veränderungen im Materiellen hervorbringen.

Im Maoismus geht es also um die Transformation des Einzelnen und der Gesellschaft. Die inneren Überzeugungen der Individuen verändern die äußeren

159 Zitiert in: George Paterson, „The Spiritual Marxism of Mao Tse-Tung", in: Alan Scarfe und Patrick Sookhdeo (Hg.), *Christianity and Marxism*, S. 82.

gesellschaftlichen Bedingungen, und all dies wurzelt in selbstloser Liebe (oder jedenfalls, um Li Dazhaos Worte zu verwenden, in Kooperation und Freundschaft). Die Parallelen zum Christentum sind offensichtlich.

1935 übernahm Mao Tse-Tung faktisch die Führung der chinesischen Kommunistischen Partei. Er hatte noch keine Schlüsselposition inne, sondern „seine Macht beruhte auf seiner einzigartigen und erfolgreichen Ideologie, seinem persönlichen Charisma und seiner allgemeinen Beliebtheit."[160]

Am 1. Oktober 1949 rief Mao die Volksrepublik China aus. Inzwischen war er der Vorsitzende der Kommunistischen Partei von China – ein Amt, das er bis zu seinem Tod 1976 innehatte.

Das neue Regime machte enorme Anstrengungen, um die innere Transformation jedes Bürgers Chinas (von denen es damals 700 Millionen gab) herbeizuführen; dabei benutzte es für die verschiedenen Gesellschafts- und Bildungsschichten unterschiedliche Methoden. Das Ziel war, in jedes Gehirn das korrekte Denken (*szu-hsiang)* einzupflanzen. Es ging um nicht weniger, als neue Menschen zu schaffen, die zu 100 Prozent darauf aus waren, anderen zu dienen, und die bereit waren, jegliche persönlichen Wünsche, selbst in solchen Bereichen wie Sexualität, Ehe und Kinder, für das Wohl des Kollektivs hintanzustellen. „Bekämpfe das Ich, diene dem Volk", lautete das fundamentale Prinzip.

Das chinesische Verständnis vom „Denken" geht davon aus, dass dieses – viel stärker als jeder „Ismus" – alle Handlungen bestimmt. Die Gedanken Mao Tse-Tungs galten folglich als eine sehr reale Kraft, die alles, was Marxismus und Leninismus lehrten, real und relevant machte. Maos *szu-hsiang* hat damit eine frappierende Ähnlichkeit mit dem *Logos* der Bibel, dem Wort Gottes, durch das dieser die Welt erschuf und das in Jesus Christus Mensch wurde (Johannes 1,1-14).

Die Volksrepublik China war in diesem Szenario das geistliche Zentrum für Befreiungsbewegungen in aller Welt. Der Maoismus sah einen weltweiten moralischen Kampf zwischen den Kräften des Guten und des Bösen – den gleichen Kampf, wie er im Leben jedes Individuums tobte. Der Maoismus war missionarisch, messianisch und eschatologisch.

Es dauerte nicht lange, bis die religionsähnliche Ideologie des Maoismus Mao zum Gott verklärt hatte. Seine Vergöttlichung begann 1945 auf dem siebten Kon-

---

160 Paterson, *Marxism*, S. 85f.

gress der Kommunistischen Partei Chinas, der eine neue Verfassung der Partei annahm, in deren Präambel „Das Denken Mao Tse-Tungs" als notwendig „zur Lenkung der gesamten Arbeit der Partei" bezeichnet wurde. Anfang der 1960er-Jahre hatte Maos Konterfei jede Wohnung, Schule, Büro und Fabrik erobert. Choralähnliche Lieder besangen ihn als den großen Heiland des Volkes. Man verglich ihn mit der Leben gebenden Sonne und betrachtete ihn als Führer und Leiter für jeden Aspekt des Lebens.

Die Betonung der inneren Verwandlung des Denkens schloss indes den Einsatz von Gewalt nicht aus. Mao sagte, dass „eine Revolution keine Abendgesellschaft ist … Eine Revolution ist ein Gewaltakt, durch den eine Klasse die andere stürzt … Es ist notwendig, überall auf dem flachen Land Schrecken zu säen … Man muss Grenzen durchbrechen, um Unrecht zu korrigieren …"[161] Der Blutzoll von Maos innerer Transformation betrug viele Millionen Menschenleben – wie viele genau, weiß niemand.

Maos ältere Kollegen in der Kommunistischen Partei Chinas stimmten nicht immer mit ihm überein, und manchmal bremsten sie ihn, doch seine Beliebtheit bei den chinesischen Massen war nicht totzukriegen. Aus den furchtbaren Jahren der „Kulturrevolution" ging er

> nicht nur als Sieger hervor, sondern als Prophet, Priester und König – und Messias. Als Prophet aufgrund seiner inspirierten Offenbarungen und seines Charismas, als Priester, weil er der Ausleger der Lehre und der Repräsentant des Volkes war, als König, weil er der bejubelte und inthronisierte Führer war. Er hatte seinen rechtmäßigen Platz in der kommunistischen „Trinität" von Marx, Lenin und ihm selber – von dem Vater der marxistischen Revolution, von dem Sohn, der den Willen des Vaters ausgeführt hatte, und von dem *parakletos* des Volkes, also seinem Fürsprecher oder Heiligen Geist.
>
> Jeden Tag stieg in ganz China ein Lobpreis der Anbetung und der Liebe („Großer Lehrer", „Großer Führer", „Großer Steuermann", „Großer Befehlshaber") zu Mao empor für die Offenbarung, die er dem Volk gebracht hatte – nicht bloß für die Revolution, sondern für die Offenbarung, die hinter dieser stand.[162]

---

161 Zitiert in Paterson, Marxism, S. 90.

162 Paterson, *Marxism*, S. 95.

Die kleine rote „Mao-Bibel“ mit ausgewählten Zitaten aus Maos Schriften, die erstmals 1964 erschien, bewirkte angeblich Wunderheilungen, half jungen Leuten zu besseren Leistungen im Sport, ließ Bauern bessere Ernten bekommen und viele Menschen in Reue über ihre Missetaten weinen. Noch einflussreicher war ein noch dünneres Buch, kaum so lang wie eine Flugschrift, mit dem Titel *Die drei großen Artikel* oder *Die drei ständig gelesenen Artikel des Vorsitzenden Mao*. Diese Artikel sind Geschichten, die in ihrer Art den Gleichnissen Jesu ähneln und den Leser zum aufopferungsvollen Dienst für andere aufrufen.

Viele chinesische Familien versammelten sich zur „Familienandacht“ um einen Tisch, auf dem die Schriften Maos lagen, während an der Wand sein Porträt hing. Morgens baten sie ihn um seine Leitung und Weisung, mittags dankten sie ihm für seine Güte und abends erzählten sie ihm, was an diesem Tag geschehen war. Es gab riesige, inbrünstige öffentliche Versammlungen, ähnlich christlichen Evangelisationen, aber nicht mit Jesus, sondern Mao im Mittelpunkt. Kleinere Versammlungen vor Ort ähnelten eher Sonntagsgottesdiensten, mit Lesungen aus den „heiligen Schriften“, Liedern, einer Predigt und zum Schluss dem Segen.

Mao wollte vor allem als der große „Lehrer“ in das Gedächtnis der Leute eingehen, d.h. als das marxistische, fleischgewordene Wort. Man sieht leicht, warum der Maoismus und das Christentum von Anfang an wie Feuer und Wasser waren und warum die Kirche seit der Machtergreifung Maos und der Kommunistischen Partei im Jahre 1949 mal weniger, mal mehr verfolgt worden ist. Die christliche Kirche – das ist der große Rivale des Maoismus im Kampf um die Herzen und Köpfe der Chinesen.

In Kapitel 9 haben wir bereits etwas davon gesehen, was dies für die chinesischen Christen heute bedeutet. Die inoffiziellen, nicht registrierten Gemeinden, oft „Hauskirchen“ genannt, können als die eine Gruppe in der Gesellschaft Chinas bezeichnet werden, die nicht unter der Kontrolle der Kommunistischen Partei steht. Laut Angaben chinesischer Christen gibt es heute in China mindestens 150 Millionen Christen, möglicherweise sogar 200 Millionen; jedes Jahr kommen ca. 1,2 Millionen dazu. (Die offizielle Angabe der Regierung liegt nach wie vor bei 38 Millionen Christen – etwas unter den 40 Millionen Mitgliedern der Kommunistischen Partei Chinas.)

Der gegenwärtige Kurs der chinesischen Regierung gegenüber den Christen ist als „beschleunigtes Bremsen“ bezeichnet worden. Die Regeln und die Restriktionen variieren je nach Provinz, Stadt und Dorf. In manchen Orten errichtet das

Regime Kirchengebäude, anderswo reißt es sie ein. Jährlich darf eine bestimmte Anzahl Bibeln gedruckt werden, aber der Verkauf von Online-Bibeln ist eingeschränkt worden. Mancherorts dürfen die Kirchengebäude außen kein Kreuz aufweisen, anderswo ist ein Kreuz an der Stirnwand erlaubt, nicht aber auf dem Dach. Es gibt aber auch Kirchen (darunter einige der von der Regierung erbauten), wo das Kreuz hoch oben auf dem Dach thront.

Der Oktober 2017 sah auf dem neunzehnten Nationalkongress der Kommunistischen Partei Chinas die Einführung einer „Xi-Jinping-Denken" genannten neuen Ideologie. Unter der offiziellen Bezeichnung „Xi-Jinping-Denken über einen Sozialismus chinesischer Prägung für eine neue Ära" sollte sie in die Verfassung der Kommunistischen Partei Chinas aufgenommen werden. Xi Jinping war damals nicht nur der Präsident Chinas, der eine beliebig lange Amtszeit vor sich hatte, sondern auch der Vorsitzende der Partei. Das Xi-Jinping-Denken ist im Wesentlichen als „Entwurf zur Konsolidierung und Stärkung der Macht auf drei Ebenen: der Nation, der Partei und Mr. Xi selber" beschrieben worden.[163] Unter Präsident Xi hat die Verfolgung von „Hauskirchen"-Christen erheblich zugenommen. Sein Ziel scheint zu sein, die Hauskirchen unter seine Kontrolle zu bringen oder sie so zu schwächen, dass sie bedeutungslos werden, oder sie zu zerstören.

Trotz der Gefahr, in die sie sich dadurch begeben, erheben die chinesischen Christen mutig ihre Stimme und fordern ihre Regierung auf, ihnen Freiheit zu gewähren. Am 12. September 2018 veröffentlichten 279 chinesische Pastoren eine öffentliche Erklärung, in der sie die Regierung aufforderten, volle Religionsfreiheit zu gewähren. Sie reagierten damit auf die in den vergangenen Jahren wachsende Verfolgung von Christen in ihrem Land. Die Erklärung schloss mit dem Satz: „Um des Evangeliums willen sind wir bereit, alle Verluste zu tragen – auch den Verlust unserer Freiheit und unseres Lebens."

Doch die Verfolgung ging weiter. Keine drei Monate später, am 9. Dezember 2018, wurde Pastor Wang Yi von der *Early Rain Covenant Church* in Chengdu (Provinz Sichuan) zusammen mit seiner Frau und etwa hundert seiner Gemeindeglieder verhaftet. Achtzig der Gemeindeglieder wurden nach einigen Wochen freigelassen, aber dafür dreißig weitere verhaftet. Pastor Wang Yi hatte inzwischen aus dem Gefängnis einen Brief geschrieben, in welchem er klarstellte, dass er lediglich Christus in Freiheit anbeten und dienen wollte, aber lieber bereit war, alles

---

163 Chris Buckley, „Xi Jinping Thought Explained: A New Ideology for a New Era", in: New York Times, 26. Februar 2018, <https://www.nytimes.com/2018/02/26/world/asia/xi-jinping-thought-explained-a-new-ideology-for-a-new-era.html>, abgerufen am 12.11.2019.

zu erleiden, als ihn zu verleugnen. „Mich von meiner Frau und meinen Kindern trennen, meinen guten Ruf ruinieren, mein Leben und meine Familie zerstören – all dies können die Machthaber tun. Doch niemand in dieser Welt kann mich zwingen, meinem Glauben abzusagen."

Faschismus

Die Gelehrten tun sich schwer mit der Definition des Faschismus, aber seine Ursprünge sind klar. Das italienische Wort *fascio*, wörtlich: Rutenbündel, wurde ab den 1870er-Jahren zur Bezeichnung einer politischen Gruppe von Menschen verwendet, die viele unterschiedliche, zum Teil sogar widersprüchliche Positionen vertraten. Die Grundidee war: Jede einzelne Rute in dem Bündel kann womöglich brechen, aber zusammen, als Bündel, sind sie stark. Ein *fascio*, das war eine Gruppierung oder Liga mit revolutionären Tendenzen. Es gab quer durch Italien zahlreiche *fasci*, und in einem war ein gewisser Benito Mussolini Mitglied. Die Bewegung, die wir Faschismus nennen, entwickelte sich im frühen zwanzigsten Jahrhundert aus den nationalistischeren dieser *fasci*.

Angesichts dieser historischen Wurzeln überrascht es vielleicht nicht, dass der Faschismus eine komplexe Ideologie ist, mit einer Vielzahl verschiedener Definitionen. Die meisten Definitionen stimmen darin überein, dass er autoritär und ultranationalistisch ist. Robert Paxton definiert ihn als „eine für das zwanzigste Jahrhundert typische Form der politischen Praxis, welche es versteht, die Menschen durch ausgeklügelte Propagandatechniken für eine antiliberale, antisozialistische, massiv andere ausschließende, expansionistische nationalistische Agenda zu gewinnen."

Der Faschismus stellt die Nation und oft die Rasse über das Individuum und steht für eine zentralisierte Regierung, an deren Spitze ein diktatorischer Führer steht, der jegliche Opposition ausschaltet und für eine strikt reglementierte Gesellschaft und Wirtschaft steht. Er vertritt eine positive Sicht der Gewalt und fördert Männlichkeit und Jugend. Er betont Massenmobilisierung, die Romantik der Symbole und die Idee der nationalen Wiedergeburt aus Dekadenz und Zusammenbruch.

Es dauerte nicht lange, und der Faschismus war stark nach rechts gerückt und stand für das rassistische Ziel, die angeblich höher stehenden Bevölkerungsgruppen zu stärken und die Gesellschaft von den angeblich minderwertigen zu reinigen.

Italien

In den frühen 1920er-Jahren kam die Ideologie des sogenannten Klerikalfaschismus auf, der Faschismus und Religion kombinierte. In Italien bedeutete dies ein Bündnis zwischen Faschismus und römischem Katholizismus.

Als Mussolini 1922 italienischer Premierminister wurde, war der Papst seit mehr als einem halben Jahrhundert ohne jede weltliche Macht gewesen, denn das Königreich Italien hatte 1870 die Reste der päpstlichen Territorien annektiert. 1929 unterzeichnete Mussolini (der mittlerweile die Demokratie über Bord geworfen hatte und Italien als Diktator regierte) den sogenannten Lateranvertrag, der dem Papst ein gewisses, wenn auch stark geschrumpftes Territorium zurückgab – den Vatikanstaat. Bald darauf trübten sich die Beziehungen zwischen Mussolini und der katholischen Kirche.

Doch die Katholiken genossen erneut die Gunst Mussolinis, als dessen Regierung 1935 das Buffarini-Guidi-Rundschreiben verfasste, das alle religiösen Aktivitäten der Pfingstkirchen in Italien untersagte. Nach diesem Schreiben waren die Pfingstler dabei, „religiöse Praktiken zu entwickeln, die im Gegensatz zur Gesellschaftsordnung stehen und schädlich für die psychologische und physische Identität der Rasse sind."[164] Die italienischen *Assemblies of God* haben dokumentiert, wie sie damals zu einer Untergrundkirche wurden. Gläubige, die sich zu Gottesdiensten trafen (sei es in Privathäusern oder im Wald), wurden verhaftet, inhaftiert und observiert.[165] Auch die Heilsarmee geriet ins Visier des Staates. Die Verfolgung war bis 1943 heftig, danach moderater, bis der Erlass 1955 aufgehoben wurde. Es heißt allgemein, dass die katholische Kirche in Italien in der faschistischen Zeit die Verfolgung nicht katholischer Christen unterstützte. Im Jahre 2014 bat Papst Franziskus I. bei einem Treffen mit 350 Evangelikalen um Vergebung für das, was Katholiken in den 1930er-Jahren den Pfingstlern angetan hatten.[166]

Mussolini hat Hitlers Genozidpolitik gegenüber den Juden nie übernommen und weigerte sich, italienische Juden zu verhaften und zu deportieren, obwohl er 1938 mehrere stark antijüdische Gesetze erließ. Radio Vatikan berichtete über

164 Carmine Napolitano, „The development of Pentecostalism in Italy", in: William Kay und Anne Dyer (Hg.), *European Pentecostalism* (Leiden: Brill, 2011), S. 192-193. – Guidi war Mussolinis Innenminister (Anm. d. Übers.).

165 <https://www.assembleedidio.org>, abgerufen am 5.2.2019.

166 „Pope apologizes for Fascist era persecution", *The Local*, 29. Juli 2014, <https://www.thelocal.it/20140729/pope-asks-forgiveness-for-fascist-era-persecution>, abgerufen am 12.11.2019.

die Verurteilung des Antisemitismus durch den Papst und die Ermordung von Juden in Deutschland. Als Mussolini im Juli 1943 gestürzt wurde, besetzten die Nazis Norditalien und konnten dort endlich Hitlers „Endlösung" durchführen: Tausende italienischer Juden starben in KZs der Nazis.[167]

Mussolini im O-Ton

„Der Faschismus ist eine Religion."

„Das zwanzigste Jahrhundert wird als das Jahrhundert des Faschismus in die Geschichte eingehen."

Beide Zitate aus dem Magazin Fortune, Juli 1934.

Deutschland

Die berühmt-berüchtigtste Variante des Faschismus im zwanzigsten Jahrhundert war die Ideologie der NSDAP (Nationalsozialistische Deutsche Arbeiterpartei, auch kurz „Nazipartei" genannt). Das besondere Merkmal dieser Version des Faschismus war ihr Rassismus, der sich in drei Besonderheiten äußerte: einem virulenten Antisemitismus, der Suche nach einer wissenschaftlichen Begründung des Rassismus und einem Eugenikprogramm zur systematischen Umsetzung der Theorien in die Praxis.

Die NSDAP wurde 1919 als „Deutsche Arbeiterpartei" gegründet. 1920 benannte sie sich in „Nationalsozialistische Deutsche Arbeiterpartei" um, und 1921 wurde Adolf Hitler ihr Führer. Sie glaubte an eine rassische Hierarchie, an deren Spitze die „Herrenrasse" der Arier stand. (Die Nazis gaben dem Wort „Arier" mit ihrem Bild des nicht jüdischen kaukasischen Typus, vorzugsweise mit blonden Haaren und blauen Augen, eine ganz neue Bedeutung.) Das Ziel der Nazis war die Schaffung einer rassisch reinen Gesellschaft von lauter Ariern – nicht nur in den historisch deutschen Gebieten, sondern überall.

Am 30. Januar 1933 wurde Hitler deutscher Reichskanzler. Die NSDAP hatte in den vorangegangenen Reichstagswahlen 1932 nicht die absolute Mehrheit erhalten, war aber die stärkste Partei geworden. Bald war Hitler nicht nur Regierungs-,

---

167 <https://en.wikipedia.org/wiki/Clerical_fascism>, abgerufen am 12.11.2019.

sondern auch Staatschef – der unbestrittene „Führer“ Deutschlands, das zu einer Parteidiktatur wurde. Das „Dritte Reich“[168] hatte begonnen. „Unerwünschte“ Menschen und Gruppierungen wurden rücksichtslos bekämpft. Drakonische Einschränkungen, Verlust der Bürgerrechte und Inhaftierung (oft in Konzentrationslagern) waren nur der Anfang. Nur zu oft stand am Ende die Ermordung. Zu den „Unerwünschten“ gehörten u.a. Juden, Sinti und Roma, Schwarze, Homosexuelle und Zeugen Jehovas.

Selbst Arier, die geistig oder körperlich behindert waren, galten als „unerwünscht“; ungefähr 350 000 von ihnen wurden zwangssterilisiert, mindestens 100 000 wurden in ihren Heimen von Ärzten und Pflegern umgebracht.

Sechs Millionen Juden starben in einem planmäßigen Genozid (dem heute so genannten Holocaust), der die völlige Auslöschung der Juden als Rasse in Europa zum Ziel hatte. Hitler hatte auch die Vernichtung des (überwiegend katholischen) polnischen Volkes geplant. In einer Rede an seine Generäle auf dem Obersalzberg am 22. August 1939, kurz vor dem Angriff auf Polen, hatte er sie aufgefordert, alle polnischen Männer, Frauen und Kinder zu töten, und sie daran erinnert, dass die Geschichte die Abschlachtung von Millionen Frauen und Kindern durch Dschingis Khan geflissentlich übersah und dass ja auch niemand über die Vernichtung der Armenier sprach. Womit er leider nur zu recht hatte. Entsetzte Diplomaten und Journalisten hatten im Ersten Weltkrieg den westlichen Ländern von dem türkischen Genozid an den Armeniern und anderen Christen berichtet und sogar Fotografien beigefügt, aber keinen der Mächtigen interessierte das damals – geschweige denn jetzt, drei Jahrzehnte später. So konnte Hitler im Zweiten Weltkrieg seinen eigenen Völkermord an den Juden durchführen – und kaum einer glaubte die Schreckensnachrichten, die aus Deutschland nach draußen drangen, bis der Krieg vorbei war und die entsetzliche Wahrheit der Gaskammern offen zutage lag.

Die Verfolgung der Zeugen Jehovas durch die Nazis

1933 gab es in Deutschland nur ungefähr 15 000 Zeugen Jehovas. Aber sie fielen auf, weil sie sich weigerten, ihre Arme zum Hitlergruß zu heben,

168 Die beiden ersten Reiche waren das Heilige Römische Reich deutscher Nation und das Deutsche Reich von 1871–1918 gewesen.

da sie es nicht richtig fanden, sich einer Regierung oder säkularen Macht zu unterwerfen. Bereits im April 1933 begann man, ihre Versammlungsstätten zu schließen, und bis zum Sommer war ihre Religion in den meisten Gegenden Deutschlands verboten. Einzelne Jehovas Zeugen verloren ihren Arbeitsplatz oder bekamen keine Rente. Zwischen 1938 und 1945 kamen an die 10 000 in KZs; jeder Vierte überlebte nicht.

Wie reagierten die Kirchen in Deutschland auf den Aufstieg des Nationalsozialismus in den 1920er- und 1930er-Jahren? Etwa zwei Drittel der Deutschen waren Protestanten, von denen die meisten einer der 28 lutherischen, reformierten oder unierten Landeskirchen angehörten. Zur Theologie dieser Kirchen gehörte die Loyalität zum Staat, und sie betrachteten sich als eine der Säulen der Gesellschaft. Im Zusammenhang mit dem Nationalsozialismus entwickelten sich in den Landeskirchen zwei einander entgegengesetzte Bewegungen.

Schon in den 1920er-Jahren gab es die „Deutschen Christen", die viele der nationalistischen, ja sogar rassistischen Aspekte der Nazi-Ideologie bejahten. Viele Christen hatten sich von dem 1920 vorgestellten 25-Punkte-Programm der NSDAP vereinnahmen lassen, speziell vom 24. Punkt, wo es hieß: „Die Partei als solche vertritt den Standpunkt eines *positiven Christentums* …" Doch vor diesem Satz stand, dass die religiösen Bekenntnisse im Staat nicht „gegen das Sittlichkeits- und Moralgefühl der germanischen Rasse verstoßen" durften, und nach ihm hieß es, dass die Partei „den jüdisch-materialistischen Geist in und außer uns" bekämpfte.[169] Der Nationalismus, Rassismus und Antisemitismus am Anfang und Ende des 24. Punktes schien die Kirchenvertreter nicht zu bekümmern; sie konzentrierten sich auf die wohlklingende Mitte.

Als die Nazis an die Macht kamen, fuhren die „Deutschen Christen" fort, Hitler und seine Ideologie zu unterstützen. Sie setzten sich in den Synoden der verschiedenen Landeskirchen durch und schufen die sogenannte „Reichskirche", eine Art Dachverband der verschiedenen protestantischen Kirchen, die ein Christentum vertrat, das mit der Politik des NS-Staates konform ging und das von Historikern als „nazifiziertes Christentum" bezeichnet worden ist. Die Führung der Reichskirche bestand ausschließlich aus Nationalsozialisten, und alles, was

---

169 „25-Punkte Programm der Nationalsozialistischen Deutschen Arbeiterpartei [vom 24. Februar 1920]", in: documentArchiv.de [Hg.], <http://www.documentarchiv.de/wr/1920/nsdap-programm.html>, abgerufen am 12.11.2019 (Anm. d. Übers.).

jüdisch war, auch Judenchristen und das Alte Testament, wurde aus ihr ausgemerzt.

Als Gegenpol zu den „Deutschen Christen" entwickelte sich die „Bekennende Kirche", die sich der „Nazifizierung" der Kirche entgegenstellte. Ihr Gründungsdokument, die Barmer Theologische Erklärung von 1934, formulierte christlich-biblische Grundlehren und erklärte, dass das Haupt der Kirche Jesus Christus war (und nicht der „Führer"). Das Hauptanliegen der Bekennenden Kirche war die Verhinderung der Einmischung des Staates in kirchliche Angelegenheiten, aber es gab in ihr Personen, die auch ihre Stimme gegen andere Dinge erhoben, die das Nazi-Regime tat, vor allem seine Judenpolitik. Diese Christen wurden natürlich die Zielscheibe von Verfolgungen. Der berühmte Pastor Martin Niemöller verbrachte für seine Kritik an Hitler und seiner Politik sieben Jahre im Konzentrationslager. Zahlreiche weniger bekannte Pastoren wurden ebenfalls inhaftiert oder mit Predigtverbot belegt. Einige erduldeten Schauprozesse, manche wurden getötet.

Von guten Mächten wunderbar geborgen – Dietrich Bonhoeffer

> Und reichst du uns den schweren Kelch, den bittern
> des Leids, gefüllt bis an den höchsten Rand,
> so nehmen wir ihn dankbar ohne Zittern
> aus deiner guten und geliebten Hand.

Aus dem Lied „Von guten Mächten" (EG 65). – Dietrich Bonhoeffer (1906–1945) war ein deutscher Pastor und Theologe, engagierte sich im Widerstand gegen Hitler und war Mitbegründer der Bekennenden Kirche, die darauf bestand, dass Jesus Christus ihr Oberhaupt war, nicht Adolf Hitler.

Die römisch-katholische Kirche in Deutschland, zu der etwa ein Drittel der Bevölkerung gehörte, betrachtete die nationalsozialistische Ideologie schon lange vor den Protestanten mit Argwohn. Weniger die „Kirche Deutschlands" als die Evangelischen, waren die Katholiken dem Nationalismus der Nazis weniger gewogen als die führenden Köpfe in den Landeskirchen. Dazu kam, dass mehrere der frühen Führer der Nazis vehement antikatholisch waren und dass es eine katholische politische Partei gab – das „Zentrum" –, die mit der NSDAP logischerweise nicht viele Gemeinsamkeiten sah. Einige katholische Bischöfe verboten ihren Gemeindegliedern sogar, Mitglied in der NSDAP zu werden, doch dieses Verbot wurde aufgehoben, nachdem Hitler in einer Rede am 23. Mai 1933 das Christentum als das „Fundament“ deutscher Werte bezeichnet hatte.

Im darauffolgenden Monat begannen die Nazis Verhandlungen mit der katholischen Kirche; erklärtes Ziel war die Einrichtung eines Konkordats, das die Rechte und die Religionsfreiheit der Katholiken garantieren sollte – etwas, was die Katholiken, die in den letzten Jahrzehnten des neunzehnten Jahrhunderts ihr Quantum an Marginalisierung und Schikanen erlebt hatten, gut brauchen konnten. Während der Verhandlungen begannen die Nazis eine Einschüchterungskampagne gegen Katholiken. Sie schlossen ihre Verlage, sprengten Versammlungen der Zentrumspartei und steckten die, die am lautesten protestierten, ins Konzentrationslager. Trotz alledem einigte man sich auf ein Konkordat, das am 20. Juli 1933 unterzeichnet wurde. Es gewährte der katholischen Kirche das Recht, weiter im nationalsozialistischen Deutschland zu existieren, weiter Kontakte mit dem Vatikan zu pflegen und weiter ihre karitativen Organisationen, Schulen, Jugendgruppen und andere Organisationen zu betreiben. Im Gegenzug hatten die Bischöfe einen Loyalitätseid auf die Regierung zu leisten, und die Kirche und ihre Vertreter durften sich nicht politisch betätigen; die Zentrumspartei wurde aufgelöst.

Was Kardinal Pacelli, der Hauptunterhändler für die Katholiken, befürchtet hatte, trat schon bald ein: Die Nazis hielten sich nicht an die Abmachungen im Konkordat. Im Dezember 1933 trat eine Regelung in Kraft, dass alle Verleger und Herausgeber der nationalsozialistischen Reichsschrifttumskammer angehören mussten – ein Maulkorb für katholische Publikationen und katholische Proteste. Katholische Bekenntnisschulen wurden geschlossen und durch „Gemeinschaftsschulen“ ersetzt, die freilich von Nazi-Sympathisanten geleitet wurden. 1934 wurden mehrere Katholiken aus der Führungsspitze der ehemaligen Zentrumspartei ermordet, als in der „Nacht der langen Messer“ mindestens 85, wahrscheinlich aber mehrere Hundert politische Gegner Hitlers im Laufe von insgesamt drei Tagen liquidiert wurden. Die Verfolgung von Katholiken verschärfte sich 1936 weiter, als Dutzende Priester von der Gestapo verhaftet und in Schauprozessen wegen angeblicher Korruption, Prostitution, Homosexualität und Pädophilie verurteilt wurden. In Zeitungen und auf Litfaßsäulen sah man antikatholische Propaganda.

Das Nazi-Regime sah (richtigerweise) die Kirchen als mögliche Horte des Widerstands und begann, Druck auf sie auszuüben. Zwischen 1934 und 1936 wurden eine Reihe von kirchlichen Jugendgruppen (katholische wie evangelische) von den Nazis geschlossen. Doch mit dem wachsenden Druck auf die Kirchen wuchs in diesen der Widerstand gegen die Nazis, unter Katholiken wie Protestanten. Man begann, Kirchenmitglieder zu beschützen, die jüdische Wurzeln hatten und damit mögliche Zielscheiben anfangs der Verfolgung und später der planmäßigen Ermordung durch die Nazis waren. Im März 1935 wurde von den Kanzeln der Bekennenden Kirche eine Protesterklärung verlesen; die Nazis reagierten mit der vorübergehenden Verhaftung von über 700 Pastoren.

Zwei Jahre später wurde eine päpstliche Enzyklika mit dem Titel *Mit brennender Sorge* nach Deutschland geschmuggelt. Über 250 000 Exemplare wurden heimlich gedruckt, und am Palmsonntag, den 21. März 1937, wurde sie von den Kanzeln aller katholischen Kirchen in Deutschland verlesen. Ohne Hitler, den Nationalsozialismus oder die Nazis direkt zu nennen, verurteilte die Enzyklika mit deutlichen Worten jede Vergötterung von Rasse, Volk oder Staat, die Nichteinhaltung der Vereinbarungen in dem Konkordat und noch vieles andere, was die Nazis glaubten und taten:

> Trotz mancher schwerer Bedenken haben Wir daher Uns damals den Entschluss abgerungen, Unsere Zustimmung [zu dem Konkordat von 1933] nicht zu versagen. Wir wollten Unseren treuen Söhnen und Töchtern in Deutschland im Rahmen des Menschenmöglichen die Spannungen und Leiden ersparen, die andernfalls unter den damaligen Verhältnissen mit Gewissheit zu erwarten gewesen wären. Wir wollten allein durch die Tat beweisen, dass Wir, einzig Christus suchend und das, was Christi ist, niemandem die Friedenshand der Mutterkirche verweigern, der sie nicht selbst zurückstößt.
>
> … Der Anschauungsunterricht der vergangenen Jahre klärt die Verantwortlichkeiten. Er enthüllt Machenschaften, die von Anfang an kein anderes Ziel kannten als den Vernichtungskampf. In die Furchen, in die Wir den Samen aufrichtigen Friedens zu pflanzen bemüht waren, streuten andere – wie der inimicus homo der Heiligen Schrift (Mt 13,25) – die Unkrautkeime des Misstrauens, des Unfriedens, des Hasses, der Verunglimpfung, der heimlichen und offenen aus tausend Quellen gespeisten und mit allen Mitteln arbeitenden grundsätzlichen Feindschaft gegen Christus und seine Kirche. Ihnen und nur ihnen, sowie ihren stillen und lauten Schildhaltern fällt die Verantwortung dafür zu, dass statt des Regenbogens des Friedens

> am Horizont Deutschlands die Wetterwolke zersetzender Religionskämpfe sichtbar ist.[170]

Am folgenden Tag drang die Gestapo in katholische Kirchen im ganzen Land ein, um so viele Exemplare der Enzyklika zu konfiszieren, wie sie finden konnte, und schloss die Druckereien, wo sie gedruckt worden waren. Bald wurden die Maßnahmen gegen die Kirchen noch schärfer. Die Jahre 1938–1939 sahen weitere antikatholische Propaganda und weitere Schauprozesse gegen katholische Priester; etliche kamen in Konzentrationslager.

Man mag darüber staunen, dass die protestantischen Christen nicht schärfer von den Nazis verfolgt wurden. Man vergleiche beispielsweise die relativ kurze und milde Reaktion der Nationalsozialisten, als die Pastoren der Bekennenden Kirche 1935 ihre Protesterklärung verlasen, mit ihrer heftigen und anhaltenden Behandlung der katholischen Priester, die 1937 die päpstliche Enzyklika in ihren Kirchen verlesen hatten. Doch das ist mindestens teilweise eine Folge der nicht weniger erstaunlichen Tatsache, dass so viele Protestanten keinen aktiven Widerstand gegen die Nazis oder ihren Antisemitismus leisteten, sondern sie entweder unterstützten oder nach Kompromissen und friedlicher Koexistenz suchten. Die Verfolgung richtete sich nur gegen Personen, die dem Regime offen Widerstand leisteten, und das waren eher wenige. Manche wurden zwar nicht offen verfolgt, aber dafür auf andere Weise zum Schweigen gebracht. So wurden manche Pastoren der Bekennenden Kirche, die den Mund nicht so weit aufmachten wie ihre Führer, in die Armee eingezogen, wo sie an den gefährlichsten Frontabschnitten dienen mussten, mit dem Ergebnis, dass viele umkamen. Den Nazis war es gelungen, die protestantische Kirche auf breiter Front zu unterwandern und zu kontrollieren, sodass nur einzelne Pastoren „Problemfälle“ waren. Die katholische Kirche hingegen hatte keinen „nazifizierten“ Flügel, stand fest zu ihren Lehren und wurde daher ausnahmslos verfolgt. (Nach Kriegsende halfen allerdings einige Personen in der katholischen Hierarchie führenden Nazis bei ihrer Flucht nach Südamerika.)

Interessanterweise verfolgte das faschistische Regime in Italien vor allem Protestanten, praktisch in Zusammenarbeit mit der das Land dominierenden katholischen Kirche. Das faschistische Regime in Deutschland hingegen schien sich mehr auf den Kampf gegen die Katholiken zu konzentrieren, während es gleich-

170 Papst Pius XI., *Mit brennender Sorge*, hg. vom Erzbischöflichen Generalvikariat Paderborn, Presse- und Informationsstelle (2. Aufl., Paderborn: Bonifatius GmbH Druck, 1989), S. 50-51.

zeitig mit führenden Elementen der das Land dominierenden protestantischen Kirche eine starke Allianz einging.

Als der Zweite Weltkrieg vorbei, Deutschland erobert und Hitler tot war, gab der Rat der Evangelischen Kirche in Deutschland am 19. Oktober 1945 die „Stuttgarter Schulderklärung" heraus, um ihre Reue über die Mitschuld an den Verbrechen der Nazizeit zum Ausdruck zu bringen. In der Erklärung, die von Niemöller und anderen verfasst wurde, heißt es:

> Mit großem Schmerz sagen wir: Durch uns ist unendliches Leid über viele Völker und Länder gebracht worden. Was wir unseren Gemeinden oft bezeugt haben, das sprechen wir jetzt im Namen der ganzen Kirche aus: Wohl haben wir lange Jahre hindurch im Namen Jesu Christi gegen den Geist gekämpft, der im nationalsozialistischen Gewaltregiment seinen furchtbaren Ausdruck gefunden hat; aber wir klagen uns an, dass wir nicht mutiger bekannt, nicht treuer gebetet, nicht fröhlicher geglaubt und nicht brennender geliebt haben.[171]

Reaktionen der Anglikaner in Großbritannien

Die Anglikanische Kirche im Vereinigten Königreich war, nicht viel anders als die evangelischen Kirchen in Deutschland, in ihrer Einstellung zum Nationalsozialismus gespalten (viele hatten auch gar keine Meinung). Die inoffiziellen Sprecher der beiden Flügel waren George Bell, der Bischof von Chichester, und Arthur Headlam, Bischof von Gloucester. Bell war ein aktiver Unterstützer der Bekennenden Kirche und setzte sich auch für die verfolgten Christen in Deutschland ein, was ihm viel Kritik einbrachte.

Headlam war der Erste Vorsitzende des *Council on Foreign Relations* (Rat für Beziehungen mit dem Ausland) des Erzbischofs von Canterbury, der erstmals im Februar 1933 zusammentrat. Headlam vertrat eine, wie er selber meinte, besonnene, objektive und ausgewogene Sicht von den Ereignissen in Deutschland; Kritiker sahen ihn als jemanden, der die „Deutschen Christen", die Reichskirche und die Nazis salonfähig machte. Offenbar glaubte er jenen Christen in Deutschland, die ernsthaft annahmen, dass der Nationalsozialismus dem Christentum wohlgesonnen war. Am 16. April 1937 kritisierte Headlam in einem Brief an Cosmo Lang, den Erzbischof von Canterbury, die Theologie der Bekennenden Kirche und nannte Martin Niemöller einen „aufsässigen Matrosen"[172], der, wie er arg-

171 EG 837.

172 Niemöller war im Ersten Weltkrieg U-Boot-Kommandant gewesen (Anm. d. Übers.).

wöhnte, gerade so einen aggressiven Nationalismus vertrat wie Hitler. Er beendete den Brief mit den Worten:

> Ich glaube, die Voreingenommenheit des Interesses, mit dem die Menschen ausländische Länder zu betrachten scheinen, kann oft recht gefährlich werden. Hitler ist ja nun ein Mensch mit großer Macht, und ich glaube nicht, dass es dem Frieden von Europa dient, wenn man ihn grundlos beleidigt.[173]

Hindutva

Eine andere Ideologie, die in den 1920er-Jahren aufkam, war die Hindutva („Hindutum"). Ähnlich wie der Nationalsozialismus zielte sie auf die Schaffung einer „reinen" Nation ab und vertrat eine aggressiv expansionistische Außenpolitik, wobei die Nation in diesem Fall nicht Großdeutschland, sondern Großindien (*Akhand Bharat*) und die Reinheit nicht rassisch, sondern religiös war. Betonte die Nazi-Ideologie Deutschland als das Vaterland, so sah die Hindutva-Ideologie Indien nicht nur als das Vaterland (*pitrubhumi*) und Mutterland (*matrubhumi*), sondern auch als das heilige Land (*punyabhumi*). Ein weiterer Unterschied ist, dass der Nationalsozialismus seine politische Blüte in den 1930er- und 1940er-Jahren erlebte, während die Hindutva die indische Politik erst in den 1980er-Jahren zu beeinflussen begann und erst 2014 voll an die Macht kam.

Dieser zeitliche Abstand bedeutet, dass die Hindutva-Ideologen auf die Nazis als Rollenvorbilder und Ideengeber historisch zurückschauen konnten und können. Vinayak Damodar Savarkar (1883–1966), der den Begriff „Hindutva" prägte, war ein Bewunderer des Faschismus und Nationalsozialismus und betrachtete die jüdische Minderheit in Deutschland analog zur muslimischen Minderheit in Indien. 1925 wurde die Rashtriya Swayamsevak Sangh (RSS) gegründet, eine paramilitärische Organisation zur Verbreitung der Hindutva-Ideologie. Ihr zweiter Anführer war Madhav Sadashiv Golwalkar (1906–1973). 1939 schrieb er:

> Um die Reinheit der Rasse und ihrer Kultur aufrechtzuerhalten, reinigte Deutschland sein Land zum Entsetzen der Welt von den semitischen Rassen – den Juden. Dies war ein Ausdruck des Rassenstolzes

---

173 Zitiert in: Andrew Chandler (Hg.), Brethren in Adversity: *Bishop George Bell, the Church of England and the Crisis of German Protestantism, 1933–1939*, Church of England Record Society Nr. 4 (Woodbridge, UK: The Boydell Press, 1997), S. 140.

in Reinkultur. Deutschland hat auch gezeigt, dass es praktisch unmöglich ist, Rassen und Kulturen, deren Unterschiede bis in die Wurzel zurückgehen, zu einem Ganzen zu assimilieren. Dies ist eine gute Lektion, von der wir in Hindustan nur lernen und profitieren können.[174]

Die Macht eines Liedes

Ein bengalisches Gedicht mit dem Titel *Vande Mataram* besingt Indien als das Mutterland der Hindus. Das Gedicht wurde berühmt, als Bankimcandra Chatterji es 1882 in seinem Roman *Anandamath* zitierte,[175] und noch berühmter, nachdem es vertont worden war. 1937 machte die Kongresspartei es, unter dem Beifall Gandhis und Nehrus, zum indischen Nationallied. Die Entscheidung traf auf den entschiedenen Widerstand der indischen Muslime, da das Lied mittlerweile nicht nur als prohinduistisch, sondern auch als antimuslimisch galt, zeichnete es doch die Muslime in einem sehr negativen Licht. Der Roman war zu einer Zeit entstanden, wo es zu wiederholten Massakern der Hindus an den Muslimen kam; die Briten unternahmen wenig, um die Täter zu stoppen oder zu bestrafen.

Vande Mataram ist bis heute in Indien wesentlich populärer als die offizielle Nationalhymne. Mit der Strophe, die von „blitzenden Schwertern in siebzig Millionen Händen“ spricht, hat das Gedicht oder Lied auch hinduistisch-nationalistische Gewalt inspiriert. Im Rahmen der Hindutva-Agenda müssen heute in den meisten Schulen in Indien die Kinder jeden Tag *Vande Mataram* singen, mit seiner Botschaft, dass Indien das Land der Hindus ist und dass alle anderen Ausländer sind – was auch bedeutet, dass die indischen Christen unerwünschte Ausländer sind, die, wie die Muslime, vom indischen Boden ausgemerzt werden müssen. In dem britischen Film *Slumdog Millionaire* von 2008 (deutsch: „Slumdog Millionär“, 2009) erklingt *Vande Mataram* in einem modernen musikalischen Arrangement; durch diesen Film hat diese Botschaft mittlerweile auch die indische Diaspora erreicht.

---

174 M.S. Golwalkar, *We or Our Nationhood Defined* (Nagpur: Bharat Publications, 1939), S. 35.

175 Julius J. Lipner, Anandamath or The Sacred Brotherhood: *A Translation of Bankimcandra Chatterji's Anandamath, with Introduction and Critical Apparatus* (Oxford: Oxford University Press, 2005).

Die Hindutva begann als Bewegung zur Erlangung der Unabhängigkeit von der britischen Kolonialherrschaft. Gandhi verfolgte zur gleichen Zeit das gleiche Ziel. Er tat dies mit gewaltfreien Methoden, entsprechend seiner persönlichen Interpretation der heiligen hinduistischen Schriften. Die Hindutva-Bewegung dagegen sah von Anfang an in den hinduistischen Schriften, wie der *Bhagavad Gita*, eine „Kriegermoral", ja „Kriegerreligion", die Gewalt gegen Nichthindus sowie gegen Hindus, die die Hindutva ablehnten, rechtfertigte. Es war ein RSS-Mitglied, das 1948 Gandhi ermordete, weil dieser angeblich promuslimisch war und damit mitschuldig an der Teilung Indiens ein Jahr zuvor und all dem Leid, die diese den Hindus gebracht hatte.

Zu den Triebkräften hinter der Entwicklung der Hindutva-Ideologie gehörte auch ein Gefühl der Demütigung und Kränkung gegenüber denen, die auf die hinduistische Kultur herabsahen oder sogar darüber lästerten. Im Rahmen der Globalisierung stieg der Einfluss nicht hinduistischer Kulturen, vor allem in den Großstädten, in die die ländliche Bevölkerung Indiens zunehmend übersiedelte. Die Hindutva versuchte, Indien in das Goldene Zeitalter der hinduistischen Kultur zurückzuführen und es von anderen kulturellen Einflüssen zu reinigen.

Aus der RSS entwickelte sich im Laufe des zwanzigsten Jahrhunderts ein ganzes Netzwerk von Hindutva-Organisationen – manche gewalttätig, andere politisch. Unter den Letzteren ist heute die größte die Bharatiya Janata Partei (BJP), die einen Shiv Sena genannten faschistischen Flügel hat. Die BJP hat in mehreren Bundesstaaten Indiens die Macht übernommen; 2014 errang sie die Macht im Land allgemein, als sie mit einer überraschend großen Mehrheit die Parlamentswahlen gewann.

In den letzten Jahrzehnten haben diese Organisationen durch wiederholte physische Angriffe auf Nichthindus religiös motivierte Gewalt zur Normalität werden lassen. Anhänger von nicht hinduistischen Religionen, die ebenfalls in Indien entstanden sind (Sikhismus, Buddhismus, Jainismus), werden meist in Ruhe gelassen. Manche Fälle von Gewalt gegen Muslime haben traurige Berühmtheit erlangt. Am schlimmsten war es 2002 im Bundesstaat Gujarat, als über 800 Muslime getötet und 205 Moscheen zerstört wurden.

Übergriffe gegen Christen sind weniger blutig, aber dafür viel häufiger. Das typische Szenario ist ein Mob hinduistischer Extremisten, der in einen Sonntagsgottesdienst oder eine Gebetsversammlung stürmt, das Gebäude und das Mobiliar beschädigt oder zerstört und mehrere der Gläubigen verletzt, aber niemanden tötet. Besondere Zielscheiben sind Pastoren sowie christliche Konvertiten aus dem Hinduismus.

Es ist den Anhängern der Hindutva-Ideologie gelungen, die Armee und die Polizei zu unterwandern. Dies könnte einer der Gründe dafür sein, dass die Polizei bei Angriffen auf Christen die Täter meist laufen lässt, aber dafür oft die Opfer verhaftet. Es heißt auch, dass die Hindutva-Extremisten sich deswegen mit Vorliebe christliche Ziele suchen, weil im Allgemeinen die Christen keine Vergeltung üben, die Muslime dagegen sehr wohl.

Doch die Hindutva-Aktivisten üben ihren Druck auf Nichthindus (vor allem Christen) nicht nur durch rohe Gewalt aus. Eine Methode ist die juristische. Es gibt mittlerweile in sieben indischen Bundesstaaten[176] sogenannte „Religionsfreiheitsgesetze", die aber faktisch Antibekehrungsgesetze sind. Sie verbieten den Einsatz von Gewalt, Betrug oder Verlockung, um Konvertiten zu gewinnen, und sind eine große Gefahr für Christen in diesen indischen Staaten, die anderen von ihrem Glauben erzählen, weil es so einfach ist, jemanden des Einsatzes dieser Methoden zu bezichtigen. Ein weiteres Druckmittel ist, dass Christen (und Muslimen) der Zugang zu Hochschulbildung, Arbeitsplätzen und öffentlichen Ämtern erschwert wird.

Ein weiteres großes Problem für die heutigen indischen Christen heißt *Ghar Wapsi* („zurück nach Hause kommen"). Es handelt sich um Aktivitäten, mit denen man Christen dazu bringen will, sich zum Hinduismus „zurückzubekehren". Es macht dabei keinen Unterschied, ob der Christ, der Hindu werden soll, früher tatsächlich einmal Hindu war oder nicht. Nach der Logik der Hindutva waren die Vorfahren des Christen (egal, wie weit sie zurückdatieren) ja Inder, sodass sie einmal Hindus gewesen sein müssen.

Die Hindutva-Bewegung wird von der toleranten Mehrheit der heutigen Hindus abgelehnt. Für sie ist das Schiff ihrer Religion hier von einer Minderheit gekapert worden, die extremistisch ist und ihrer Ansicht nach nicht beanspruchen kann, die Geschichte und Kultur des echten Hinduismus zu repräsentieren.

---

176 Chhattisgarh, Gujarat, Himachal Pradesh, Jharkhand, Madhya Pradesh, Odisha und Uttarakhand. Arunachal Pradesh und Rajasthan haben ähnliche Gesetze erlassen, die jedoch nicht in vollem Umfang angewandt werden.

Buddhistischer Nationalismus

Der Buddhismus, die traditionelle und dominierende Religion in großen Teilen Ostasiens, Südasiens und Südostasiens, hat eine Schlüsselrolle beim Aufkommen nationalistischer Bewegungen gegen fremde Kolonialmächte gespielt, ähnlich wie der Hinduismus in Indien. Wo die Kolonialmacht aus dem Westen kam, wie in Sri Lanka und Burma (jetzt Myanmar), waren sofort die Christen die Bösen, weil das Christentum als westliche Religion galt. In Korea entwickelte sich während der japanischen Herrschaft (1905–1945) ein buddhistischer Nationalismus, der von dem japanischen Buddhismus verschieden war. Und in Tibet entstand unter der chinesischen Herrschaft von 1720 bis 1912 und erneut ab 1950 ein buddhistischer Nationalismus, der anders war als der chinesische Buddhismus.

Buddhistische Nationalismen haben sich auch zu Zeiten und an Orten entwickelt, als und wo der Kolonialismus keine Rolle spielte; hier handelte es sich einfach um eine starke Identifizierung der Religion mit dem geschichtlichen Erbe der Nation. In Thailand, das nie kolonisiert wurde, wurde der Buddhismus im späten neunzehnten Jahrhundert ein wichtiges Element im offiziellen Nationalgefühl des Landes und ist dies bis heute geblieben. In China sah das zwanzigste Jahrhundert eine Rückbesinnung der Buddhisten auf ihre Religion, um dem kulturellen Einfluss des Westens auf ihr Land entgegenzuwirken. In Japan, das viele Aspekte der westlichen Kultur aktiv übernommen hat, betonten die Buddhisten, dass ihre Religion wesentlich für die kulturelle Identität Japans war.

In der nachkolonialen Ära hat der Buddhismus zu neuen Formen der nationalen Integration beigetragen. Doch der buddhistische Nationalismus versucht nicht nur, traditionelle Werte zu verteidigen; oft wenden Menschen sich ihm auf dem Weg in die Moderne in Gesellschaft und Wirtschaft zu. In dem zunehmend globalisierten einundzwanzigsten Jahrhundert ist er in etlichen asiatischen Ländern nach wie vor eine Quelle der nationalen Identität, mit dem Ergebnis, dass nichtbuddhistische Minderheiten (wie Christen, Muslime und Hindus) als potenzielle Bedrohungen von Staat und Nation empfunden werden.

Sri Lanka (Ceylon)

Der Buddhismus hat zwei Hauptzweige. Der ältere und konservativere Zweig heißt *Theravada* („Die Lehre der Ältesten“, also der älteren buddhistischen Mönche). Der Theravada-Buddhismus dominiert in Sri Lanka und auch in Myanmar, Thailand, Laos und Kambodscha.

Die enge Verknüpfung des Theravada-Buddhismus mit der singhalesischen Kultur und Ethnie führte zu einer politischen Ideologie, die man als singhalesisch-buddhistischen Nationalismus bezeichnen könnte. Sie entstand im späten neunzehnten Jahrhundert, in erster Linie als Reaktion auf die britische Kolonisierung, und meldete sich nach der Unabhängigkeit Sri Lankas 1948 immer stärker zu Wort.

Einer der Gründer des singhalesisch-buddhistischen Nationalismus war Anagarika Dharmapala (1864–1933). Er war eine führende Gestalt in der Renaissance des Buddhismus, durch die der Buddhismus auch in den Westen kam. In seiner Jugend in christlichen Missionsschulen erzogen, schuf er buddhistische Schulen und andere Institutionen nach dem Modell der christlichen Schulen. 1902 schrieb er über Sri Lanka:

> Diese leuchtende, schöne Insel wurde durch die arischen[177] Singhalesen zu einem Paradies gemacht, bevor die barbarischen Vandalen sie zerstörten. Ihren Bewohnern war Gottlosigkeit einst fremd. … Das Christentum und der Polytheismus sind verantwortlich für die vulgären Praktiken des Tötens von Tieren, des Stehlens, der Prostitution, der Zügellosigkeit, der Lüge und der Trunkenheit. … Das alte, historische, kultivierte Volk siecht heute unter den Teufeleien des bösartigen Heidentums dahin, das die britischen Administratoren gebracht haben.[178]

Solch eine enge Verbindung zwischen den „britischen Administratoren“ und der Zerstörung, die Dharmapala auf ihre „Gottlosigkeit“, ihr „Christentum“, den „Polytheismus“ und das „Heidentum“ zurückführt, stellt die Religion ins Zentrum des Unabhängigkeitskampfes und der Identität Sri Lankas. Es kann kaum überraschen, dass der singhalesisch-buddhistische Nationalismus den Christen in Sri Lanka nach wie vor feindselig gegenübersteht, wie wir bereits in Kapitel 12 sahen. Zu den Gewaltakten und fragwürdigen juristischen Schritten gegen die Kirchen kommt der allgemeine buddhistisch-nationalistische Druck gegen Personen, die Christen sind und Positionen in der Verwaltung des Landes bekleiden.

---

177 Dharmapala benutzt das Wort „arisch“ in seiner ursprünglichen Bedeutung, zur Bezeichnung von Menschen, die eine bestimmte Familie indo-europäischer Sprachen sprechen, und nicht in der Bedeutung, die die Nazis dem Wort gaben.

178 Anagarika Dharmapala, *History of an Ancient Civilization: Ceylon under British Rule* (Los Angeles, 1902), in: Ananda Guruge (ed.), *Return to Righteousness: A Collection of Speeches, Essays and Letters of Anagarika Dharmapala* (Colombo: The Government Press, 1965), S. 482.

Myanmar (Burma)

Myanmar ist zu etwa 88 Prozent theravada-buddhistisch, und diese Religion ist seit Langem ein wichtiger Teil der nationalen Identität, vor allem unter der ethnischen Mehrheit, den Burmesen (Bama). Wie es in einem beliebten Spruch heißt: „Burmesisch sein heißt Buddhist sein."[179] Der Theravada-Buddhismus kam vor etwa tausend Jahren nach Myanmar; er ersetzte eine andere Variante des Buddhismus, die wohl bereits seit ebenfalls einem Jahrtausend bestanden hatte. 1961 wurde ein Gesetz erlassen, das den Buddhismus zur Staatsreligion machen sollte, doch bevor es in Kraft trat, wurde es (1962) schon wieder aufgehoben, nachdem ein Militärputsch General Ne Win an die Macht gebracht hatte, der eine säkulare Ideologie – den sogenannten „Burmesischen Weg zum Sozialismus" – einführte, die bis 1988 die offizielle Ideologie der Regierung blieb. Obwohl er nie die Staatsreligion von Myanmar war, ist der Theravada-Buddhismus heute nicht nur eine religiöse, sondern auch eine politische Institution. Die buddhistischen Klostergemeinschaften (die *Sanghas*) spielen eine wichtige Rolle im Staat.

Viele der anderen ethnischen Gruppen sind nie zum Buddhismus übergetreten, sondern haben den Animismus und die Ahnenverehrung der vorbuddhistischen Zeiten fortgeführt. Die Missionare aus dem Westen haben den Buddhismus als sehr harten Boden erlebt; ihre Arbeit unter den Animisten war sehr viel fruchtbarer.

Die ersten westlichen Missionare in Burma waren Katholiken, die 1554–1557 und dann erneut ab 1720 wirkten. Man schätzt, dass es nach ungefähr einem halben Jahrhundert etwa 2000 Christen über das Land verstreut gab. Die protestantische Mission begann 1807 mit der Ankunft britischer Baptisten.[180] 1813 folgten die amerikanischen Baptisten: Adoniram und Ann Judson. Es waren die Judsons, die unter diesen Missionaren den ersten Burmesen zu Christus führten – einen Buddhisten namens U Naw, der 1819 getauft wurde. Anglikanische Missionare kamen 1825 und weitere Protestanten im frühen zwanzigsten Jahrhundert, aber es waren die Baptisten, die am meisten Frucht sahen, nachdem sie angefangen hatten, sich auf die nicht buddhistischen ethnischen Minderheiten zu konzentrieren. Interessanterweise wurde das Evangelium unter den animistischen Kachin sehr positiv aufgenommen, während es nur zähe Fortschritte bei

---

179 Donald E. Smith, *Religion and Politics in Burma* (New Jersey: Princeton University Press, 1965), S. 83.

180 Theodore Lim und Dengthuama, „An Overview of Christian Missions in Myanmar", in: *Global Missiology*, Bd. 3, Nr. 13, April 2016, <http://ojs.globalmissiology.org/index.php/english/article/view/1884>, abgerufen am 12.11.2019.

den Shan gab, die stark durch den Buddhismus geprägt waren.[181] Die baptistische Kirche ist heute in Myanmar sehr stark.

Während diese Missionsarbeit im Gang war, gab es drei Kriege zwischen Großbritannien und Burma (1824–1826, 1852 und 1885), die mehr und mehr burmesische Gebiete unter britische Kontrolle brachten. Ein buddhistischer Mönch, Ledi Sayadaw (1846–1923), der befürchtete, dass die britischen Kolonialisten den Buddhismus in Burma auslöschen würden, fing damals an, den einfachen Leuten die Meditation nahezubringen. Doch seit den 1960er-Jahren ist die Hauptmethode zur Stützung der Dominanz des Buddhismus im Land nicht die Meditation, sondern Übergriffe der Armee auf Nichtbuddhisten (Christen und Muslime).

Die Lage wird verkompliziert durch ethnische Faktoren, da die meisten Nichtbuddhisten auch Nichtburmesen sind; man kann also argumentieren, dass sie teilweise aus ethnischen Gründen angegriffen werden. Doch gewisse Aspekte der Aktionen zeigen deutlich, dass es darum geht, den Buddhismus voranzubringen und das Christentum zu bremsen. Man kann darüber spekulieren, dass für die überwiegend christlichen ethnischen Minderheiten alles vielleicht ganz anders hätte kommen können, hätten die Briten dafür gesorgt, dass die Panglong-Vereinbarung von 1947 auch umgesetzt wird. Diese weniger als ein Jahr vor der Unabhängigkeit getroffene Vereinbarung gewährte den Gebieten der Minderheiten „volle Verwaltungsautonomie". Vertreter des Exekutivrates des britischen Gouverneurs von Burma waren bei der Konferenz, auf der das Agreement beschlossen wurde, anwesend; geschlossen und unterzeichnet wurde es von Vertretern der Bevölkerungsgruppen der Shan, Kachin und Chin sowie, für die burmesische Regierung, Aung San. Die von den Briten zugesagte Autonomie für die ethnischen Minderheiten wurde nie in die Tat umgesetzt.[182]

Die brutalen Angriffe des Militärs auf die Rohingya-Muslime in Myanmar im Jahr 2017 erregten große internationale Aufmerksamkeit. Doch nicht weniger rücksichtslos ist die Armee gegen die überwiegend christlichen ethnischen Gruppen wie die Karen, Chin und Kachin vorgegangen. Die Gewalt begann unter dem Militärregime und setzt sich unter der demokratisch gewählten Regierung von Aung

---

181 Khup Za Go, „A Brief History of Christianity in Burma (Myanmar)", 1993, <https://sialki.wordpress.com/the-stories-of-zomi/a-brief-history-of-christianity-in-burma>, abgerufen am 12.11.2019.

182 Carine Jaquet, *The Kachin Conflict: Testing the Limits of the Political Transition in Myanmar* [online] (Bangkok: Institut de recherche sur l'Asie du Sud-Est contemporaine, 2015), Kapitel 1: „Kachin history, perceptions, and beliefs: contextuel elements", S. 17-32, Abschnitte 5 bis 8, <http://books.openedition.org/irasec/273>, abgerufen am 12.11.2019.

San Suu Kyi fort. Sie verläuft typischerweise so, dass Dörfer angegriffen und alle Bewohner, die nicht in den Dschungel fliehen, umgebracht werden. Manchmal legen die Soldaten um die Dörfer herum Tretminen, um Überlebende, die zurück in ihre Häuser wollen, zu töten oder zu verstümmeln. Vor einigen Jahren benutzten die Soldaten gefangen genommene Zivilisten als „Minenräumer", die vor den Truppen zu marschieren hatten, und Männer mussten Trägerdienste leisten, mit so enormen Lasten, dass sie sich in manchen Fällen buchstäblich zu Tode arbeiteten.

Christliche Friedhöfe werden geschändet und Kirchengebäude attackiert. Die Publikation christlicher Literatur wird strikt kontrolliert, mit dem Ergebnis, dass es manchmal für ein ganzes Dorf oder eine ganze Kirche nur eine einzige Bibel gibt. Der Übertritt zum Buddhismus wird aktiv gefördert. Kindern aus armen christlichen Familien in entlegenen Gegenden bietet man kostenlose Mahlzeiten und Unterricht in buddhistischen Na-Ta-La-Schulen an, die sie natürlich nicht zur Kirche gehen lassen und wo sie den Buddhismus lernen und praktizieren müssen. Nach Abschluss der Schulzeit ist ihnen ein Arbeitsplatz in der Verwaltung des Landes sicher – unter der Bedingung, dass sie hochoffiziell zum Buddhismus konvertieren. Dagegen werden Buddhisten verfolgt, die beschließen, Christus nachzufolgen,.

Am 15. Januar 2014 wurde auf einer großen Tagung buddhistischer Mönche eine allgemein unter der burmesischen Abkürzung „Ma Ba Tha" bekannte ultranationalistische buddhistische Organisation zur Verteidigung des Theravada-Buddhismus in Mandalay (Myanmar) gegründet. Ihr Name kann verschieden übersetzt werden, z.B. als „Vereinigung für den Schutz von Rasse und Religion", und ihre Hauptzielscheibe waren die Muslime. 2015 erwirkte Ma Ba Tha die Verabschiedung von vier „Gesetzen zum Schutz von Rasse und Religion". Ein Gesetz verbot die Polygamie, das zweite verbot es, seine Religion ohne offizielle Genehmigung zu wechseln, das dritte schränkte Mischehen zwischen buddhistischen Frauen und nicht buddhistischen Männern ein, und das vierte verfügte, dass in gewissen Gebieten des Landes Mütter höchstens alle drei Jahre das nächste Kind bekommen durften. Ma Ba Tha verhielt sich so extremistisch, dass es 2017 von der Regierung verboten wurde, worauf es sich einfach zu *The Buddha Dhamma Charity Foundation* umbenannte.

Islamismus[183]

Der Islamismus ist eine Ideologie mit vielen Namen, die aus vielen Bewegungen und Darlegungen besteht, die alle den Islam als politische Ideologie betrachten, als ein allumfassendes System und eine allumfassende Lebensweise, in der es keine Trennung zwischen dem Heiligen und dem Säkularen gibt. Auf dem klassischen Islam und seinen frühen Schriften gegründet, sieht der Islamismus islamische Staaten, in denen das islamische Gesetz (die Scharia) herrscht, als eine realistische, ja wünschenswerte Alternative zu allen anderen Regierungsformen. Der Islamismus wird auch als politischer Islam, radikaler Islam oder islamischer Fundamentalismus bezeichnet. Diese Ideologie erstrebt die Herrschaft des Islam über die ganze Erde, sieht im Staat das beste Werkzeug zur Verwirklichung der Scharia und glaubt, dass Frieden nur unter der Herrschaft des Islam möglich ist. Sie begnügt sich nicht mit einer Gesellschaft, die aus Muslimen besteht; vielmehr muss das ganze Grundgefüge der Gesellschaft islamisch sein. Viele normale, friedliebende Muslime sind keine Anhänger des Islamismus, und man muss daher unterscheiden zwischen den Muslimen als Mitmenschen und dem Islam als politischer Ideologie.

Wie die entsprechenden Bewegungen im Hinduismus und Buddhismus, begann auch der Islamismus weitgehend als eine Reaktion auf westliche Kolonialherrschaft. Zu Beginn des zwanzigsten Jahrhunderts befand sich der Islam in einer Phase des fortschreitenden Niedergangs, und nachdenkliche Muslime waren alarmiert. 1910 lebten ca. 215 Millionen der 250 Millionen Muslime weltweit unter christlicher Oberherrschaft. Allein der britische König George V. hatte 80 Millionen muslimische Untertanen. 1920 war fast die gesamte muslimische Welt unter die Kolonialherrschaft des Westens gekommen. 1924 verschwand auch der letzte Rest der einstigen islamischen Mächte, als das osmanische Kalifat aufgelöst wurde. Es war eine Situation, die für Muslime demütigender war als für Angehörige anderer Religionen, weil ihre Religion eindeutig lehrte, dass sie zum Herrschen berufen waren, und nicht dazu, von anderen beherrscht zu werden.

---

183 Für weitere Details zu diesem Abschnitt vgl. Patrick Sookhdeo, Faith, Power and Territory: *A Handbook of British Islam* (McLean, Virginia: Isaac Publishing, 2008), S. 35-57.

Drei islamistische Schlüsselpersonen des zwanzigsten Jahrhunderts: al-Banna, Qutb und Mawdudi

Drei sunnitische[184] Muslime, die alle im ersten Jahrzehnt des zwanzigsten Jahrhunderts geboren wurden, waren von großer Bedeutung für das Aufkommen des Islamismus. 1928 gründete in Ägypten Hassan al-Banna (1906–1949) die Muslimbruderschaft, die erste islamistische Volksbewegung in der Moderne. Ihr Ziel war im Wesentlichen die Gründung eines islamischen Scharia-Staates – zunächst in Ägypten, danach auch im Rest der Welt. Der Chefideologe der Muslimbruderschaft wurde Sayyid Qutb (1906–1966), der stark von Abul Ala Mawdudi (1903–1979) auf dem indischen Subkontinent beeinflusst war. Mawdudi seinerseits ließ sich von al-Bannas Beispiel inspirieren und gründete 1941 die Organisation Jamaat-e-Islami; ihr Ziel war die vollständige Transformation des Einzelnen, der Gesellschaft und der Politik im Einklang mit der islamistischen Ideologie.

Die offensichtliche Schwäche der muslimischen Welt führte zu einer Sehnsucht nach der Wiederkehr des goldenen Zeitalters des Islam, der guten alten Zeit, als er politisch und militärisch so dominant gewesen war. Der Islamismus forderte das Zurück zu den Quellen des klassischen Islam; gemeint war nicht nur der Koran, sondern auch das persönliche Beispiel und die Worte Mohammeds, wie sie in den *Hadithe* genannten Überlieferungen niedergeschrieben waren und aufgrund derer schon lange zuvor von islamischen Gelehrten die detaillierten Gesetze der Scharia formuliert worden waren. Man schaute nostalgisch auf die frühen Eroberungskriege zurück, als ein Land nach dem anderen von den muslimischen Armeen überrannt worden war.

Die Islamisten sahen auch bewundernd zu den alten Gelehrten auf, z.B. zu Abd al-Wahhab, der im achtzehnten Jahrhundert in Arabien lebte und jenen äußert rigiden und „puritanischen" Islam begründete, der als Wahhabismus oder Salafismus[185] bekannt ist und heute in Saudi-Arabien vorherrscht. Christen und anderen Nichtmuslimen, die in Saudi-Arabien leben oder es besuchen, ist es strikt verboten, ihren Glauben öffentlich zu zeigen. Schon das Treffen in einem Hausbibelkreis kann zur Verhaftung führen. Auf das Verlassen des Islam steht die Todes-

---

184 Die Sunniten sind Anhänger des Hauptzweiges des Islam, der für mindestens 80 Prozent der Muslime in der Welt steht.

185 Die Experten sind sich nicht einig, ob Wahhabismus und Salafismus zwei verschiedene, wenn auch sehr ähnliche Ideologien sind oder schlicht zwei Bezeichnungen für dieselbe Sache. Man findet heute auch die Bezeichnungen „Neowahhabismus" und „Neosalafismus", deren Definition indes nicht klar ist.

strafe. Saudi-Arabien verwendet seine Einnahmen aus dem Erdölexport zur Weiterverbreitung des Wahhabismus, was zur Radikalisierung zahlreicher Moscheen in aller Welt geführt hat. Es ist auch ein sehr aktiver finanzieller Unterstützer von al-Qaida und dem Islamischen Staat, die seine Ideologie teilen.

Saudi-Arabiens winziger, aber unermesslich reicher und einflussreicher Nachbar Qatar tut genau das Gleiche für die Muslimbruderschaft. Zusammen ist es Saudi-Arabien und Qatar in den vergangenen Jahrzehnten gelungen, die islamistische Ideologie weltweit unter den sunnitischen Muslimen zu verbreiten. Der Unterschied zwischen Wahhabismus/Salafismus und der Muslimbruderschaft ist, dass Ersterer durch die Moscheen und die Dawa[186] (muslimische Missionsorganisationen) an der „Basis" operiert, während die Muslimbruderschaft auf den langen Marsch durch die Institutionen setzt, um so die Kontrolle über die Gesellschaft zu erringen und die Scharia durchzusetzen. Ein Resultat dieser Strategien ist eine stark gewachsene Feindseligkeit gegenüber Christen, die sich in fast allen Ländern mit muslimischer Mehrheit in zunehmender Gewalt und anderen Formen der Verfolgung äußert. Selbst in Indonesien, das für viele Generationen ein Musterland der friedlichen, einander respektierenden und gleichberechtigten muslimisch-christlichen Koexistenz gewesen ist, kam es ab Ende des zwanzigsten Jahrhunderts, zum Beispiel auf den Molukken, zu ernster antichristlicher Gewalt mit Tausenden Todesopfern.

Drei Schlüsselbegriffe im islamistischen Diskurs: Jihad, Jahilyya und Takfir

Ein weiterer islamischer Gelehrter, von dem die Islamisten des frühen zwanzigsten Jahrhunderts sich inspirieren ließen, war Ibn Taymiyya (1263–1328), ein produktiver Autor, der in Damaskus wohnte und wegen seiner extremen Ansichten mehrere Jahre im Gefängnis verbrachte. Für Ibn Taymiyya war der militärische Jihad das beste religiöse Werk, das ein Muslim tun konnte, und als Zeichen der Liebe und Hingabe zu Allah besser als Wallfahrten, Beten oder Fasten. Er plädierte für den permanenten Kampf der Muslime gegen die Nichtmuslime. Wo die Muslime eine schwache Minderheit waren, mussten sie mit allen Mitteln versuchen, so stark zu werden, dass sie die Nichtmuslime beherrschen und die Macht im Staat übernehmen konnten, denn wo Nichtmuslime von Muslimen besiegt wurden, bedeutete das nichts anderes, als dass Allah deren Territorium seinen rechtmäßigen Besitzern zurückgab – den Muslimen.

---

186 Genaueres über die Dawa siehe in: Patrick Sookhdeo, Dawa: *The Islamic Strategy for Reshaping the Modern World* (McLean, Virginia: Isaac Publishing, 2014).

Die Schriften von Sayyid Qtub wurden zur ideologischen Hauptquelle nicht nur der Muslimbruderschaft, sondern aller modernen islamistischen Bewegungen. Er griff eine erstmals von Mawdudi geäußerte Idee auf: dass man den alten islamischen Begriff *jahiliyya* (Zeiten der Ignoranz und Unmoral) nicht nur auf das heidnische vorislamische Arabien anzuwenden hatte, sondern auf alle Gesellschaften, die nicht nach der Scharia lebten. Die schlimmsten Beispiele für *jahiliyya* waren für Qutb der christliche Westen, die Marxisten und die Juden, die sich alle gegen den wahren Islam verschworen hatten. Aber auch viele mehrheitlich muslimische Länder des zwanzigsten Jahrhunderts befanden sich in einem *jahiliyya*-Zustand. Und wie rottete man das Übel der *jahiliyya* aus? Durch den gewaltsamen Jihad.

Qutb vertrat auch die Lehre des *takfir*, also der Praxis, Muslime (ob nun Einzelpersonen oder ganze Regierungen, Gesellschaften und Staaten) zu Abtrünnigen bzw. Ungläubigen zu erklären, falls sie sich nicht absolut an die Scharia hielten. Nach dem klassischen Islam waren Abtrünnige und Ungläubige (Heiden) zu töten. Diese Lehre ermöglichte es den Islamisten, Glaubensbrüder umzubringen, die ihre extremen Ansichten nicht teilten.

Mit diesen Neudefinitionen altüberkommener Begriffe, der Wiederbelebung alter Vorstellungen und einer Rückkehr zu Mohammeds Betonung des gewaltsamen Jihad waren die Islamisten bereit, mit allen (vor allem aber militärischen) Mitteln gegen das breite Spektrum von Menschen, die nach ihrer Ideologie Feinde waren, zu kämpfen. Und zu diesen Feinden gehörten natürlich auch die Christen.

Im Laufe des zwanzigsten Jahrhunderts verbreitete sich der Islamismus von Ägypten und Indien aus bis in die letzten Ecken des „Hauses des Islam“. Dies ist nach wie vor die Ideologie einer Minderheit, aber die *Takfir*-Lehre macht es für den gemäßigten Muslim lebensgefährlich, sich öffentlich gegen sie zu äußern.

Der 20.11.1979 – ein Schlüsseldatum für Islamisten

Ein Schlüsseldatum für die Islamisten war der 20. November 1979. Im islamischen Kalender (einem Mondkalender, der mit der *Hidschra* beginnt, der Flucht Mohammeds von Mekka nach Medina 622 n.Chr.) war dieses Datum der 1. Muharram des Jahres 1400 nach der Hidschra, also der erste Tag des islamischen fünfzehnten Jahrhunderts. Viele Islamisten glaubten an eine Prophezeiung, dass auf eine 700 Jahre lange Blütezeit des Islam ein ebenfalls 700 Jahre langer Niedergang folgen würde (wie dies auch historisch in etwa geschah), worauf eine erneute Blüte käme. Die Erwartung um 1979 war also groß, dass der Islam bald wieder wie einst zu Macht und Ruhm zurückfinden würde.

Es dürfte kein Zufall sein, dass 1979 auch das Jahr der islamischen Revolution im Iran war. Die Ereignisse dieses Jahres führten zum Sturz des Schah-Regimes und machten das Land zu einer von Ayatollah Khomeini geführten islamischen Republik; aus einer prowestlichen Monarchie war eine antiwestliche Theokratie geworden. Der Iran ist in der Folge zum Führer und Verteidiger der schiitischen[187] Muslime weltweit geworden. Er ist auch zu einem der großen Christenverfolger geworden – vor allem solcher Christen, die Konvertiten aus dem Islam sind und nicht Glieder der historischen christlichen Kirchen wie der Armenier, Assyrer und Katholiken. 1990 gab es einen Fall von Hinrichtung wegen Abfall vom Islam; dazu kommen mehrere weitere Märtyrertode durch die staatlichen Organe. Meistens besteht die Verfolgung in Kirchenschließungen, Verhaftungen, Schlägen (manchmal bis hin zur Folter), Inhaftierung von Gläubigen, Beschränkung des Zugangs zu christlichen Schriften und anderen Schikanen. Selbst außerhalb des Irans kommt es zur Überwachung von iranischen Christen. Falls das iranische Regime mit diesen Maßnahmen die iranische Kirche zerstören wollte, ist es gescheitert. Die Kirche im Iran ist seit der Revolution rapide gewachsen; hunderttausende Muslime haben sich Christus zugewandt.

In den vierzig Jahren seit 1979 hat die islamistische Gewalt in der ganzen Welt stetig zugenommen. Die sich verändernden Netzwerke islamistischer Organisationen sind immer komplexer geworden; mal schließen sich mehrere Gruppen zusammen, mal zersplittert eine Gruppe in mehrere neue. Manche sind militanter oder extremer als andere, und manche haben ehrgeizigere Ziele (sie wollen z.B. ein neues Kalifat gründen), aber alle praktizieren sie Nulltoleranz gegen alle, die ihre Meinungen nicht teilen.

Einige dieser Organisationen sind heute ein Begriff. Da sind die Taliban, die 1996–2001 den Großteil Afghanistans beherrschten, mit einem Fanatismus, der die Forderungen der Scharia glatt übererfüllte, sodann al-Qaida, der Urheber der Terrorakte vom 11. September 2001 in Amerika, und schließlich der Islamische Staat (abgekürzt „IS" oder „ISIS"), der sich 2014–2015 wie ein Flächenbrand über Syrien und den Irak ausbreitete.

---

187 Die Schiiten sind der zweite, kleinere Zweig des Islam; er vertritt über 10 Prozent der Muslime weltweit. Der Bruch zwischen Sunniten und Schiiten geht auf einen Streit um den legitimen Nachfolger Mohammeds im Jahr 657 zurück. Die beiden Zweige gingen theologisch zum Teil getrennte Wege. Die Schiiten werden oft von den Sunniten verfolgt.

Es ist ernüchternd, wenn man sieht, wie westliche demokratische Länder zum Aufstieg der islamistischen Kräfte beigetragen haben, die daraufhin unsägliches Leid über schutzlose christliche Minderheiten brachten. Sowohl die Taliban, die die Kirche in Afghanistan praktisch zerstört haben, als auch das breit gefächerte al-Qaida-Netzwerk, das weltweit Christen ins Visier genommen hat, haben ihre Wurzeln in den afghanischen Mujahedin, die von 1979 bis 1989 gegen die sowjetischen Besatzer in Afghanistan kämpften. Die Bewaffnung, Ausbildung und Finanzierung (rund 3 Milliarden Dollar) der Mujahedin erfolgte durch die CIA, als Strategie des amerikanischen Präsidenten Jimmy Carter und seines Nationalen Sicherheitsberaters Zbigniew Brzezinski. Die Amerikaner hofften, die Sowjetunion so in einen langen, zermürbenden Konflikt in Afghanistan hineinziehen zu können. Neben der CIA waren auch der britische Geheimdienst MI6, der pakistanische ISI und Saudi-Arabien involviert.[188]

Der US-Verbündete Pakistan wurde damals von Präsident Zia-ul-Haq regiert, einem islamischen Hardliner, der stark zur Islamisierung seines Landes beitrug, was die Lage der christlichen und hinduistischen Minderheiten immer prekärer machte. Unter Zia wurde der §295 im pakistanischen Strafgesetzbuch (das sogenannte „Blasphemiegesetz") zu dem drakonischen Gesetz, das es heute ist und das Nichtmuslime fast schutzlos macht gegen falsche Beschuldigungen, die zu ihrer Hinrichtung führen können.

Der Plan war erfolgreich, die Mujahedin zu benutzen, um die Sowjetunion zu besiegen. Aber er war mit der nicht beabsichtigten Nebenwirkung verbunden, dass sich anschließend aus den Mujahedin die Taliban und al-Qaida entwickelten. 2017 musste Hillary Clinton zugeben:

> Die Leute, gegen die wir heute kämpfen, haben wir vor 20 [*sic*] Jahren finanziert. Wir taten dies, weil wir uns in diesem Kampf mit der Sowjetunion befanden. Die Sowjets waren in Afghanistan einmarschiert, und wir wollten nicht, dass sie ganz Zentralasien unter ihre Kontrolle brachten, und so gingen wir an die Arbeit … [Wir sagten:] „Machen wir einen Deal mit der ISI und dem pakistanischen Militär, werben wir diese Mujahedin an … und lassen wir andere aus Saudi-Arabien und anderen Ländern kommen und ihren wahhabistischen Islam mitbringen, damit wir die Sowjets besiegen können." Und siehe da, sie traten den Rückzug an, sie setzten Milliarden Dollar in den

188 Jackie Thornhill, „How the U.S. Created Al-Quaeda", 23. Januar 2017, <https://medium.com/notes-from-the-freak-show/how-the-u-s-created-al-qaeda-dee95fa43bd8>, abgerufen am 12.11.2019.

> Sand, und das Endergebnis war der Zusammenbruch der Sowjetunion. Wir haben hier ein echt starkes Argument: Es war keine schlechte Investition, die Sowjetunion zu beenden. Aber seien wir vorsichtig, was wir säen, denn eines Tages kommt die Ernte.[189]

Eine weitere unbeabsichtigte Folge des Vorgehens der USA und Großbritanniens war die fast völlige Auslöschung der afghanischen Kirche. Unter der sowjetischen Besetzung war es möglich, das Evangelium zu predigen, und eine Reihe afghanischer Muslime wurden Christen. Nach dem Rückzug der Sowjets kam Afghanistan unter die Herrschaft der Mujahedin, die bald durch die Taliban ersetzt wurden, welche ihr Bestes taten, sämtliche Konvertiten zu töten. Als der Chefhistoriker der CIA in einem privaten Gespräch erfuhr, dass im Verlauf des Sieges im Kalten Krieg die christliche Präsenz in Afghanistan fast ausgelöscht worden war, kommentierte er: „Das war ein geringer Preis."

Fast dasselbe geschah erneut etwa zwanzig Jahre später, als ein evangelischer britischer General in Afghanistan die Publikation einer von zwei islamischen Richtern verfassten Fatwa autorisierte, die zum Töten aller Konvertiten zum Christentum aufrief. Dies sollte den Menschen in Afghanistan demonstrieren, dass der von der NATO unterstützte Präsident Hamid Karzai mindestens genauso schariatreu war wie die Taliban, und so ihre Herzen für ihn gewinnen.

Im Januar 2019 räumte ein israelischer General ein, dass Israel in dem syrischen Bürgerkrieg, der 2012 begann, Rebellengruppen mit Waffen unterstützt hatte. Zu diesen Rebellen gehörten auch Islamisten. Gerade so wie die USA 1979 nicht die Ideologie derer bedachten, die sie stärken und als Verbündete in ihren Kriegen benutzen wollten, scheint auch Israel die radikalen Ansichten der Gruppen, die es bewaffnete, nicht beachtet zu haben.[190] Alex Fishman, der leitende Militärkorrespondent der hebräischen Tageszeitung *Yediot Acharonot*, erklärte:

> Ein nicht unbedeutender Teil der syrischen Rebellen im Golan hat die extreme Ideologie von Jabhat al-Nusra, einem Ableger von

189 „Hillary Clinton: We created al-Qaeda/ISIS", <https://www.dailymotion.com/video/x5vf3i4>, abgerufen am 12.11.2019.

190 Elizabeth Tsurkov, „Inside Israel's Secret Program to Back Syrian Rebels", *Foreign Policy Magazine*, 6. September 2018, <https://foreignpolicy.com/2018/09/06/in-secret-program-israel-armed-and-funded-rebel-groups-in-southern-syria>, abgerufen am 12.11.2019; Rafiq A. Tschannen, „Israeli military finally admits supplying arms to Syria militants" in *The Muslim Times*, 15. Januar 2019, <https://themuslimtimes.info/2019/01/16/israeli-military-finally-admits-supplying-arms-to-syria-militants>, abgerufen am 12.11.2019.

> al-Qaida, übernommen. ... Die israelische Position ist, dass die extremistischen religiösen Ansichten der syrischen Rebellen weniger relevant sind [als ihre Fähigkeit, Israels Feinde – den Iran und die Hisbollah – zu bekämpfen]. Israel glaubt, dass sie [die Rebellen] vor allem überleben wollen und dass es möglich ist, ihre Loyalität mit materieller Hilfe zu erkaufen, die ihnen zur Gewährleistung ihrer eigenen Sicherheit hilft.
>
> Der Artikel des [*Wall Street*] Journal [im Juni 2017, über Interviews mit syrischen Rebellen, die angaben, dass Israel sie mit Waffen, Munition und Gehältern unterstützte] erweckt den Anschein, dass Israel sich die Ansichten seiner Verbündeten nicht immer genau anschaut, solange es von ihnen eine nützliche Gegenleistung an Sicherheit bekommt. In Israels Perspektive ist der Feind meines Feindes mein Freund. Und wenn Jabhat al-Nusra im Südgolan gegen die IS kämpft und beide in der Region Deraa gegen die Hisbollah und die syrische Armee kämpfen – nun, umso besser.[191]

In Syrien haben islamistische Rebellen – ob nun von Israel finanzierte Rivalen des IS oder der IS selbst – Christen ins Visier genommen, haben sie entführt und getötet. Im Irak ließen an die 200 000 Christen und viele Jesiden ihre Häuser im Stich und flohen, als der IS 2014 Mosul und die Ninive-Ebene eroberte. Ihre Kirchen wurden als Gefängnisse oder IS-Waffenlager genutzt oder niedergebrannt und entweiht. Es kam sogar vor, dass IS-Kämpfer ihren Opfern das Herz herausrissen und aufaßen.[192] Es waren IS-Kämpfer, die im Februar 2015 auf einem Strand in Libyen zwanzig ägyptische Christen und einen Christen aus Ghana enthaupteten. Die Opfer waren Gastarbeiter, und der IS richtete sie hin, weil sie keine Muslime waren und sich weigerten, zum Islam zu konvertieren. Später im gleichen Jahr wiederholte der IS dies mit einer Gruppe von 34 äthiopischen Christen.

Beispiele aus Afrika

Noch viele andere, im Westen weniger bekannte islamistische Gruppen sind in ihren Ländern bekannt und gefürchtet. Boko Haram entstand 2002 in Nordost-

---

191 Richard Silverstein, „The Syrian war's worst kept secret that could become Israel's nightmare", *Middle East Eye*, 28. Juni 2017, <https://www.middleeasteye.net/opinion/syrian-wars-worst-kept-secret-could-become-israels-nightmare>, abgerufen am 12.11.2019; <https://www.yediot.co.il/articles/0,7340,L-4979649,00.html>, abgerufen am 12.11.2019.

192 Mor Ignatius Aphrem II., der syrisch-orthodoxe Patriarch von Antiochien und dem ganzen Osten, in einer Rede zur Einweihung einer neuen Residenz der Erzdiözese in Erbil (irakisches Kurdistan) am 26. Januar 2019.

Nigeria und terrorisiert heute mehrere Länder in Westafrika. Boko Haram kämpft gegen Christen, Schulen (außer islamische Schulen) und die Sicherheitskräfte. Tausende sind durch Boko Haram gestorben, weitere Tausende wurden entführt, und Zehntausende haben ihre Häuser und ihren Lebensunterhalt verloren.

Am anderen Ende des afrikanischen Kontinents kam im Jahre 2006 in Somalia die Gruppe al-Shabaab auf, die mittlerweile auch in Kenia und anderen Ländern tätig ist. Eine Hauptzielscheibe von al-Shabaab sind die Christen. Die Gruppe trennt die Gefangenen, die sie bei ihren Überfällen macht, sorgfältig in Muslime (die freigelassen werden) und Christen auf (die getötet werden). Anderswo in Afrika finden wir kleinere islamistische Organisationen wie die Seleka (in der Zentralafrikanischen Republik) oder die Allied Democratic Forces (in Uganda und der Demokratischen Republik Kongo), die ebenfalls beide gegen Christen vorgehen. Weiter nördlich, im Maghreb, operiert die al-Qaida.

Einigen Islamisten ist es gelungen, in ganzen Staaten die Scharia einzuführen. Der Sudan wird seit 1983 nach der Scharia regiert. Der überwiegend arabische und muslimische Norden des Landes hat dies akzeptiert, während der Süden, der überwiegend von Afrikanern (viele von ihnen Christen) bewohnt wird, sich erbittert gegen die Scharia gewehrt hat. Schätzungsweise 2 Millionen Südsudanesen wurden in diesem Krieg getötet, 5 Millionen wurden zu Flüchtlingen, bevor der Süden 2011 die Unabhängigkeit bekam. Die ganze Zeit ging das Regime in Khartum hart gegen die christliche Minderheit im Nordsudan vor, vor allem gegen die in Darfur im Westen des Landes. Wie in vielen Gegenden Afrikas (und auch in Myanmar) ist die Verfolgung meistens teils religiös, teils ethnisch motiviert, doch viele Einzelbeispiele belegen eindeutig antichristliche Motive. Die Tötung von Nichtarabern in Darfur durch die regimefreundliche Janjaweed-Miliz nahm solche Ausmaße an, dass 2014 US-Außenminister Colin Powell von einem Völkermord sprach.

Der säkulare Humanismus[193]

Die Ideologie des säkularen Humanismus im zwanzigsten Jahrhundert hat Wurzeln, die bis über 3000 Jahre zurückreichen. Bereits um 1500 v.Chr. kam in Indien eine atheistische, materialistische Weltanschauung auf, das *Lokayata*, das viele Varianten hatte; eine besonders populäre nannte sich *Charvaka*. Ein weiterer in-

---

193 Genaueres hierzu in: Patrick Sookhdeo, *The New Civic Religion: Humanism and the Future of Christianity* (2. Aufl., McLean, Virginia: Isaac Publishing, September 2016).

discher Vorläufer des Humanismus war der Theravada-Buddhismus, der die Vorstellung eines Schöpfergottes ablehnt bzw. für irrelevant hält. Stattdessen wird Buddha als Vorbild eines voll erleuchteten Menschen verehrt. Diese und andere indische Philosophien fanden in den 1960er- und 1970er-Jahren Eingang in die moderne humanistische Ideologie.

In China kam eine Art Humanismus durch die Lehren von Konfuzius (551–479 v.Chr.) auf. Sie wurden in Europa im fünfzehnten bis achtzehnten Jahrhundert durch frühe Verfechter humanistischen Ideengutes aufgenommen, die die Macht der Kirche brechen wollten. Auch Vorstellungen und Philosophien aus dem alten Griechenland und Rom hinterließen ihre Spuren im modernen Humanismus; die entsprechenden Schriften überdauerten in islamischen Bibliotheken des Mittelalters und waren damit den europäischen Gelehrten zugänglich, die sich später in das humanistische Denken vertieften.

Die Entdeckung der klassischen Bildung in der Renaissance, die Entdeckung des Einzelnen in der Reformation und die Entdeckung der Vernunft durch die Aufklärung – die je für sich genommen lauter gute Dinge waren – bereiteten zusammen die Bühne vor für die Ablehnung des traditionellen christlichen Glaubens im Abendland und für das Wachstum des Humanismus. 1860 erschien das Wort „humanistisch“ erstmals in gedruckter Form, und in den folgenden vier Jahrzehnten kam es zur Gründung verschiedener säkularer und humanistischer Vereinigungen. Aber es waren das massenhafte Töten durch sogenannte christliche Nationen in zwei Weltkriegen sowie die Gräueltaten gegen die Juden im Holocaust, die dem säkularen Humanismus den nötigen Anschub gaben, um eine dominierende Kraft in der Welt zu werden. Viele Menschen bekamen ihre Zweifel an der Legitimität einer Religion, deren Anhänger solche Ungeheuerlichkeiten verüben konnten.

Die Humanisten definieren ihre Ideologie wie folgt:

> Der Humanismus ist eine demokratische und ethische Grundhaltung, die ausdrücklich bejaht, dass Menschen das Recht und die Verantwortung haben, ihrem eigenen Leben Sinn und Gestalt zu geben. Er steht für den Aufbau einer humaneren Gesellschaft, durch eine Ethik, die in menschlichen und anderen natürlichen Werten gründet, im Geist der Vernunft und des freien Forschens durch die Fä-

> higkeiten des Menschen. Er ist nicht theistisch und akzeptiert keine übernatürlichen Deutungen der Realität.[194]

Was einem gläubigen Menschen am Humanismus vielleicht am meisten auffällt, ist die Tatsache, dass es kein absolutes Gut oder Böse, Richtig oder Falsch mehr gibt, wenn man den Menschen an die Stelle Gottes setzt. Jeder kann sich seine eigene Ethik basteln und sich aussuchen, wie er leben will. Wo aber die Moral nichts Festes mehr ist, ist das nächste Opfer die Wahrheit – eine merkwürdige Ironie für eine Ideologie, die so viel Wert auf Wissenschaft und rationales Denken legt. Wie Brenda Watson anmerkte, hat das bloße Wort „Wahrheit" für manche Menschen negative Untertöne bekommen: Sie verbinden es mit Sturheit, Intoleranz und Gewalt. Andere Humanisten betrachten die Idee der „Wahrheit" mit einer gewissen Nostalgie, wie einen unerreichbaren Traum.[195]

Nicht alle Humanisten sind gegen Religion. Manche betonen ausdrücklich die positiven Auswirkungen der christlichen Moral auf die Gesellschaft. Doch etliche Humanisten und andere Atheisten halten Religionen jeder Art für gefährlich und asozial und bekämpfen sie aktiv – vor allem das Christentum. Ihre Versuche, den Humanismus und Atheismus unter die Leute zu bringen, sind dabei wohlbedacht und gut geplant. Eine ihrer Standardmethoden hat folgende vier Stufen:

1. **Toleranz:** Man drängt darauf, dass in der Gesellschaft ein humanistischer Wert oder ein Verhalten geduldet wird, das gegen die kulturellen Normen der Gesellschaft (und sehr wahrscheinlich des Christentums) geht.

2. **Gleichberechtigung:** Man macht Druck auf Behörden und Gesellschaft, die humanistische Überzeugung/Handlungsweise gleichberechtigt neben die existierenden Überzeugungen/Handlungsweisen zu stellen.

3. **Umkehr der Normen:** Man sorgt dafür, dass die bisherigen Normen als altmodisch, dumm oder böse erscheinen.

---

194 „The Minimum Statement on Humanism" der Internationalen Humanistischen und Ethischen Union, einer Dachorganisation für die weltweite humanistische Bewegung mit mehr als 160 Mitgliedsorganisationen in über 70 Ländern, online unter <https://humanists.international/what-is-humanism>, abgerufen am 12.11.2019.

195 Brenda Watson, *„The Need for Responsible Religious Education in the Light of the ‚Value Free' Society"*, in: Marius Felderhof und Penny Thompson (Hg.), *Teaching Virtue: The Contribution of Religious Education* (London: Bloomsbury, 2014), S. 77.

4. **Übergang zum Angriff:** Die bisherigen Normen (die möglicherweise christliche waren) werden für illegal erklärt.

Auf den ersten drei Stufen kann das Christentum geschwächt werden und Schaden erleiden, falls die Christen (oft ohne es zu merken) dem humanistischen Werbefeldzug in Bildung, Medien und Populärkultur auf den Leim gehen und anfangen, sich die Werte des Humanismus und Materialismus zu eigen zu machen. Doch dieser Schaden ist selbstverschuldet. Christen, die ihre Bibel und ihren Glauben kennen und die nötige Weisheit, Urteilsvermögen und Zivilcourage haben, werden keine nicht christlichen Vorstellungen und Werte übernehmen, selbst wenn alle anderen in ihrer Umgebung das tun. Zur Christenverfolgung kommt es erst auf der vierten Stufe.

In der vierten und letzten Phase der Machtergreifung des Humanismus in einer bisher jüdisch-christlichen Kultur kommt es zur Einführung neuer Gesetze, welche Christen, die bestimmte Aspekte ihres Glaubens offen ausdrücken oder ausleben, kriminalisieren. Diese Gesetze können genauso gut die Gläubigen anderer Religionen kriminalisieren, doch derzeit scheinen die Christen das Hauptziel zu bilden.

Ein konkretes Beispiel ist die Entwicklung der Gesetze gegen sogenannte *hate speech* („Hassrede"). Der kritische Punkt, ab dem Christenverfolgung möglich wird, ist hier der Übergang von einem Gesetz, das lediglich vor Körperverletzungen schützt, zu einem Gesetz, das auch vor seelischen oder emotionalen Verletzungen schützen soll. In England und Wales geschah dies 1986 mit der Verabschiedung des *Public Order Act* (deutsch etwa: „Gesetz zum Schutz der öffentlichen Ordnung"). Nach Paragraf 5 dieses Gesetzes ist es ein Vergehen, „drohende, beschimpfende oder beleidigende Worte" zu äußern oder sie in Hör- oder Sichtweite von jemandem öffentlich zu machen, der sich dadurch „verletzt" fühlen könnte. Ginge es in dem Gesetz nur um „drohende Worte", gäbe es kein Problem. Es ist der Einschluss der Wörter „beleidigend" „beschimpfend" und „verletzt", der das Gesetz zu einem potenziellen Christenverfolgungsinstrument macht. Und nicht nur potenziell: Im Jahr 2002 wurde ein Rentner namens Harry Smith nach dem *Public Order Act* von 1986 gerichtlich belangt und verurteilt, weil er in Bournemouth (Südengland) ein Plakat durch die Straßen getragen hatte, auf dem stand: „Schluss mit Unmoral, Homosexualität und Lesbianismus!" Es war nichts körperlich Bedrohliches an dieser Aktion, aber möglicherweise fühlten sich manche Leute durch Mr. Smiths öffentliche Äußerung seiner Überzeugungen „beleidigt" oder „verletzt".

Zu ähnlichen potenziellen Problemen für Christen kommt es, wenn aus Gesetzen gegen „Aufwiegelung zu Gewalt" Gesetze gegen „Aufwiegelung zum Hass" werden, vor allem dann, wenn es sich um „Aufwiegelung zum religiösen Hass" handelt. Im britischen Parlament hat das Oberhaus seit dem Jahr 2001 bei einer Reihe von neuen Gesetzen Schwerarbeit geleistet, um besonders gefährliche Formulierungen zu streichen oder eindeutige Garantien der Redefreiheit anzufügen. 2013 wurde, nach einer Kampagne durch Christen und andere, der Paragraf 5 des *Public Order Act* von 1986 dahingehend geändert, dass die Worte „oder beleidigende" gestrichen wurden.

Doch der Geist ist bereits aus der Flasche: Die öffentliche Stimmung hat sich verändert. Verletzte Gefühle gelten heute bei vielen als genauso schlimm wie Körperverletzungen, und selbst wenn die entsprechenden Gesetze noch nicht ganz Realität sind, verhalten sich viele Menschen – manchmal auch Polizisten – so, als seien sie es schon. Zahlreiche britische Christen sind verhaftet worden, weil sie sich als Straßenprediger betätigt oder Fragen über ihre Meinung zu sexualethischen Themen oder anderen Religionen ehrlich beantwortet haben oder auf andere Weise offen für die traditionelle biblische Moral eingetreten sind, die in Großbritannien noch vor ein, zwei Generationen die Norm war. Einige dieser Fälle landen vor den Gerichten, und meistens werden die Christen am Ende freigesprochen (obwohl Harry Smith nicht dieses Glück hatte). Doch sobald die Humanisten erst einmal die Gesetze durchgesetzt haben, die sie wollen, werden die Christen verurteilt und bestraft werden.

Eine andere Variante humanistischer Christenverfolgung kommt gerade auf der Ebene der Nationen auf. Länder, die traditionelle christliche Überzeugungen und Lebensstile hochhalten, kommen zunehmend unter internationalen ökonomischen Druck, so zum Beispiel, wenn Kreuzfahrtschiffe bestimmte Karibikinseln nicht mehr anfahren.

Dazu kommen immer mehr Gesetze, die zunehmend humanistische Werte verbindlich machen und die Freiheit von Christen aushöhlen, ihre christlichen Werte auszuleben. Da werden christliche Krankenschwestern gezwungen, bei Abtreibungen oder assistierten Selbstmorden mitzumachen, christliche Eltern dürfen keine Kinder adoptieren oder in Pflege nehmen, oder Studenten werden von der Universität verwiesen, weil sie sich offen für eine biblische Sexualethik ausgesprochen oder völlig überarbeiteten Mitstudenten angeboten haben, für sie zu beten. All dies ist in den letzten Jahren in verschiedenen Ländern der Welt geschehen, und es gibt noch viel mehr Beispiele.[196]

Fazit

Das zwanzigste Jahrhundert war für die Christen ein Jahrhundert großer Verfolgungen. Wie wir gesehen haben, lag dies zu einem Großteil an den politischen und ideologischen Entwicklungen auf der Weltbühne. Einer der roten Fäden in diesem Kapitel war die Art und Weise, wie das Verhalten westlicher Politiker direkt oder indirekt die Arbeit westlicher Missionare sabotiert und zu Misstrauen, Schikanen und Verfolgung gegenüber den Christen vor Ort geführt hat. Diese Verfolgung hat jedoch nicht zur Auslöschung der Kirche geführt, wie dies manchmal in der Vergangenheit geschah. Vielmehr scheint die Kirche des zwanzigsten Jahrhunderts manchmal dort am stärksten gewachsen zu sein, wo der Druck am größten war, wie in China und im Iran.

Das Christentum hat sich auch geografisch weiter verbreitet als in jedem anderen Jahrhundert. Am Ende des zwanzigsten Jahrhunderts gab es einheimische Christen in jedem mehrheitlich muslimischen Land – etwas, das am Anfang, ja noch in der Mitte des Jahrhunderts undenkbar gewesen wäre. Es mögen nur wenige gewesen sein, wie in Mauretanien, Libyen oder auf den Malediven, aber im Jahr 2000 waren sie da.

Die ersten beiden Jahrzehnte des einundzwanzigsten Jahrhunderts haben eine Zunahme des Drucks auf die Christen gebracht. Manche Länder im Nahen Osten, in denen es fast zweitausend Jahre lang eine permanente christliche Präsenz gab, stehen in Gefahr, diese zu verlieren, weil immer mehr verzweifelte Christen ihre Heimat verlassen, um anderswo Freiheit, Sicherheit und Gleichberechtigung zu suchen. Sie werden kleiner, die christlichen Gemeinden – doch noch sind sie da.

Im frühen einundzwanzigsten Jahrhundert merkt man, wenn auch reichlich spät, auch im Westen, dass es auf anderen Kontinenten Christen gibt, die schuldlos für ihren Glauben leiden müssen. Prinz Charles hat wiederholt auf das Los der Christen im Nahen Osten hingewiesen, „die mit solch einem begeisternden Glau-

196 Für konkrete Beispiele vgl. Patrick Sookhdeo, *The Death of Western Christianity: Drinking from the Poisened Wells of the Cultural Revolution* (McLean, Virginia: Isaac Publishing, 2017), S. 112-129.

bensmut mit Unterdrückung und Verfolgung kämpfen".[197] Man kann nur hoffen, dass bald auch der wachsende Druck, dem Christen in vielen westlichen Ländern durch die säkular-humanistische Agenda ausgesetzt sind, ins Bewusstsein der Öffentlichkeit dringen wird.

Es gibt auch westliche Regierungen, die sich für Christen engagiert haben. So haben die Regierungen Deutschlands und Ungarns Christen im Nahen Osten finanziell unterstützt, und Zypern und Ungarn waren bereit, christlichen Flüchtlingen aus dem Nahen Osten eine sichere Zuflucht zu bieten, was jedoch durch EU-Vorschriften verhindert wurde.

2018 verkündete der US-Außenminister Mike Pompeo, dass sein Land die Absicht hatte, sich international für Religionsfreiheit einzusetzen und „konkrete Wege zu finden, wie man Verfolgung zurückdrängen und zu mehr Respekt vor der religiösen Freiheit für alle kommen kann".[198] Man kann nur hoffen, dass diese Politik mit großer Weisheit und Vorsicht durchgeführt werden wird, damit der Schuss nicht nach hinten losgeht. Ironischerweise ist es gerade die Macht der USA, der einzigen verbliebenen Supermacht der Welt, die die Gefahr heraufbeschwört, dass ihr Engagement für die Religionsfreiheit, jedenfalls sofern sie die Christen betrifft, mehr Schaden als Nutzen bringen wird. Nur zu oft geht man davon aus, dass „der Freund meines Feindes mein Feind ist." Eine offene Unterstützung durch Amerika könnte dazu führen, dass in Ländern, die nicht auf einer Wellenlänge mit den USA liegen, der Argwohn und die Feindseligkeit gegenüber christlichen Minderheiten noch steigen. In Kapitel 5 sahen wir, was im vierten Jahrhundert passierte, als der römische Kaiser Konstantin den Herrscher Persiens bat, gut für die christliche Minderheit in seinem Reich zu sorgen: Es kam zu einer schweren Verfolgung eben der Christen, denen Konstantin hatte helfen wollen.

Ist es dann vielleicht klüger, wenn Länder mit weniger Macht als Amerika sich für verfolgte christliche Minderheiten einsetzen? Am 30. Januar 2019 startete die britische Regierung eine Untersuchung der britischen Reaktion auf die weltweite Verfolgung von Christen. Außenminister Jeremy Hunt, der die Untersuchung

197 Prinz Charles in einem Adventsgottesdienst für verfolgte Christen in der Westminster Abbey in London, am 4. Dezember 2018, <https://globalchristiannews.org/article/prince-charles-praises-extraordinary-grace-and-capacity-for-forgiveness-of-persecuted-middle-eastern-christians>, abgerufen am 12.11.2019.

198 „Secretary Pompeo's remarks on the release of the 2017 International Religious Freedom Annual Report" vom 29.5.2018, U.S. Mission to the European Union (30. Mai 2018), <https://useu.usmission.gov/secretary-pompeos-remarks-on-the-release-of-the-2017-international-religious-freedom-annual-report>, abgerufen am 12.11.2019.

angeordnet hatte, stellte fest, dass in der Vergangenheit das United Kingdom das Thema „Christenverfolgung“ vernachlässigt hatte, und sprach die Komplikationen an, die der Status Großbritanniens als sowohl ehemals missionarisches Land als auch ehemalige Kolonialmacht mit sich brachte:

> Dies ist etwas, worüber wir in der Vergangenheit, wie ich denke, aus verschiedenen Gründen nicht so gerne gesprochen haben, und der Hauptgrund dürfte unsere Kolonialgeschichte sein, und dass man manche der Missionsaktivitäten manchmal – ob nun zu Recht oder nicht – mit dem Kolonialismus assoziiert hat.[199]

Philip Mountstephen, der Bischof von Truro, den man als Leiter der Untersuchung eingesetzt hatte, kommentierte:

> Ich denke, es besteht wirklich der Eindruck, dass die Verfolgung von Christen im Denken der Regierung und des *Foreign and Commonwealth Office* ein blinder Fleck gewesen ist. Die Zahlen zeigen, dass achtzig Prozent der religiös motivierten Diskriminierungen und Verfolgungen weltweit sich gegen Christen richten, und ich glaube, man kann echt sagen, dass sie nicht achtzig Prozent der Aufmerksamkeit bekommen haben …[200]

Geben wir das Schlusswort zum Thema der Christenverfolgung im „langen zwanzigsten Jahrhundert“ dem syrisch-orthodoxen Patriarchen von Antiochien und dem ganzen Osten. Als er die Gräueltaten und den Terror der Jihadisten des IS gegen Muslime und Christen auf ihrem Verwüstungssturm durch den Irak 2014–2015 schilderte, betonte Mor Ignatius Aphrem II., dass man damals inmitten des Schlimmsten, was Menschen anderen Menschen antun können, auch das Beste fand, was Menschen für ihre Mitmenschen tun können, als in furchtbaren Situationen immer wieder Einzelne füreinander eintraten, egal, was sie das kostete.[201]

---

199 In einem Interview am 30. Januar 2019 im *Foreign and Commonwealth Office*, ausgestrahlt in der Sendung Sunday in BBC Radio 4 am 3. Februar 2019, <https://www.bbc.co.uk/sounds/play/m00029fg>, abgerufen am 12.11.2019.

200 Interview am 30. Januar 2019, <https://www.bbc.co.uk/sounds/play/m00029fg>, abgerufen am 12.11.2019.

201 Mor Ignatius Aphrem II., der syrisch-orthodoxe Patriarch von Antiochien und dem ganzen Osten, in einer Rede zur Einweihung einer neuen Residenz der Erzdiözese in Erbil (irakisches Kurdistan) am 26. Januar 2019.

Kapitel 14

Christliche Antworten auf Verfolgung

Christen erfahren Druck, Diskriminierung, Ungerechtigkeit und Verfolgung in vielen unterschiedlichen Kontexten. Dazu gehören Umgebungen, wo nicht christliche Religionen dominieren, aber auch solche, wo atheistische Ideologien (wie etwa der Kommunismus oder säkulare Humanismus) herrschen.

Ist Religionsfreiheit ein biblischer Begriff?

Die Religionsfreiheit wird als weltweiter Standard in Artikel 18 der 1948 von der UNO verabschiedeten *Allgemeinen Erklärung der Menschenrechte* formuliert:

> Jeder hat das Recht auf Gedanken-, Gewissens- und Religionsfreiheit; dieses Recht schließt die Freiheit ein, seine Religion oder seine Weltanschauung zu wechseln, sowie die Freiheit, seine Religion oder seine Weltanschauung allein oder in Gemeinschaft mit anderen, öffentlich oder privat durch Lehre, Ausübung, Gottesdienst und Kulthandlungen zu bekennen.[202]

1976 folgte der *Internationale Pakt über bürgerliche und politische Rechte*, dessen Artikel 18 so lautet:

> (1) Jedermann hat das Recht auf Gedanken-, Gewissens- und Religionsfreiheit. Dieses Recht umfasst die Freiheit, eine Religion oder eine Weltanschauung eigener Wahl zu haben oder anzunehmen, und

---

202 <https://www.un.org/Depts/german/menschenrechte/aemr.pdf>, abgerufen am 12.11.2019 (Anm. d. Übers.).

> die Freiheit, seine Religion oder Weltanschauung allein oder in Gemeinschaft mit anderen, öffentlich oder privat durch Gottesdienst, Beachtung religiöser Bräuche, Ausübung und Unterricht zu bekunden.
>
> (2) Niemand darf einem Zwang ausgesetzt werden, der seine Freiheit, eine Religion oder eine Weltanschauung seiner Wahl zu haben oder anzunehmen, beeinträchtigen würde.
>
> (3) Die Freiheit, seine Religion oder Weltanschauung zu bekunden, darf nur den gesetzlich vorgesehenen Einschränkungen unterworfen werden, die zum Schutz der öffentlichen Sicherheit, Ordnung, Gesundheit, Sittlichkeit oder der Grundrechte und -freiheiten anderer erforderlich sind.
>
> (4) Die Vertragsstaaten verpflichten sich, die Freiheit der Eltern und gegebenenfalls des Vormunds oder Pflegers zu achten, die religiöse und sittliche Erziehung ihrer Kinder in Übereinstimmung mit ihren eigenen Überzeugungen sicherzustellen.[203]

Aber kann sich diese Freiheit auf die Bibel berufen? Wie sollten Christen reagieren, wenn sie oder ihre Mitchristen verfolgt werden oder in einem Kontext leben, wo es zu Verfolgungen kommt? Ist Religionsfreiheit ein zentrales Anliegen der christlichen Theologie und des christlichen Glaubens, oder ist sie ein Luxus und ein Privileg? Sollten Christen sich auf menschliche Gesetze und Erklärungen wie die *Allgemeine Erklärung der Menschenrechte* und den *Internationalen Pakt über bürgerliche und politische Rechte* berufen, um ihre Religionsfreiheit zu schützen? Und sollte diese Freiheit für alle in der Gesellschaft gelten oder nur für die Christen? Sollten alle von der Religionsfreiheit profitieren oder nur einige Auserwählte?

Freiheit gründet in Gott

Die Bibel zeigt uns, dass Freiheit in Gottes Wesen und in seinem Umgang mit den Menschen gründet. Gott hat das Universum erschaffen, erhält es durch sein mächtiges Wort und regiert es durch sein Gesetz in Weisheit, Wahrheit und Liebe. Gott hat die Menschen nach seinem göttlichen Bild erschaffen. Wir sind dazu da, ihn zu verherrlichen und uns in ihm zu freuen, für immer und ewig (*Westminster Shorter Catechism*). Er zwingt uns seine Herrschaft und Liebe nicht auf, sondern

---

203 <https://www.institut-fuer-menschenrechte.de>, abgerufen am 12.11.2019 (Anm. d. Übers.).

hat uns ein Gewissen und die Sehnsucht nach ihm ins Herz gegeben. Mit anderen Worten: Er hat uns die Freiheit gegeben, ihn zu suchen und zu finden.

Gottes Art zu regieren muss Modell und Vorbild für alles menschliche Regieren sein. Die Menschen müssen einander in Weisheit, Wahrheit und Liebe begegnen. Weil jeder von uns nach Gottes Ebenbild erschaffen ist und der Sohn Gottes das Fleisch der Menschen annahm, müssen wir einander mit der Würde behandeln, die dies mit sich bringt. Es ist unsere in unserem Erschaffensein nach Gottes Ebenbild gründende Menschenwürde, die uns unsere „Menschenrechte" gibt, einschließlich der Religionsfreiheit. Niemand darf gezwungen werden; niemand darf gehindert werden. Jeder muss die Freiheit haben, so Gottesdienst zu halten, wie er das möchte. Jeder Einzelne hat die Pflicht und damit das Recht, die Wahrheit zu suchen. Dieses Recht bedeutet auch Verantwortung – die Verantwortung, meine Mitmenschen als mit mir gleichberechtigt zu behandeln, mit Würde und Gerechtigkeit.

Freiheit des Geistes

Die Erfahrungen vieler Christen haben gezeigt, dass in Situationen intensiver Verfolgung (Folter, Haft oder das nahende Martyrium) Gott den Seinen besondere Gnade erweist. Viele haben bezeugt, eine innere Seligkeit erfahren zu haben, die durch nichts in ihrer äußeren Umgebung getrübt werden konnte.

Ein weiteres Gottesgeschenk ist die innere, geistliche Freiheit, die Gott denen schenkt, die ihr Vertrauen auf Christus setzen: Sie sind frei von der Sünde (Römer 6), vom Gesetz (Römer 7) und vom Tod (Römer 8). „Zur Freiheit hat uns Christus befreit!" (Galater 5,1).

Freiheit und Menschlichkeit

Das biblische Freiheitsverständnis gründet in dem biblischen Verständnis des Menschen als *imago Dei*, also als Wesen, das als Ebenbild des Schöpfergottes erschaffen ist. Dies gibt uns nicht nur das Potenzial für innere Freiheit, sondern auch die Würde, als Individuen freie Entscheidungen zu treffen.

Gott gibt uns Entscheidungsfreiheit. Adam und Eva trafen eine Entscheidung. Ebenso Kain, als er beschloss, seinen Bruder Abel aus Neid totzuschlagen, und zu Gott, als dieser ihn zur Rede stellte, sagte: „Soll ich meines Bruders Hüter sein?" (1. Mose 4,9). Jawohl, er hätte seines Bruders Hüter sein und die Verantwortung für sein Wohlergehen übernehmen sollen, wie wir alle dies füreinander tun sollten.

Gott fordert uns auf, in unserem Handeln *zedaqah* walten zu lassen. Dieses wunderbare hebräische Wort bedeutet „Recht". Es ist viel umfassender als „Nächstenliebe" im Sinne von „Almosen geben". Es geht um die rechten Beziehungen mit anderen Menschen und um unsere persönliche Moralität. Das Recht, das Gott von uns haben möchte, ist das Recht, von dem es in Amos 5,24 heißt: „Es ströme aber das Recht wie Wasser."

Eng verbunden mit *zedaqah* ist ein anderes hebräisches Wort, *mischpat*, das, einfach ausgedrückt, „Gerechtigkeit" bedeutet, und zwar eine Gerechtigkeit, die im Wesen Gottes wurzelt. *Mischpat* ist viel mehr als das Bestrafen von Fehlverhalten. Es geht darum, die Menschen als gleich zu behandeln, egal, was ihre Rasse, ihren sozialen Status, ihre sexuelle Orientierung oder Religion ist. Gott befiehlt uns immer wieder, *mischpa*t zu üben; im Alten Testament erscheint das Wort über 200 Mal. Es bedeutet, den Menschen ihre Rechte zu gewähren, das, was ihnen zusteht. Den Armen helfen ist nicht so sehr ein Akt der Liebe als vielmehr der Gerechtigkeit. David Doty sagt: „Die Gerechtigkeit Gottes ist aufopferungsvoll und aktiv."[204] Würde sich jeder mit vollkommener *zedaqah* verhalten, wäre kein *mischpat* nötig, weil es keine Ungerechtigkeiten oder Versäumnisse gäbe, die der Wiedergutmachung bedürfen. In Jesaja 1,17 wie Micha 6,8 steht *mischpat* an prominenter Stelle in der Liste der Dinge, die recht und gut sind. Häufig beschreibt es die Hilfe für Witwen, Waisen, Migranten und Arme – „das Quartett der Schutzbedürftigen".[205] Und man beachte, dass nirgends steht, dass diese Schutzbedürftigen unbedingt Jahwe anbeten müssen, um *mischpat* zu verdienen.

Gott fordert uns auch auf, mit der Liebe Christi, der *agape*, zu lieben. Liebe ist das Grundmerkmal des Christen, und sie gründet in der aufopferungsvollen, sich selbst schenkenden Liebe Jesu. Jesus hat die Liebe zu Gott und die Liebe zum Nächsten die beiden größten Gebote genannt und damit die Grenzen dessen, wie wir uns gegenüber anderen Menschen verhalten sollen, neu gezogen (Matthäus 22,34-40). Wir dürfen unsere Nächsten nicht nach ihrer Hautfarbe, Religion oder sexuellen Orientierung behandeln, sondern danach, dass sie nach Gottes Ebenbild erschaffen sind. Jesus hat dies noch einen Schritt weiter geführt, als er seinen Jüngern das neue Gebot gab, einander zu lieben (Johannes 13,34). Wenn sie es wirklich gelernt haben, einander zu lieben – mit der Liebe, mit der Christus sie liebt –, dann werden sie auch alle anderen Menschen lieben können.

---

204 David B. Doty, „On Justice and Righteousness (mishpat & tsadaq) – Strong's 4941 & 6663", <https://edensbridge.org/2012/01/11/on-justice-and-righteousness-mishpat-tsadaq-strongs-4941-6663>, abgerufen am 12.11.2019.

205 Die Formulierung wurde von Nicholas Wolterstorff geprägt.

Die Gibeoniter

Die Gibeoniter waren eine kanaanitische Bevölkerungsgruppe, die zu einer List griff, als die Israeliten das Land eroberten (Josua 9). Unter der Vorspiegelung, aus einem fernen Land zu kommen, brachten sie die Israeliten dazu, einen Bund mit ihnen zu schließen, obwohl sie auf Gottes Befehl eigentlich alle kanaanitischen Völker auslöschen sollten. Und so kam es, dass diese Nichtisraeliten, die offenbar Jahwe nicht anbeteten, viele Generationen lang unter den Israeliten wohnten.

Die Religion der Kanaaniter war polytheistisch und kreiste um den Baals- und allgemeinen Götzenkult. Sie war auch militaristisch und extrem gewalttätig. Sie war ferner sexualitätsorientiert (Sex bedeutete Fruchtbarkeit) und okkultistisch bis hin zur Opferung von Kindern.

Wie haben die Israeliten die Gibeoniter behandelt? Sie ließen sie leben, aber machten sie zu Sklaven, die als Holzhauer und Wasserschöpfer tätig waren, „für die Gemeinde und den Altar des Herrn" (Josua 9,23-27).

Und wie behandelte Gott die Gibeoniter? Er beschützte sie. Für die Gibeoniter schickte Gott riesige Hagelsteine und ließ die Sonne mitten am Tag stillstehen, damit die Israeliten die Schlacht gegen die Feinde der Gibeoniter gewinnen konnten (Josua 10,5-14).

Jahrhunderte später brach König Saul den Bund mit den Gibeonitern. Ohne Zweifel, um das Land von ihrer okkulten Religion zu reinigen, plante und begann er einen Genozid gegen sie. Doch trotz der bösen Praktiken der Gibeoniter wollte Gott nicht, dass sie verfolgt, umgebracht oder vertrieben wurden. Als Strafe für das, was Saul getan hatte, schickte er den Israeliten eine dreijährige Hungersnot, die er erst beendete, als David den Gibeonitern sieben Nachkommen Sauls zur Hinrichtung auslieferte (2. Samuel 21,1-14). So bestrafte König David die Nachkommen Sauls für ihren ungerechtfertigten Angriff auf die Gibeoniter.

Freiheit für alle?

Gott wollte, dass Israel ein heiliges Volk war, das die Praktiken der Kanaaniter nicht mitmachte. Aber sie mussten die nichtgläubigen Gibeoniter in ihrer Mitte wohnen lassen und durften sie nicht verfolgen, obwohl die Gibeoniter diesen Status mit einer List ergattert hatten und die Israeliten damals nicht den Willen Gottes gesucht hatten. Die Gibeoniter ihrerseits kooperierten mit Israel und befolgten seine Gesetze.

Gott hat alle Menschen zu seinem Bild erschaffen und ihnen Würde und die Freiheit geschenkt, sich zu entscheiden. Würde und die Freiheit, sich selbst zu entscheiden, sind eng miteinander verbunden. Gott will, dass die Menschen sich selbst ein Urteil bilden und Freiheit in Verantwortung genießen und praktizieren, ohne äußeren Zwang und allein von ihrem Gewissen getrieben.

Gott lehrt uns, dass sein Recht, seine Gerechtigkeit und seine Liebe über alles gehen. Die Gibeoniter sollten unter den Israeliten wohnen und das Recht haben, ihre eigene polytheistische Religion zu praktizieren.

Und dies ist nicht bloß ein Prinzip aus der Zeit des Alten Testaments. Jesus sagt uns, dass unser himmlischer Vater seine Sonne über Böse und Gute aufgehen lässt und dass wir, wenn wir so sein wollen wie er, unsere Feinde lieben müssen (Matthäus 5,44-45). Wir müssen gerecht sein gegenüber allen, die nach dem Bilde Gottes erschaffen sind, egal ob sie Mitchristen sind, angenehme Nachbarn oder unerbittliche Feinde.

Jim Campbell, ein Jurist, der für die ADF (*Alliance Defending Freedom*)[206] arbeitet, erklärt:

> Die Verteidigung der Religionsfreiheit ist nicht (und darf dies auch nie werden) das egoistische Projekt, uns [die Christen] vor Unannehmlichkeiten und Problemen bei der Ausübung unseres Glaubens zu schützen. Sie muss vielmehr ein Teil der Verwirklichung der Berufung der Kirche sein, unsere Nächsten zu lieben, indem wir fundamentalen Angriffen auf die uns gemeinsame Menschlichkeit entgegentreten.[207]

Die Bibel lehrt also, dass Religionsfreiheit für alle in der Gesellschaft gelten muss. Wir sollten nicht versuchen, es den Anhängern anderer Religionen zu verwehren, z.B. eigene Versammlungsstätten zu haben oder Zugang zu ihren heiligen Schriften.

---

206 Die ADF ist eine christliche Organisation mit Zentrale in den USA, die sich den Schutz von Religionsfreiheit, Ehe und Familie und Recht auf Leben zum Ziel gesetzt hat (Anm. d. Übers.).

207 Jim Campbell, „Why Christians Should Support Religious Freedom for Everyone“, 22. April 2017,<https://www.thegospelcoalition.org/article/why-christians-should-support-religious-freedom-for-everyone>, abgerufen am 12.11.2019.

Doch Religionsfreiheit bedeutet *nicht* die Freiheit, andere zu ermorden oder zur Gewalt anzustacheln. Sie bedeutet nicht die Aushebelung bestehender Gesetze zur Aufrechterhaltung einer stabilen, friedlichen Gesellschaft. Sie ist weder moralisch noch juristisch ein Freibrief für solch ein destruktives Verhalten.

Wir haben uns oder zumindest unsere Regierung hat sich bereits zur Garantie der Religionsfreiheit für alle verpflichtet, als sie die *Allgemeine Erklärung der Menschenrechte* und den *Internationalen Pakt über bürgerliche und politische Rechte* unterzeichnete. Wir sind moralisch wie juristisch dazu verpflichtet, dieses Engagement in die Tat umzusetzen. Wir haben wortwörtlich einen Bund geschlossen (eben den *Internationalen Pakt über bürgerliche und politische Rechte*). Wir haben gesehen, dass Gott von den Israeliten erwartete, den von Josua mit den Gibeonitern geschlossenen Bund (Josua 9,15) ernst zu nehmen, und wie streng er reagierte, als spätere Generationen vor lauter Eifer für Gott ihn brachen. Wir sollten nicht den gleichen Fehler machen.

Wie hat sich die Kirche verhalten?

Es ist erstaunlich, wie früh kirchliche Persönlichkeiten damit anfingen, Politiker um Religionsfreiheit zu bitten. Schon Justin der Märtyrer, der wohl um das Jahr 100 n.Chr. geboren wurde, ersuchte den römischen Kaiser um Gerechtigkeit für Christen, die verfolgt wurden.[208] Tertullian (ca. 150 bis nach 220) nannte es „ein fundamentales Menschenrecht und Privileg der Natur, dass jeder Mensch nach seinen eigenen Überzeugungen Gottesdienst halten kann."[209]

Im vierten Jahrhundert wurden diese Hoffnungen unter einer Serie von römischen Kaisern Realität. Das Toleranzedikt des Galerius (311 n.Chr.) stoppte die Christenverfolgungen, dann wandte Konstantin sich dem Christentum zu (312), um ein Jahr darauf (313) zusammen mit Licinius im Toleranzedikt von Mailand die Religionsfreiheit im römischen Reich einzuführen. 380 schließlich machte Theodosius I. mit dem Edikt von Thessalonich das Christentum zur Staatsreligi-

---

208 In seiner *Ersten Apologie*, Kapitel 2 und 68.

209 In *Ad Scapulam*, Kapitel 2. Es handelte sich um einen offenen Brief von Tertullian, der in Karthago im heutigen Tunesien lebte, an Scapula, den römischen Prokonsul der Provinz Africa, der irgendwann nach dem 14. August 212 anfing, die Christen zu verfolgen. Tertullian drängte Scapula dazu, die Verfolgung zu beenden – nicht, weil die Christen nicht bereit gewesen wären, für ihren Glauben zu sterben, sondern damit ihm das Unglück erspart blieb, das auf andere Christenverfolger gekommen zu sein schien. <https://en.wikisource.org/wiki/Ante-Nicene_Fathers/Volume_III/Apologetic/To_Scapula/Chapter_II>, abgerufen am 12.11.2019.

on im Reich. Einmal Staatskirche, war die Kirche in der Lage, selbst Andersdenkende zu verfolgen, was sie bald auch tat.[210]

Das Modell der Staatskirche hat sich bis ins zwanzigste Jahrhundert gehalten. Die Bilanz der Verfolgungen durch diese Kirche – ob nun die Verfolgung anderer Christen oder die Verfolgung von Nichtchristen – ist nichts, worauf man stolz sein kann. Zu manchen Zeiten und Orten war die Staatskirche brutal antisemitisch, und selbst wo sie es nicht war, hatte sie eine fatale Schlagseite zum Nationalismus. Es wäre sicher besser gewesen, anstatt der Beziehung zwischen Kirche und Staat eine Beziehung zwischen Religion und Staat aufzubauen, in welcher alle Religionen gleichbehandelt werden und keine privilegiert ist.

Die Reformatoren

Die protestantischen Reformatoren zeigen unterschiedliche Positionen in der Beziehung zwischen Kirche und Staat zu ihrer Zeit, in der geistliche und weltliche Obrigkeit eng miteinander verflochten waren. Martin Luther (1483–1546) fand, dass die Regierungen dem Einzelnen die Freiheit geben sollten, in Glaubensdingen seinem Gewissen zu folgen. Dagegen führte Johannes Calvin (1509–1564) in Genf ein strenges Kirchenregiment ein, in welchem Andersdenkende bestraft wurden. Die Wiedertäufer schließlich vertraten die für die damalige Zeit radikale Sicht, dass der Staat sich überhaupt nicht in kirchliche Angelegenheiten einmischen sollte.

Die römisch-katholische Kirche

Das Zweite Vatikanische Konzil der römisch-katholischen Kirche gab am 7. Dezember 1965 eine Erklärung zur Religionsfreiheit mit dem Titel *Dignitatis Humanae* („Von der Würde des Menschen") heraus. Darin hieß es, dass alle Menschen das Recht auf religiöse Freiheit haben und nicht dazu gezwungen werden dürfen, gegen das zu handeln, was sie persönlich glauben. Diese Freiheit gilt sowohl für den Einzelnen als auch für Gruppen. *Dignitatis Humanae* führt fünf Freiheiten auf, die Religionsgemeinschaften haben sollten. Jeff Mirus fasst sie folgendermaßen zusammen:

- Religionsgemeinschaften dürfen sich selbst verwalten, öffentliche Gottesdienste halten, ihren Mitgliedern Hilfe und Schulung gewähren und Institutionen fördern, die ihnen helfen, in Übereinstimmung mit den Prinzipien ihrer Religion zu leben.

210 Vgl. Kapitel 6.

- Religionsgemeinschaften dürfen nicht behindert werden an der Wahl, Schulung, Einsetzung, Versetzung und Kommunikation mit ihren Geistlichen sowie an der Beschaffung finanzieller Mittel, dem Kauf von Grundstücken oder der Errichtung von Gebäuden für religiöse Zwecke.

- Religionsgemeinschaften „haben auch das Recht, nicht an der öffentlichen Lehre und Bezeugung ihres Glaubens gehindert zu werden“, sofern sie ihrerseits auf Methoden verzichten, die Zwang ausüben oder auf unlautere Weise überzeugen wollen.

- Religionsgemeinschaften „darf nicht verboten werden, frei und offen den spezifischen Wert ihrer Lehre“ für die Gesellschaft als ganze aufzuzeigen; sie haben mithin das Recht, „dem Antrieb ihres eigenen religiösen Bewusstseins folgend“ Versammlungen abzuhalten und karitative und soziale Organisationen zu gründen.

- Insbesondere hat die Familie das „Recht, ungehindert ihr eigenes häusliches religiöses Leben unter der Führung der Eltern auszuleben“. Die Eltern haben das Recht, „die Art der religiösen Erziehung, die ihre Kinder erhalten sollen“, zu bestimmen. Die Regierung hat diese Freiheit zu garantieren und zu schützen.

Da der Schutz der Rechte eine Kernpflicht der Regierung ist, muss diese „auf eine effektive Art und Weise für den Schutz der Religionsfreiheit aller ihrer Bürger sorgen“ und „helfen, Bedingungen zu schaffen, die der Förderung des religiösen Lebens günstig sind.“ Dort, wo einer bestimmten Religionsgemeinschaft eine besondere Anerkennung durch den Staat gewährt wird, muss das Recht aller anderen Bürger und Religionsgemeinschaften auf Religionsfreiheit dennoch anerkannt und wirksam praktiziert werden. Niemals darf die Regierung die Freiheit und Gleichheit der Bürger vor dem Gesetz aus religiösen Gründen verletzen. Und schließlich ist es „eine Verletzung des Willens Gottes“, wenn in irgendeiner Weise Gewalt eingesetzt wird, um eine Religion zu zerstören oder zu unterdrücken.[211]

Dignitatis Humanae betonte aber auch, dass all diese Rechte ihre Grenze finden in den Rechten anderer, den Pflichten gegenüber anderen und dem Gemeinwohl. Das Dokument erklärte auch, dass „die Gesellschaft das Recht hat, sich ge-

---

211 Jeff Mirus, „Vatican II on Religious Freedom“, 13. September 2010, <https://www.catholicculture.org/commentary/vatican-ii-on-religious-freedom>, abgerufen am 12.11.2019.

gen möglichen Missbrauch unter dem Vorwand der Religionsfreiheit zu wehren" und dass die Regierungen nicht nur die Rechte aller Bürger, sondern auch „echten öffentlichen Frieden" und die öffentliche Moral gewährleisten sollte.

Heute

Ein berühmtes Zitat von US-Präsident Ronald Reagan lautet: „Die Freiheit ist nie mehr als eine Generation von ihrer Auslöschung entfernt."

Jede Generation muss neu für die Freiheit kämpfen, die Freiheit schützen und sie an die nächste Generation weitergeben. Heute sind neue Gesetze sowie neue Auslegungen alter Gesetze dabei, die Religionsfreiheit, die Rede- und Meinungsfreiheit und andere altvertraute Freiheiten im Westen im Eiltempo auszuhöhlen.

In manchen westlichen Ländern, z.B. Großbritannien und Australien, gibt es kein spezielles Gesetz, das die volle Religionsfreiheit garantiert und schützt. Der britische Parlamentsabgeordnete Sir John Hayes hat die ernste Situation in Großbritannien so beschrieben:

> Dieses „goldene Zeitalter" der Freiheit steht womöglich vor seinem Ende; das Vereinte Königreich steht in Gefahr, in frühere Zeiten zurückzufallen. Erneut stehen Gläubige zunehmend unter Druck, ihren Glauben auf ihr „Privatleben" zu beschränken. Wir erleben mittlerweile eine regelmäßige und zunehmend unverfrorene Verfolgung von Christen, die die Lehren der Bibel hochhalten und sich weigern, den Kotau vor der liberalen, säkularen rechten Lehre zu machen ...
>
> Zurzeit sind es die bibeltreuen Christen, die sich zunehmend Diskriminierungen ausgesetzt sehen, aber die radikalen Säkularisten sind nicht weniger entschlossen, die Freiheiten gläubiger Muslime und orthodoxer Juden zu beschneiden.[212]

Religionsfreiheit ist ein Recht, das nicht Menschen anderen Menschen gewähren und das daher auch nicht legitim von Menschen anderen Menschen verweigert werden kann. Religionsfreiheit kommt von Gott.

---

212 Der Right Honourable Sir John Hayes im Vorwort zum Buch des Barnabas Fund, *How Britain Led the World in Developing Freedom of Religion* (McLean, Virginia: Isaac Publishing, 2019), S. 1.

Wie sollte der einzelne Christ auf Verfolgung reagieren?

Die Bibel und die Erfahrung der Christen zeigen uns verschiedene Arten, wie Gläubige auf Verfolgung reagiert haben, und die treuen Männer und Frauen Gottes, die ihm unbeirrt gedient und oft den Preis des Martyriums gezahlt haben, sind Juwelen in der Krone der Kirchengeschichte.

Den Schutz des Staates in Anspruch nehmen?

Esra und Nehemia hatten es beide mit Feinden der Israeliten zu tun, die aus dem babylonischen Exil nach Jerusalem zurückkehrten, aber ihre Reaktionen waren unterschiedlich.

Esra verzichtete darauf, eine Militäreskorte von König Artaxerxes zu erbeten, als die große Gruppe der Rückkehrer die lange Reise von Babylon nach Jerusalem antrat. Er setzte stattdessen auf Fasten und Gebet (Esra 8,21-23). Nehemia dagegen nahm die Dienste der Armeeoffiziere und Kavalleristen an, die der König ihm zur Seite stellte (Nehemia 2,9).

Wie Esra hielt Nehemia die Rückkehrer zum regelmäßigen Gebet an, aber anders als Esra stellte er auch „Tag und Nacht Wachen auf zum Schutz" vor den Feinden (Nehemia 4,3). Als die Drohungen zunahmen und die Warnungen vor Angriffen sich häuften, intensivierte Nehemia seine Vorsichtsmaßnahmen und hielt ständig Bewaffnete bereit, um die Männer, die die Mauern Jerusalems wiederaufbauten, zu beschützen; selbst die Bauleute selber trugen Waffen (Nehemia 4,5-17).

Jahrhunderte später und in einem ganz anderen Staat bat der Apostel Paulus das Justizsystem um Schutz vor seinen religiösen Feinden (Apostelgeschichte 25,7-12).

Fliehen und Leiden ausweichen?

Paulus wurde wiederholt verfolgt,[213] aber seine Reaktionen waren unterschiedlich. In Damaskus wählte er einmal die Flucht (Apostelgeschichte 9,23-25). Ein anderes Mal nutzte er seinen Status als römischer Bürger aus, um einer Geißelung zu entgehen (Apostelgeschichte 22,24-30).

213 Siehe Kapitel 3.

Leiden annehmen und ertragen?
Viele Male hat Paulus furchtbare Verfolgungen tapfer ertragen (vgl. 2. Korinther 11,23-26) Als in Philippi ein Erdbeben die Türen des Gefängnisses öffnete und die Fesseln von den Gefangenen abfielen ließ, blieb Paulus in seiner Zelle (Apostelgeschichte 16,25-28), aber als Petrus im Gefängnis war und die Fesseln von ihm abfielen, folgte er dem Engel hinaus aus dem Gefängnis und in die Freiheit (Apostelgeschichte 12,6-10).

Zurück zu Paulus: In Apostelgeschichte 21,10-14 bricht Paulus nach Jerusalem auf und ist bereit, dort seine Freiheit zu verlieren, ja für Christus zu sterben.

Christus verleugnen?
Manche Konvertiten aus anderen Religionen halten ihren christlichen Glauben bewusst geheim, um Verfolgung zu entgehen – einer Verfolgung, die bis zum Tod gehen kann, falls etwa ihre Verwandten erfahren, dass sie jetzt Christus nachfolgen. Diese Strategie kann bedeuten, dass der Betreffende äußerlich seine alte Religion zumindest zum Teil weiter praktizieren muss, um keinen Verdacht zu erregen. Andere Konvertiten beschließen, ihre neue Liebe zu Jesus offen zu zeigen, auch wenn dies Leiden bedeuten kann.

Naaman, ein syrischer Offizier, der eine Wunderheilung von seinem Aussatz erlebte, nachdem er die Anweisungen des israelitischen Propheten Elisa befolgt hatte, beschloss, keinem anderen Gott mehr zu opfern als Jahwe, der ihn geheilt hatte. Doch Naamans Position bedeutete, dass er seinen Herrn, den König von Aram, manchmal in einen heidnischen Tempel begleiten und sich dort vor dem Götzen Rimmon verneigen musste. Trotz seines neuen Glaubens an Jahwe konnte er sich nicht vorstellen, dies zu verweigern, und so bat er vorsorglich Elisa um Vergebung, die dieser ihm auch zusagte (2. Könige 5,17-19).

Es gibt also unterschiedliche Strategien des Umgangs mit Verfolgung. Die „rote Linie", die wir unter keinen Umständen überschreiten dürfen, ist die regelrechte Absage an Christus. Viele Christen haben einen glorreichen Märtyrertod erlebt, weil sie sich weigerten, Christus abzusagen.

Aber was, wenn das Leiden, das man uns da androht, gar nicht uns selbst trifft, sondern andere? Um die Wende vom zwanzigsten zum einundzwanzigsten Jahrhundert fanden sich mehrere indonesische Christen, die auf dem Weg zu einer Jugendveranstaltung waren, plötzlich einer Gruppe schwer bewaffneter Islamisten gegenüber. Die Islamisten sagten, dass sie die jungen Leute verschonen würden, wenn ihre Anführer vortraten. Der Pastor und die Ältesten traten nach vorne, nichts anderes erwartend, als dass man sie gleich töten würde. Doch stattdessen forderten die Islamisten den Pastor und die Ältesten auf, hier und jetzt zum Islam überzutreten, sonst müssten die jungen Leute sterben.

Vor einem ähnlich furchtbaren Dilemma standen Kirchenführer in anderen Ländern, z.B. der Tschechoslowakei im zwanzigsten oder Japan im siebzehnten Jahrhundert.[214] Wenn ich Christus absagte, würde das anderen die Folter oder den Tod ersparen – aber was ist mit meinem ewigen Seelenheil? Und mit *ihrem* Seelenheil? Was macht es mit den Seelen von Christen, wenn sie Zeugen werden, wie ihr eigener Pastor oder Gemeindeleiter dem Glauben absagt? Werden sie seine Motive verstehen – oder seinem Beispiel folgen? Was ist denn liebevoller: andere Menschen körperlichen Leiden ausliefern, aber in der Gewissheit, dass ihre Seelen gerettet werden, oder ihnen diese Leiden, die ja nur vorübergehend sind, ersparen, aber ihnen damit womöglich einen ewigen Schaden zufügen? Und wenn in solchen Situationen manche mit ihren Lippen den Abfall vollziehen, aber im Herzen weiter ihren Herrn lieben, ist das nun richtig oder falsch? Das weiß nur Gott.

Die alte Kirche ging unter den römischen Kaisern durch diverse Verfolgungswellen. Dabei fielen zahlreiche Christen vom Glauben ab, vor allem in den 250er-Jahren in den brutalen Verfolgungen unter Decius und Valerian. Als diese Verfolgungen nachließen, wollten manche der Abgefallenen wieder zurück in die Kirche. Es kam damals unter denen, die standhaft geblieben waren, zu heftigen Diskussionen: Sollte, ja durfte man diese Menschen wieder in den Schoß der Kirche aufnehmen oder nicht?[215] Zweifellos werden einige das Beispiel des Apostels Petrus angeführt haben, der Jesus drei Mal verleugnete, aber Buße tat und von seinem Herrn wieder als Apostel eingesetzt wurde (Johannes 18,15-27; 21,12-19). Andere haben vielleicht an die ernsten Warnungen vor dem Abfall erinnert, die wir in der Bibel finden (z.B. Hebräer 6,4-6). Vielleicht haben sie auch ganz praktische Bedenken gehabt: Was, wenn es erneut zu Verfolgungen kam? Würden diese Christen, die schon einmal abgefallen waren, dann womöglich ihre Glaubensgeschwister verraten?

214 Die japanische Situation wird eindrücklich geschildert in Martin Scorseses Spielfilm *Silence* (2016), der auf einem ursprünglich 1966 erschienen Roman (deutscher Titel: *Schweigen*) von Shusaku Endo basiert.

215 Siehe Kapitel 4 und 6.

Jeder muss sich selbst entscheiden

Es gibt eine ganze Palette möglicher Reaktionen auf Christenverfolgung, und letztlich muss jeder sich selbst entscheiden. Die einzige Reaktion, für die es gar keine Rechtfertigung zu geben scheint, ist die, dass man die Macht ergreift und den Verfolger tötet.

Die Annalen der Kirchengeschichte zeigen uns, dass in den Zeiten größter Gefahr, Leiden und Verfolgung viele Christen den Tod zwar nicht regelrecht gesucht, aber doch willig ertragen haben. So groß war die Gnade Gottes, dass sie keine Angst hatten vor Feuer, Schwert oder wilden Tieren. In der Koptischen Kirche gilt das Martyrium als der größte Segen, den Gott seinen Kindern gewähren kann.

Für andere kann das Dasein als „lebendiger Märtyrer“ – also als jemand, der unverdrossen Christus als seinen Herrn bekennt in einer Umgebung, die von Christus nichts wissen will – vielleicht eine größere Last sein, als für Christus zu sterben.

Kapitel 15:

Schluss

Auch wenn es unmöglich ist, vorherzusagen, was die Zukunft für die Kirche im einundzwanzigsten Jahrhundert bereithält – es ist klar, dass sie weiter Leid und Verfolgung erleben wird, einfach weil sie den Namen Jesu Christi als ihres Herrn trägt.

Seit fast zweitausend Jahren hat die Kirche verschiedene Arten von Verfolgung durchgemacht. Zeitweise schien ihr Licht erloschen zu sein; die Kerze flackerte nur noch ganz schwach. Aber dann entfachte der Wind des Geistes Gottes sie zu neuem Leben – vielleicht nicht an demselben Ort, aber dafür woanders, wo sie jetzt hell brennt. Und so geht ihr treues Zeugnis weiter. Die Hoffnung der Christen ist, dass Gott selbst seine Kirche bewahren und beschützen wird, hat Jesus doch gesagt, dass selbst die Pforten der Hölle sie nicht überwältigen werden (Matthäus 16,18).

In Christi Fußstapfen (1. Petrus 2,21)

In Verfolgungszeiten haben Christen immer wieder Kraft gefunden in dem Wissen, dass Jesus ja genau versteht, was sie durchmachen. Er versteht es nicht nur, weil er allwissend ist, sondern auch, weil er selbst gelitten hat. Er versteht es buchstäblich aus eigener Erfahrung. Das Wunder und die Herrlichkeit eines Gottes, der in Christus selbst leidet, macht uns (und oft auch Angehörige anderer Religionen) schier sprachlos, aber es ist eine der ganz großen Quellen des Trostes und der Kraft für den Christen. Das geistliche Leiden beim Tragen der Sünde der ganzen Welt werden wir natürlich nie ermessen können, aber das körperliche und seelische Leiden unseres Herrn ist ein (manchmal erstaunlich detaillierter) Spiegel dessen, was seine treuen Jünger erduldet haben, vom ersten Jahrhundert bis hinein in unseres.

Viele Christen wissen, wie es ist, abgelehnt, verachtet, allein und die Zielscheibe falscher Anschuldigungen zu sein. Manche Pastoren sind von befreundeten Kollegen verraten worden. Erst vor wenigen Jahren erfuhr ein rumänischer Pastor, dass sein Zweitpastor jahrelang systematisch Berichte über ihn an die Geheimpolizei geliefert hatte.

Zu Unrecht angeklagte Christen werden in der Haft geschlagen und gefoltert, im Galopp durch die Gerichte geschleust oder wütenden Mobs ausgeliefert. In Pakistan, Indien und Ägypten, wo die Gerichte sich von religiösen Fanatikern systematisch aufgepeitschten Mobs einschüchtern lassen, ist es selten, dass Christen Gerechtigkeit widerfährt; manchmal werden *sie* verhaftet, während ihre Peiniger frei ausgehen. Wie oft haben zivile und religiöse Obrigkeiten gemeinsame Sache gemacht bei der Verfolgung von Christen? Im heutigen Malaysia kennen Christen, die aus dem Islam kommen, nur zu gut, wie es ist, wenn ihr Fall hin und her wandert zwischen den säkularen Gerichten, die die größeren Befugnisse haben, und den religiösen Gerichten, die die größeren Antipathien gegen sie haben, ganz ähnlich wie damals bei Jesus.

Die *maiestas*-Anklage, nach der Jesus verurteilt wurde, ist den Anklagen, die heute gegen viele Christen erhoben werden, nicht unähnlich. In Ländern wie dem Sudan und Iran werden Christen als Verräter und Spione angeklagt, einfach weil sie an Christus glauben, als seine Jünger leben und ihren Glauben weitergeben. Nicht besser ist es in Ländern wie Nordkorea und gewissen zentralasiatischen Republiken, deren „Führer" einen religionsähnlichen Personenkult pflegen, der es nicht dulden kann, dass da Leute sind, die stattdessen Jesus anbeten. Ein anderer häufig von Regimen benutzter Vorwand, um gegen das christliche Zeugnis vorzugehen, ist die „öffentliche Ordnung".

Viele Menschen, die Christus nachfolgen, sind gekreuzigt worden; die ersten waren nach der Überlieferung die Apostel Philippus, Andreas, Petrus und Bartholomäus (der gleich zwei Mal gekreuzigt wurde). Bei den Völkermorden an den Armeniern, Syrern, Assyrern und Griechen vor hundert Jahren war die Kreuzigung eine der vielen barbarischen Methoden, die Türken und Kurden zur Ermordung der Christen im Osmanischen Reich einsetzten. Selbst heute, in unserer Generation kommt es zur Kreuzigung von Christen; entsprechende Berichte haben uns in den letzten Jahren beispielsweise aus dem Irak, aus Syrien und aus dem Sudan erreicht.

Heute gehen Christen in den Fußstapfen ihres Herrn Jesus, Femegerichte inklusive. Doch die, die für ihn körperliche, seelische und geistige Schmerzen erdulden, ob bis hin zum Märtyrertod oder nicht, finden Kraft und Halt in dem Wissen, dass ihr Herr und Erlöser die gleichen Widerstände durch sündige Menschen ertragen musste (Hebräer 12,3). Wenn sie Spott und Schande erleiden, dürfen sie sich daran erinnern, dass Jesus die Schande des Kreuzes gering geachtet hat (Hebräer 12,2). Und wenn ihre Leiber zerbrochen, verstümmelt oder verbrannt werden, finden sie Trost und Hoffnung darin, dass sein verwundeter Leib jetzt im Himmel verherrlicht ist (Offenbarung 5,6), wo er für sein leidendes Volk vor seinem Vater eintritt. Vielleicht zeigt er ihm seine durchbohrten Hände und Füße, wie um zu sagen: „Vater, hilf ihnen, beschütze sie; schau her, diesen Preis habe ich gezahlt für ihre Erlösung."

Was können wir noch lernen?

„Sie hassen mich ohne Grund", zitiert Jesus in Johannes 15,25 gegenüber seinen Jüngern die Psalmen (Psalm 35,19 und 69,5). Seine Jünger müssen sich fragen, ob man dies auch über sie sagen kann. Ein Christ sollte nichts tun, womit er es objektiv verdient, dass man ihn verfolgt. Im Laufe der Jahrhunderte haben Menschen, die den Namen Christi trugen, viele furchtbare Dinge getan – Dinge, die diesen Namen in Verruf und den Jüngern Jesu Verfolgung gebracht haben. Diese Dinge sind aus Ignoranz und Dummheit geschehen oder aus Stolz, Arroganz, Gier, Herzlosigkeit und hundert anderen Gründen. Es darf nicht verwundern, wenn in solchen Situationen Christen anschließend gehasst und verfolgt werden – und zwar die Christen allgemein, und nicht nur die, die für das definitiv unchristliche Verhalten verantwortlich waren.

Wir haben in diesem Buch viele Beispiele erwähnt, wo Christen nicht aus eigentlich religiösen Gründen verfolgt wurden, sondern aus politischen. Da kommt die Kirche im Land A unter Beschuss, weil die Regierung des Landes B das und das gemacht hat. Diesen verfolgten Christen ist es nicht gelungen, ihre Mitbürger davon zu überzeugen, dass sie die Handlungen der Regierung des anderen Landes nicht billigen. Sie wurden gehasst und verfolgt, ohne dass es einen Grund dafür gab, an dem sie etwas hätten ändern können.

Wir sollten als Christen also aufpassen, dass dann, wenn man uns hasst, dies allein deswegen geschieht, weil wir den Herrn Jesus Christus lieben. Wenn wir gehasst werden, darf es keinen Grund dafür geben, außer dem, dass wir Christus und seinem Wort treu sind.

Wir müssen bereit sein, Leiden zu tragen – wenn es kommt. Dies bedeutet nicht, dass wir es suchen oder mutwillig provozieren, sondern einfach, dass wir es aus Gottes Hand annehmen, wenn es sein Wille ist. Es kann sein, dass wir in diesem Leben das Warum nicht begreifen, aber wir nehmen den Kelch des Leidens entgegen, „dankbar ohne Zittern aus Deiner guten und geliebten Hand", wie Dietrich Bonhoeffer aus dem Gefängnis schrieb. Als im dritten Jahrhundert unter dem römischen Kaiser Maximian die Thebaische Legion erst dezimiert und dann massakriert wurde, staunten die Leute, dass die Soldaten sich nicht verteidigten, sondern ihre Waffen niederlegten und den Henkern ihren Hals darboten. Sie hatten den Tod nicht gesucht, aber sie nahmen ihn willig an, um nicht Christus zu verleugnen oder seinem Volk zu schaden. Sie sind ein Vorbild echten Märtyrertums.

Diese Soldaten der Thebaischen Legion hatten die Loyalität zu Christus an die erste Stelle gesetzt; danach kam die Loyalität zu ihren Glaubensgeschwistern und erst an dritter Stelle die zum römischen Kaiser. Dies führt uns zu dem komplizierten Thema der Beziehungen zwischen Kirche und Staat. Diese Beziehungen können für uns als Christen gefährlich werden. Sie schaffen Loyalitätskonflikte. Sie führen uns in kompromittierende Situationen. Sie verwickeln uns in das Handeln des Staates. Sie schaffen Bewährungsproben für unsere Weisheit und unseren Mut, führen uns in Minenfelder, wo ein falscher Schritt verhängnisvoll sein kann. Die Geschichte der Christenverfolgung lehrt uns, sehr, sehr vorsichtig zu sein in unseren Beziehungen zum Staat.

Sie lehrt uns auch, dass gute Absichten böse Folgen haben können, ohne dass irgendjemand dies gewollt hat. Der römische Kaiser Konstantin wollte der christlichen Minderheit in Persien helfen, aber sein gut gemeinter Brief an den Herrscher von Persien und die darauf folgenden Kriegsvorbereitungen gegen das Land hatten letztlich die „Große Verfolgung" der Christen in Persien zur Folge, die 40 Jahre dauerte. Ähnliche desaströse Fehlkalkulationen auf der internationalen Ebene kann man sich in der Welt von heute nur zu leicht vorstellen.

Ein weiteres Thema, das große Vorsicht erfordert, ist gerade im Internetzeitalter die vorschnelle Verbreitung von Beiträgen über christliche Minderheiten in der Welt. Da feiert ein Artikel das Wirken des Heiligen Geistes, der jetzt gerade in einem Land viele Muslime zu Christus bringt. Schön, aber was, wenn Islamisten diesen Artikel als Demütigung ihrer Sache empfinden und daraufhin versuchen, diese Demütigung auszumerzen, indem sie anfangen, die christlichen Konvertiten in diesem Land zu verfolgen oder zu töten? Oder es wird dafür geworben, ein Land „für Christus zu gewinnen" – mit der Folge, dass die Regierung dieses

Landes sich bedroht fühlt und zu Maßnahmen gegen die christliche Minderheit greift.

Wenn wir die Geschichte der Christenverfolgungen studieren, sehen wir zahlreiche wunderbare Beispiele für Glaube, Hoffnung und Liebe, denen wir mit Gottes Hilfe nacheifern können. Doch wir finden auch Beispiele von Christen, denen der Druck zu stark wurde und die schließlich abfielen und Christus verleugneten, um ihr irdisches Leben zu retten oder aus einem geringeren Grund. Im siebten Jahrhundert gaben viele Christen im Oman ihren Glauben auf, um nicht die Hälfte ihres Besitzes hergeben zu müssen. Wären sie bereit gewesen, um Christi willen materielle Nachteile zu erleiden, wäre die Kirche auf der Arabischen Halbinsel vielleicht nicht ausgelöscht worden – das weiß nur Gott allein. Lassen Sie uns aus diesen traurigen Beispielen lernen und uns vornehmen, unseren geliebten Herrn, der für uns starb, nie zu verleugnen.

Zahllose andere Christen haben die Gabe des Martyriums angenommen; oft mussten sie ihre irdische Hülle unter großen und langen Qualen verlassen. Wir haben gesehen, dass Junge und Alte bereit waren, unsägliche Schmerzen zu erdulden – weil sie Jesus liebten und auf die Auferstehung und die Freude des Himmels, die sie vor sich sahen, hofften. Eine der Treuen war Perpetua, eine 22 Jahre junge Mutter, die vor der johlenden Menge in einer römischen Arena den wilden Tieren vorgeworfen wurde. Ihre letzten Worte schallen aus dem Jahr 203 durch die Jahrhunderte hindurch bis zu uns: **„Steht fest im Glauben und liebt einander.“**

Anhang:

Der Seidene Brief

Der „Seidene Brief“ wurde im Jahr 1801 von einem koreanischen Christen namens Hwang Sa-yeong (Alexander Sayông Hwang) an den (katholischen) Bischof von Peking geschrieben, auf einem 62 auf 38 cm großen Stück Seide, zum Einnähen in das Gewand des Kuriers. Er ist auf Chinesisch geschrieben – damals die Sprache der Gebildeten in Korea – und besteht aus 13 311 Schriftzeichen in 122 Spalten. Mehr darüber, warum dieser Brief geschrieben wurde und was mit ihm geschah, siehe oben in Kapitel 11.

Es folgt eine gekürzte Übersetzung des Briefes. Die Übersetzer sind Alexander Y. Hwang und Lydia T. Kim, die den Brief ins Englische übersetzten. (Die deutsche Version folgt dieser Übersetzung.) Die eingeklammerten Nummern bezeichnen die Spalten im Brief. Zum leichteren Lesen haben die Übersetzer den Brief in Absätze aufgeteilt. Die Namen der koreanischen Christen sind wie folgt wiedergegeben: erst der Taufname, dann Vorname und Nachname. (Man beachte, dass die Wiedergabe der koreanischen Namen in unseren Buchstaben zu unterschiedlichen Schreibweisen führen kann; so kann ein und derselbe koreanische Name als *Chou* oder *Joo* transliteriert werden.)

(1-5) Der Sünder Thomas und andere wenden sich mit Tränen an Bischof De Gouvea [Bischof von Peking].

Durch Reisende aus dem letzten Frühjahr hatten wir gehört, dass Ihr Euch guter Gesundheit erfreut, doch seitdem ist viel Zeit vergangen, und jetzt, wo das Ende des Jahres naht, fragen wir uns, wie es Euch geht. Wenn wir auf den Knien darüber nachsinnen, wie Seine Heiligkeit durch des Herrn Gnade mit Gesundheit an Leib und Seele gesegnet worden ist und durch die Hilfe des Herrn Seine Tugenden gewachsen sind, erfüllen uns große Ehrerbietung und Liebe, und die Freude will uns überwältigen.

Da wir voll schwerer Sünde und geistlicher Schlechtigkeit sind, haben wir den Zorn des Herrn auf uns gezogen, und durch unseren Mangel an Weisheit und Verstand haben wir das Verständnis unserer Mitmenschen verloren. Aufgrund dieser Dinge ist es zu einer Verfolgung gekommen, deren Wut den Priester [Chou] erreicht hat. Da wir Sünder nicht fähig waren, auf die Gnade unseres Herrn mit dem Opfer unseres Lebens zu antworten, wie können wir es wagen, uns schriftlich an Euch zu wenden? Aber wenn wir auf unseren Knien über all dies nachdenken, sehen wir, dass die Kirche in Gefahr ist, umgestürzt zu werden, dass Menschen von Verfolgung geplagt werden und dass wir in all dem keinen Führer haben und niemand, an den wir uns wenden können, da wir unseren lieben Priester verloren haben, dazu unsere sanftmütigen Brüder, die in alle vier Himmelsrichtungen zerstreut sind. Da Eure Heiligkeit durch Gottes Gnade unser geistlicher Vater geworden ist und treu der schweren Aufgabe der pastoralen Führung gerecht wird, glauben wir, dass Ihr Euch unser erbarmen und uns retten werdet. An wen sonst sollen wir uns wenden in diesen schweren Zeiten?

Und so erkühnen wir uns, Euch in allen Einzelheiten über die Verfolgung in Kenntnis zu setzen. Es ist schwierig, dies zusammenfassend darzustellen, da es sich um einen komplizierten Prozess handelt, der schon seit einiger Zeit in Gang ist, aber wir informieren Euch über die folgenden Einzelheiten. Wir wünschen auf unseren Knien, dass Ihr Mitleid mit uns haben möget in unserer Situation.

Die Kirche ist zerfallen. Nur die Sünder sind der Gefahr entronnen, und Johann [Ok-Chun Hee] ist auch nicht aufgespürt worden. Stimmt Ihr mir nicht zu, dass dies zeigt, dass die Gnade des Herrn unsere Nation nicht ganz und gar verlassen hat? O, die Toten haben die Heiligkeit durch Ihren Tod bewiesen, und die noch Lebenden müssen durch den Tod an der Wahrheit festhalten. Doch wir wissen nicht, was wir tun sollen, weil wir so wenig Wissen und Kraft haben. Wir haben uns heimlich mit einigen Brüdern über die kürzlichen Ereignisse ausgetauscht und möchten Euch jetzt detailliert über unsere Lage berichten. Bitte lest weiter und habt Mitleid und rettet uns, die wir niemand anderen haben. Wir sind wie eine Schafherde, die sich zerstreut hat. Einige sind in die Berge geflohen, andere irren stumm weinend durch die Straßen und wissen nicht, wo sie hingehen sollen. Unsere Nöte haben uns bis ins Innerste heimgesucht, und unsere einzige Hoffnung bei Tag und Nacht ist die Gnade unseres Herrn und die großmütige Liebe Eurer Heiligkeit. Wir hoffen auf unseren Knien, dass Ihr den Herrn um seine Hilfe bitten und uns freigebig Eure menschliche Liebe geben werdet, indem Ihr uns aus unseren Nöten errettet und uns helft, in Frieden zu leben.

Der christliche Glaube hat sich über die ganze Welt verbreitet; Menschen aus allen Nationen preisen Gott, und es gibt niemanden, der sich nicht trommelnd und tanzend mit der Kirche des Herrn mitfreut. Selbst wenn Ihr unsere Nation nehmt – wer ist nicht ein Kind Gottes? Doch aufgrund der großen Entfernung und Trennung hörten wir das Evangelium erst spät, und das Böse hat zu unerträglichen Widerwärtigkeiten und zehn Jahren des Sturmes geführt. Doch die grausame Verfolgung dieses Jahres hätten wir uns nie träumen lassen. Sie ist wahrlich furchtbar. Wie können wir diese Situation bewältigen? Da es in dieser Krise zu keinem besonderen Segen [Gottes] gekommen ist, besteht die Gefahr, dass der heilige Name Jesu Christi aus dieser Nation ausgelöscht wird. Unsere Herzen wollen zerreißen, wenn wir sehen, dass wir solches denken und sagen. Wenn unsere älteren Brüder in China und Europa von unserer gefährlichen und notvollen Lage hören, wie können sie nicht unseren Schmerz spüren und Mitleid mit uns haben?

Wir wagen zu hoffen, dass unsere verzweifelten Bemühungen belohnt werden, indem Eure Heiligkeit, dem Gnadenvorbild unseres Herrn und den Lehren der Kirche folgend, den Papst und die Nationen über unsere Situation und wie man uns retten kann informiert. Während wir unter Tränen unser Herz beruhigen und Euch anflehen, warten wir eifrig auf gute Nachrichten von Euch. Bitte habt Erbarmen mit uns; wir können Euch nicht alles schriftlich sagen.

(6-16) Die Verfolgung von Christen in Choong-Chung Do durch den König: Thomas Chai-Pil Gong, Martin Joon-Bae Lee, Chul-Shin Kwon und Ahn-Jung Lee.

(17-18) Beschreibung der Rivalität zwischen den Sippen und ihrer Unterstützung oder Bekämpfung des christlichen Glaubens.

(19-21) Die Situation direkt nach dem Tod des Königs 1795 und die Verfolgung der Christen durch die Königinregentin.

(22-23) Die Verhaftungen von Thomas Chai, Peter, Stephan und Johannes Chai-Hyun Chang.

(24-25) Erlass der Königinregentin gegen das Christentum.

(25-28) Verhaftung von Augustin Jung.

(29-30) Die Verhaftung und Inhaftierung von Christen in Seoul und der Prozess gegen sie im zweiten Monat des Jahres 1801.

(30-31) Die Hinrichtungen von Augustin Jung, John Chai-Hyun Chang, Thomas Chai, Francis Saberio Hong, Nak-Min Hong, Columba Kang, Seung-Hoon Lee und anderen.

(32-69) Die Lebensläufe und das Martyrium von John Chang-Hyun Chai, Augustin Jung, Thomas Chai, Francis Hong, Nak-Min Hong, Peter Seung-Hoon Lee, Ga-Hwan Lee, Peter Pil-Jae Chai, Yosaphat Gun-Soon Kim, Baek-Soon Kim, Lukas Hee-Young Lee, Philip Pil-Ju Hong und Columba Kang.

(69-70) Die Hinrichtung des Bruders des Königs wegen seiner Beziehungen zum Christentum.

(70-73) Biografie und Martyrium von Peter Cho.

(73-74) Einzelheiten über Christen in der Provinz Chun La.

(75) Manche sagen, dass seit es unser Land gibt, nicht so viele Zivilpersonen getötet worden sind wie dieses Jahr, aber wir wissen nicht, ob das stimmt oder nicht. Wir wissen auch nicht, wie viele von diesen Personen als Märtyrer gestorben sind. Die Menschen, die die Regierung eigentlich töten möchte, sind die Gelehrten in hohen Positionen. Die Regierung sagt sich, dass das einfache Volk nicht so schuldig ist wie diese Gelehrten, weil es unwissend ist, und so sind viele einfache Menschen dem Tod entgangen, weil die Regierung über ihre Vergehen hinwegsah. Weil wir das, was vor dem Februar geschah, mit eigenen Augen gesehen haben, wissen wir, was geschah, aber die Ereignisse nach dem Februar kennen wir nur vom Hörensagen.

Die Taten der Märtyrer (76), die ich beschrieben habe, basieren auf dem, was die Leute gesagt haben, und was ich weiß. Was den Rest ihrer Taten betrifft, wage ich es nicht, sie hier niederzuschreiben, weil ich immer noch Angst habe, dass Dinge dabei sein könnten, die zwar berichtet wurden, aber nicht wahr sind. Sie müssen erst näher untersucht werden.

(77) Seit 1795 hatte der Priester im Haus von Colomba gewohnt. Hin und wieder ging er an andere Orte, doch nur Colomba wusste, wohin. Als die Verfolgung begann, ging ein männlicher Gläubiger, der den Priester beschützen wollte, in eine Provinz, bereitete ein Versteck vor und kam zurück nach Seoul, um den Priester zu holen. Aber als er Colomba von seinem Plan erzählte, sagte sie ihm, dass man bereits einen sicheren Ort für den Priester gefunden hatte. Mehrere Male bat der Mann um ein Treffen mit dem Priester, (78) aber er kehrte zurück, ohne mit ihm

gesprochen zu haben. Etwa eine Woche danach, als dieser männliche Gläubige spürte, dass er in unmittelbarer Gefahr war, floh er mit seiner Familie.

Als Augustin Chung verhaftet wurde und sich weigerte, die Identität des Priesters preiszugeben, ließ der Richter Colomba und ihren Sohn verhaften und beide foltern. Als sie nicht nachgaben, holte der Richter ihre Magd und ließ auch sie foltern. Die Magd brach unter der Folter zusammen, sagte, was sie wusste, und beschrieb auch das Alter und Gesicht des Priesters.

Der Richter forderte Colomba auf zu sagen, wo der Priester sich versteckte. Sie erwiderte: „Früher wohnte er in unserem Haus, aber vor langer Zeit ist er gegangen, und ich weiß nicht, (79) wo er jetzt ist." Die Regierung ließ daraufhin eine Zeichnung von seinem Gesicht fertigen und schickte diese als Steckbrief in alle Provinzen. Mitte März stellte der Priester sich. Er ging stracks in das Regierungsgebäude und sagte den verblüfften Distriktsoldaten: „Ich bin ein katholischer Priester. Ich habe gehört, dass die Regierung dabei ist, den Katholizismus zu verbieten und viele unschuldige Menschen zu töten. Dass ich am Leben bin, hilft diesen Menschen nicht, und so bin ich gekommen, um mein Leben zu geben." Sie führten den Priester vor den Richter, der ihn ins Gefängnis steckte, aber nicht verhörte oder folterte.

Es heißt, dass der Priester im Gefängnis viele gelehrte Briefe schrieb, aber ich habe keinen davon in die Hände bekommen.

(80) Ein Nichtgläubiger sagte, dass der Mann, der sich gestellt hatte, sich als Chinesen bezeichnet hatte. Als der Priester ins Gefängnis gekommen war, sagten die Leute in Seoul, dass ein Chinese dafür eintrat, dass die Katholiken keine Verräter sind. Sie sagten auch, dass dieser Chinese nicht sterben würde, bevor er alles gesagt habe, was er sagen wollte. Diese Gerüchte scheinen zu stimmen.

Mitte April wies die Regierung einen der Generäle an, den Priester hinzurichten. Doch dieser General meldete sich krank und ging vier Tage lang nicht aus seinem Haus. Man entband ihn von seinen Pflichten und beauftragte seinen Nachfolger mit der Hinrichtung. Man holte den Priester aus dem Gefängnis, folterte ihn – seine Knie wurden dreißig Mal geschlagen – (81) und führte ihn durch die Menge. Er schaute in die Menge und bat um etwas Reiswein, weil er durstig war. Die Soldaten gaben ihm Reiswein. Nachdem er getrunken hatte, führten sie ihn zu dem Fluss südlich der Stadt. Man durchbohrte das Ohr des Priesters mit einem Pfeil, und er musste die Klageschrift verlesen. Leise las er die Anklage vor und beugte seinen Nacken.

Dies geschah um drei Uhr nachmittags am 19. April, dem Festtag der Dreieinigkeit. Als man dem Priester den Kopf abhieb, kamen plötzlich heftige Windstöße, und schwarze Wolken verdunkelten den ganzen Himmel. Das laute Brausen und Krachen und die grellen Blitze versetzten die Menschen in Seoul in Angst und Schrecken. Ein Gläubiger (82) war dreihundert Meilen von Seoul entfernt und ein anderer vierhundert; als sie den ungewöhnlichen Wind und den Donner erlebten, dachten sie, dass etwas geschehen sein musste. Später, als sie von dem Tod des Priesters hörten, erkannten sie, dass er zu jener Stunde jenes Tages gestorben war.

Der Kopf des Priesters wurde fünf Tage lang auf einem Pfahl zur Schau gestellt. Man bewachte ihn Tag und Nacht, damit niemand ihn abnehmen konnte. Später ließ der General ihn mit einem Haufen Erde bedecken, der ebenfalls bewacht wurde. Die Gläubigen hatten vor, den Leichnam ausfindig zu machen und ihm heimlich ein richtiges Begräbnis zu geben. Doch ein böser Richter verlangte: „Es ist nicht recht, dass seine Leiche begraben wird. Man soll seinen Leichnam ausgraben und ins Freie legen." Die Mutter des Königs hatte diese Bitte gewährt. Doch der General (83), der das Haupt des Priesters bewacht hatte, sagte: „Der Leichnam ist doch schon begraben. Müssen wir ihn wirklich wieder herausholen?" Und so wurde die Leiche nicht ausgegraben. Später wurde sie an einen anderen Ort verlegt. Die Gläubigen suchten überall, aber konnten die neue Grabstätte nicht finden.

Bei der Hinrichtung des Priesters hatte der Offizier, der die Anklage verlas, gesagt, dass der Priester von der Insel Jeju Do war. Damit wollte die Regierung vertuschen, dass sie in dieser Sache nicht die chinesische Regierung konsultiert und sie gefragt hatte, wie sie vorgehen sollte.

Nach dem Martyrium des Priesters ließ die Verfolgung etwas nach. Doch die Fahndungen und Verhaftungen gingen weiter, und viele Menschen waren noch im Gefängnis. Jemand hatte gesagt, dass es noch neun Personen gab, die hingerichtet werden sollten. Doch das war reines Hörensagen, und wir wissen nicht, ob es stimmte oder nicht.

(84) Als der Priester in unser Land kam, hatte jemand bereits den König von seiner Ankunft in Kenntnis gesetzt. Sieben Jahre lang musste der Priester sehr vorsichtig sein und konnte nicht öffentlich auftreten. Daher hatten nicht viele Menschen die Gnade empfangen, und die meisten Konvertiten waren Frauen. Etliche Personen aus der Provinz und einige Händler in Seoul waren recht eifrig, aber wenige Menschen hatten die Gnade empfangen. Diese hatten viel Mühsal zu

erdulden, aber sie trugen sie in der Erwartung großer Dinge. Sie konnten noch nicht einmal das Wort „Priester“ in ihren eigenen Häusern erwähnen, geschweige denn sein Gesicht sehen.

(85) Jetzt konnten sie endlich den Priester sehen – nachdem die Feinde der Heiligen Lehren ihn getötet hatte. All ihre Mühen der letzten zehn Jahre sind umsonst gewesen, und ihnen ist, als ob ihr Körper und ihre Seele dabei sind, zugrunde zu gehen. Die Herzen dieser Menschen sind zerbrochen. Sie sehen keinen Sinn mehr in ihrem Leben. Sie wissen nicht, ob sie morgen noch leben oder tot sein werden, und wissen nicht, was sie tun sollen.

Wir trösteten sie und sagten: „Der Priester kam in unser Land, um viele Menschen zu retten. Er konnte euch nicht sehen und euch nicht seine Liebe zeigen, weil es zu viele Hindernisse gab. Jetzt, wo er ein Märtyrer ist, wird die Macht des Schutzes unseres Herrn über uns größer sein als zu der Zeit, als der Priester hier auf der Erde war. Unsere Zuversicht und Hoffnung werden größer werden. (86) Lasst uns also nicht enttäuscht sein!“ Aber wir wussten: Die Menschen schwankten immer noch zwischen Zweifel und Glauben, Trauer und Trost. So etwas hat es in unserer Vergangenheit nicht gegeben.

Ich weiß, dass die früheren Verfolgungen im Westen heftiger waren als unsere. Aber in jeder Generation gab es Priester und wurde die Eucharistie gefeiert, und so starb der katholische Glaube nicht aus, und die Seelen der Lebenden wurden errettet. Aber in unserem Land ist die Situation so andersartig, dass es keine Hoffnung für die Zukunft gibt. Schafe können auch ohne den Hirten überleben und ein Kind ohne seine Mutter, aber wir (87) wissen nicht, wie wir überleben sollen.

Wir, die Sünder, wurden im Reich der Finsternis geboren, doch dank der Gnade unseres Herrn sind wir sein Volk geworden. Wir waren so voller Dank für seine besondere Gnade, dass wir ihm von ganzem Herzen dienen wollten. Wir konnten uns nicht vorstellen, dass das passieren würde, was uns passiert ist.

Ich habe gehört, dass das Blut der Märtyrer der Same der Kirche ist. Doch leider ist unser Land ein Nachbar von Japan. Diese Inselbewohner sind grausam und haben die Beziehung zum Herrn freiwillig aufgegeben. Unsere Regierung billigt dies und hat vor, es ihnen nachzutun. Ist das nicht verrückt?

Da unsere Leute sanft und schwach sind und das Gesetz nicht strikt durchgesetzt wird, (88) dürfte die Verfolgung nicht so grausam sein wie in Japan. Aber heute ist es schwierig, unter den Gläubigen in diesem Land jemanden zu finden, der einen starken Willen und einen wachen Geist hat. Die meisten Gläubigen sind ungebildete Männer, Frauen und Kinder. Sie mögen ein paar Tausend sein. Wir haben keine Leiter, die für sie sorgen und ihnen vorstehen könnten. Wie können wir in dieser Situation bestehen bleiben? Wenn es so weitergeht, wird die Kirche binnen zehn Jahren aussterben, selbst ohne Verfolgungen durch die Regierung. Ach! Es ist eine Sache, bei der man nur klagen und weinen kann. Soll ich etwa noch vor meinem Tod das Ende des Christentums [in diesem Land] erleben?

Dieses Jahr sind wir dem Zorn entgangen und hin- und hergerissen zwischen Dankbarkeit und Angst. Wir sind dankbar, (89) weil der Herr uns beschützt und unser Leben gerettet hat. Doch wir haben Angst, weil wir wegen unserer Sünden nicht vom Herrn erwählt sind. Wir möchten so gerne mit dem Rest unseres Lebens unser Bestes für den Herrn geben, doch es mangelt uns an Weisheit, und wir sind am Ende mit unserer Kraft. Müssen wir unsere Not hinunterschlucken und mit *han* [Angst und Frustration] in unseren Herzen sterben? Wer wird in dieser verzweifelten Lage Erbarmen mit uns haben und uns trösten? Ich möchte mich vor Eurer Majestät niederwerfen und Euch unter Tränen bitten, aber Berge und Wasser machen Euch unerreichbar, was meine Qual noch größer macht. Was sollen wir tun?

Doch da war nicht nur der Schmerz über die Nachricht von der Inhaftierung und dem Tod des Priesters; es gab noch etwas anderes, das mir große Angst machte. (90) Wenn der Vorfall mit dem Priester der chinesischen Regierung gemeldet würde, würde womöglich die Kirche in China beschuldigt werden. Dann gäbe es keine Hoffnung mehr für unsere Kirche. Tag und Nacht musste ich mehr an das denken, was [in China] geschah, als an das, was bei uns geschah. Doch glücklicherweise wurde das Fundament nicht erschüttert, wir leben nach wie vor, und Johann (Ok-Chun Hee) ist in Sicherheit. Es muss wohl so sein, dass der Herr die Angelegenheiten unseres Landes in Eure Hand gelegt hat. Wie können wir Euch nicht mit allem Ernst bitten und auf Eure Gunst hoffen? Wir offenbaren Euch alles. Bitte denkt an uns!

Unter allen Nationen ist unser Land (91) das ärmste, doch die Gläubigen in unserem Volk sind noch ärmer. Wir können sie an den Fingern abzählen, die Gläubigen, die das Glück haben, nicht hungern und im Winter nicht frieren zu müssen. Seit der Priester im Jahr 1794 zu uns kam, konnten wir nicht gut mit ihm zusammenarbeiten und viele Dinge sind nicht erledigt worden. Einige denken, dass wir eben zu wenig Erfahrung haben, aber in Wirklichkeit sind wir machtlos und arm. Dieses Jahr sind ein wenig mehr Menschen in die Kirche eingetreten, und unsere finanzielle Lage hat sich leicht gebessert. Aber wir haben die nötigsten Dinge nicht tun können (92), weil wir nicht genügend Mittel hatten. Selbst die Ursache für unser gegenwärtiges Dilemma kann auf unsere schwierige finanzielle Lage zurückgeführt werden.

In der Verfolgung dieses Jahres haben die Opfer ihr ganzes Vermögen verloren, und die, die überlebten, haben nicht mehr als ihre blanke Haut gerettet. Die Armut unter den Gläubigen ist schlimmer als 1794, und selbst wenn wir einen Plan zur Linderung der Situation hätten, besäßen wir nicht die Mittel, ihn auszuführen. Viele Arbeiten sind bereits zerstört worden, aber wenn wir etwas materielle Mittel hätten, könnte manches noch getan werden.

Unter den Gläubigen, die nicht erwischt worden sind, gibt es noch ein paar fähige Leute. Wenn wir alle unsere Kräfte zusammenlegen, können wir noch eine neue Arbeit beginnen. Was die politische Lage betrifft, so ist sie seit 1795 immer schlimmer geworden. (93) Aber ich hoffe, dass nach diesem jetzigen Jahr die Verfolgung nachlassen wird, weil alle Verdächtigen entweder tot oder weggezogen sind.

So hat die katholische Kirche bis heute überlebt. (94) In den Provinzen Kyung gy, Choong chung und Chunla gab es viele Gläubige. In den Provinzen Kyung Sang und Kang Won gab es eine Reihe von Gläubigen, die vor Verfolgung geflohen waren. Ein Untersuchungsbeamter bereist zurzeit diese fünf Provinzen. In den Provinzen Hwang Hae und Pyung An gab es keine Christen, und es sind auch keine Christen dorthin emigriert. In diesen beiden Provinzen tut sich nichts. Die Menschen berichten, dass die Überwachung immer noch da ist, aber wenn es ein, zwei Jahre ruhig bleibt, wird die Überwachung nachlassen, und dann werden wir wieder etwas tun können.

(95) Früher scheuten die Katholiken sich nicht, ihre Religion offen zu zeigen, aber heute können wir uns das nicht leisten. In Zukunft werden wir alles detailliert vorplanen und uns schützen müssen, um den Glauben zu bewahren. Wenn wir die alten Gläubigen zur Reife führen und die neuen Gläubigen unterweisen und dabei den Herrn um seine Hilfe bitten, wird eine Gelegenheit kommen, und wir werden die Kirche erhalten können.

Der Fehler der Gläubigen im Jahre 1794 hat zu dieser Situation geführt. Da der erste Versuch erfolglos war, wird, wenn wir sehr vorsichtig sind, die Verfolgung nicht wiederaufflammen. Natürlich sollten wir (96) in dieser Situation nicht untätig herumsitzen und auf den Tod warten. Aber darüber können wir uns weiter unterhalten, wenn unsere finanzielle Lage sich stabilisiert hat. Wir hatten nicht gewusst, dass das Überleben der Kirche in einer Nation am verabscheuungswürdigen Mammon hängt. Wie schlimm wäre es, sollte die Kirche aussterben, weil sie einfach nicht genug Geld hat!

Und darum lege ich Euch auf den Knien eine demütige Bitte vor: Bitte verwendet Euch bei den anderen Nationen des Westens für uns. Wenn genügend Mittel für den Unterhalt der Kirche und das Retten von Seelen zur Verfügung stehen, werde ich, nachdem alle Vorkehrungen getroffen sind, Eure Erlaubnis dafür einholen, sie ehrlich zu verwalten. Bitte habt Erbarmen (97) und helft uns.

Ich weiß, dass diese Bitte eine Last für Euch bedeutet, aber wenn wir uns nicht melden, sondern still bleiben, wird das den ewigen Tod bedeuten. Ich schreibe Euch diese Worte, weil es, selbst wenn wir nichts erreichen, immer noch besser ist zu sterben, nachdem man eine Bitte geäußert hat, als im Sterben zu bereuen, dass man sich nicht getraut hat zu bitten.

Wir möchten, dass Ihr wisst, dass unsere Leiber und unsere Herzen leer sind. Ich hoffe, dass Eure Majestät dem barmherzigen Herrn im Himmel ähneln und an das traurige Los unseres Volkes hier unten denken wird. Wenn Ihr uns tröstet und unseren Wünsch erfüllt, wird dies von großem Nutzen für die Sache der Kirche und unseres Volkes sein. Wenn Ihr uns in Eurer Gnade nicht verlasst und uns einen Weg zum Leben (98) öffnet, werden wir unser Bestes tun, auf diesem Weg zu wandeln. Doch das wird nicht in ein paar Monaten möglich sein; es wird mindestens drei Jahre brauchen.

Es gibt zwei Dinge, die es schwierig machen, über die Grenze zu gehen. Das eine ist die Frisur, das andere ist die Sprache. Das Haar wächst leicht wieder, aber mit der Sprache ist es schwieriger.[216] Wenn man die Sprache flüssig beherrscht, ist es nicht so gefährlich. Wir dachten, dass einer unserer Männer in den Dom in Peking gehen und dort den jungen Leuten unsere Sprache beibringen könnte, sodass sie diese in der Zukunft nutzbringend verwenden können, aber wir möchten zuerst hören, was Ihr davon haltet.

Wenn Ihr es erlaubt, können wir (99) ein geheimes Zeichen oder Lautsignal vereinbaren, und dann können die beiden sich am Ost-Tor treffen. Wenn das Ost-Tor keine gute Idee ist, geht vielleicht das Choon-Tor [Kontroll-Tor]. Das Klügste wäre wohl, dass ein umsichtiger chinesischer Gläubiger sich im Choon-Tor niederlässt

216 Die Chinesen schoren damals den vorderen Teil ihres Kopfes kahl, die Koreaner nicht.

und einen Laden für die Passanten eröffnet. Dann wäre es ein Leichtes, durch ihn Briefe auszutauschen.

Wir haben eine Wegscheide erreicht, wo die eine Straße zum Tod, die andere zum Leben führt. Aber es dürfte nicht zu schwierig sein, den obigen Plan auszuführen. Wenn die Menschen (100) unserem Land mit Wohlwollen gegenüberstünden, wie Ihr das tut, würden sie unseren Vorschlag freudig annehmen. Ich verneige mich vor Euch mit dieser Bitte: Könntet Ihr Euch bitte dieser Sache annehmen und dafür sorgen, dass sie gelingt?

Die Lage unseres Landes ist bedrohlich, und niemand wird es wagen, sich einem Befehl des chinesischen Kaisers zu widersetzen. Wenn Eure Majestät einen Brief an den chinesischen Kaiser schicken würde, in dem steht: „Ich möchte den katholischen Glauben auch in Chosun [Korea] verbreiten, aber ich habe gehört, dass Chosun zu China gehört und dass es nicht direkt mit anderen Nationen spricht. Daher schreibe ich an Euch, mit der Bitte, Ihr möget Chosun mit einem speziellen Erlass dazu auffordern, Missionare aus dem Westen aufzunehmen, die die Menschen Loyalität (101) und Ehrfurcht lehren, damit es Euch treu sein kann" – dann würde der Kaiser Eure Bitte nicht ablehnen, da er weiß, dass die westlichen Missionare fleißig und treu sind. Ich glaube, dies wäre möglich, weiß aber nicht, ob es angesichts der gegenwärtigen Lage in China der richtige Augenblick dafür ist oder nicht.

Die Gnade unseres Herrn in diesem Land ist eine ganz besondere. Die christliche Lehre ist vom ersten Tag an ohne einen [ausländischen] Evangelisten zu uns gekommen. (102) Die Segnungen, die wir empfangen haben, sie sind nicht zu zählen. Die Strafe in diesem Jahr sollte unsere Sünden und Makel ausreißen. Aber der Herr hat uns in seiner Gnade nicht verlassen, sondern einen Ausweg inmitten der furchtbaren Zerstörung geschenkt. Dies ist ein Zeichen dafür, dass der Herr dieses Land behüten und erretten wird. Da der Herr selber uns hilft, wie kann dann, wenn auch noch China und die westlichen Nationen gemeinsam darangehen, unserem Land zu helfen, nicht aus der Katastrophe ein Segen werden, sodass dieses winzige Land, das nur eine Handbreit groß ist, doch noch gerettet wird? Wir trösten uns und andere mit diesen Gedanken und widerstehen so dem Tod. Ich flehe Eure Majestät und den Papst an, den Willen des Herrn auszuführen (103) und dieses Land zu retten.

Ich verneige mich und fahre fort. Ich habe gehört, dass es in Westchina immer wieder Aufstände von Dieben gibt, die die chinesische Armee mehrmals besiegt haben, und dass China ständig Land verliert. Der chinesische Kaiser ist offensichtlich sehr besorgt. Wenn es jemanden gibt, dem der Kaiser vertraut, der auch gut reden kann und sich in Staatsangelegenheiten auskennt, könnte dieser Folgendes zum Kaiser sagen: „Wachsamkeit inmitten von Zufriedenheit und ein Gespür für Gefahren inmitten von Sicherheit, dies ist eine ewige Wahrheit. Eure Dynastie ist vor zweihundert Jahren aus dem Osten gekommen und hat die ganze Welt in Besitz genommen. Aber Dynastien kommen und gehen. Sollte in späteren Generationen ein Unglück geschehen, müssten diese nach Yong Go Top zurückgehen.[217] Aber Yong Go Top ist kein guter Ort. (104) Gleich hinter dem Fluss liegt Chosun. Man kann über den Fluss hinweg ihre Häuser sehen und die Menschen rufen hören. Das Land auf der anderen Seite [des Flusses] ist ungefähr dreitausend Li lang und breit. Im Südosten ist es fruchtbar, im Nordwesten gibt es kräftige Soldaten und Pferde und die Berge erstrecken sich über tausend Längen und liefern endlose Mengen Holz. Da das Land auf drei Seiten vom Meer umgeben ist, gibt es jede Menge Fisch und Salz. In der Provinz Kyung Sang gibt es Ginseng im Überfluss. Auf Tamlado (Insel Jeju) gibt es gute Pferde. Es ist ein Land mit vielen Naturschätzen, und die Yi-Dynastie ist sehr schwach, wie ein Faden, der kurz vor dem Zerreißen steht. Die Mutter des Königs agiert als Regentin, und mächtige Adlige haben sich zu Willkürherrschern aufgeworfen. In diesem Chaos stöhnen und murren die Leute. Macht doch angesichts dieser Situation (105) Chosun zu einem Vasallenstaat. Lasst den König das gleiche Gewand tragen [wie die chinesischen Kaiser] und die Grenze für den Handel öffnen. Dann könnt Ihr Chosun zu einem Teil von Yong Go Top machen und die Ländereien der kaiserlichen Dynastie erweitern. Gründet zwischen Pjöngjang und Anju ein diplomatisches Zentrum, und lasst den König das Land verwalten. Wenn Ihr den Menschen Freundlichkeit erweist, werden sie Euch treu sein. Wenn Ihr im Osten von Yoyang und Shimyang einen Stützpunkt errichtet, werden die große Entfernung und die Rauheit des davor liegenden Territoriums Schutz bieten, selbst wenn die ganze Welt rebellierten sollte. Soldaten können ausgebildet und bei Bedarf eingesetzt werden. Dies wird das Fundament für eine Dynastie legen, die 10 000 Jahre bestehen wird. Ich höre auch, dass der König von Chosun noch jung und ohne Frau ist. Wenn eine der kaiserlichen Prinzessinnen ihn ehelicht, wird der König ein Blutsverwandter sein, (106) und sein Sohn wird als Enkel des Kaisers gelten. Er wird sehr loyal zu Eurer Dynastie sein. Chosun kann auch eine Macht werden, die die Mongolei in Schach hält. Wenn Ihr diese Gelegenheit nicht nützt, könnte ein anderer dies tun. Und wenn jenes Land sich konsolidiert und stark wird, wird dies für uns nicht gut sein. *Jetzt* ist die Zeit! Wenn Ihr Euch nicht jetzt entscheidet und handelt, werdet Ihr es später bereuen."

---

217 Yong Go Top war die Wiege der Chung-Dynastie. Das heutige Yung An Hyun liegt in der Mandschurei.

Wenn der chinesische Kaiser es erlaubt und die Gläubigen helfen, wird die Kirche stark wachsen. (107) In China gibt es schon jetzt viele Gläubige, und es wäre sicher möglich, mit dem Kaiser zu reden. Ich höre, dass Hak-Sa Young, der vor ein paar Jahren als kaiserlicher Bote kam, ein Verwandter der Frau des Kaisers ist. Ich höre auch, dass er Eurer Majestät nahesteht. Einer der Diener in seinem Haus ist ein Gläubiger. Vielleicht lässt sich der Plan durch einen Mann wie Hak-Sa Young gut ausführen. Wenn jemand wie er für eine solche Sicht der Dinge plädiert, wird der Kaiser sie vielleicht annehmen.

Doch selbst wenn der Kaiser auf solch eine Bitte eingeht, wäre es schwierig, Chosun ohne einen Grund zu einem Vasallen zu machen. Aber es ist möglich, wenn ein oder zwei strafwürdige Vergehen bekannt gemacht worden sind. In unserem Land (108) gibt es keine Gerechtigkeit, und die Menschen sind Gesetzesbrecher. Ich kann Euch nicht alles im Einzelnen erzählen. Aber dieser Plan würde dem Haus des Kaisers nützen und dem Land nicht schaden. Zurzeit ist die Lage unseres Landes prekär und kann nicht mehr lange so bleiben. Wenn Chosun ein Vasall Chinas wird, wird die Macht der bösen Beamten zurückgehen, und die Macht und der Ruhm der Yi-Dynastie werden sich verdoppeln. Es geht hier wirklich nicht bloß um die Sicherheit der Kirche, sondern es wird ein Segen für die ganze Nation sein. (109) Bitte glaubt nicht, dass dieser Plan unrealistisch ist oder dass ich blind für die Umstände bin.

In Eurem instruktiven Brief vom letzten Jahr hieß es, dass Euer Land in ein paar Jahren ein großes Schiff entsenden würde, aber die Lage hat sich sehr verändert, und ohne einen festen Plan ist kaum auf einen Erfolg zu hoffen. Nun, es gibt einen solchen Plan, der die Menschen von Chosun dazu bringen wird, ohne Widerstand zu gehorchen, aber seine Ausführung würde sehr schwierig sein. Dennoch will ich ihn Euch vorlegen.

Dieses Land ist militärisch sehr schwach, das schwächste unter allen Nationen. Wir leben seit zweihundert Jahren in Ruhe und Frieden, und die Menschen wissen nicht, was eine Armee ist. Es gibt keinen fähigen König und keine rechtschaffenen Beamten. Wenn es also auch nur zu einem einzigen (110) Unglück kommt, wird die ganze Nation zerbröckeln wie Erde und zerstreut werden. Gesetzt den Fall, ein paar hundert Panzerschiffe und fünfzig- oder sechzigtausend Soldaten kämen zu unserer Küste, dazu einige chinesische Gelehrte, die versierte Schreiber sind und unserem König den folgenden Brief schicken würden: „Wir sind Evangelisten aus dem Westen. Wir sind nicht gekommen, um uns zu bereichern, sondern um Leben zu retten, gemäß der Anweisung des Papstes. Wenn Euer Land bereit ist, auch nur *einen* Missionar einzulassen, werden wir zurückkehren, ohne einen einzigen Schuss abgefeuert zu haben und ohne jegliche Forderungen. (111) Wir werden lediglich ein Freundschaftsabkommen unterzeichnen und voller Freude zurückkehren. Aber wenn Ihr den Boten des Herrn nicht aufnehmt, werden wir nicht zurückkehren, auch nicht, nachdem Ihr durch die Strafe des Herrn gestorben seid. Ist der König bereit, die ganze Nation zu retten, indem er einen Missionar aufnimmt, oder nimmt der König nicht diesen einen Menschen auf, sodass er die ganze Nation verlieren wird? Entscheidet Euch. Die Lehre des Herrn betont Liebe, Loyalität zum König, und dass man seine Eltern ehrt. Sie wird ein großer Gewinn für dieses Königreich sein. Wir bereichern uns nicht durch die Verbreitung dieser Lehre. Unsere Absichten sind lauter. Bitte glaubt uns."

Wenn sie dem König eindringlich sagen, dass die Nationen im Westen seit langer Zeit Frieden und Wohlergehen genießen, weil sie den Herrn ehren, und dass es (112) nicht schädlich, sondern heilsam ist, einen Missionar aus dem Westen aufzunehmen, wird die ganze Nation von Ehrfurcht erfüllt werden und zustimmen. Es wäre wunderbar, alle diese Schiffe und Soldaten zu haben, aber wenn das zu schwer ist, könnten es auch ein paar Dutzend Schiffe mit fünf- oder sechstausend Soldaten tun. Vor einigen Jahren trieb ein Schiff aus dem Westen an unsere Küste, und einer von unseren Gläubigen ging an Bord. Er berichtete, dass ein solches Schiff gegen hundert unserer Schiffe kämpfen könnte.

Dass die Menschen unserer Nation das Wachsen der katholischen Kirche so brutal bekämpfen, liegt nicht daran, dass sie von Natur aus grausam und böse wären. (113) Es gibt vielmehr zwei Gründe. Der eine ist, dass ein erbitterter Kampf zwischen den politischen Parteiungen tobt; jede benutzt das Christentum, um den Gegner schlecht zu machen und an der Macht zu hindern. Und der zweite Grund ist, dass alles, was sie gesehen und gelernt haben, nicht über Song Hak [die chinesische Philosophie] hinausgeht, und alles, was anders ist als sie, betrachten sie als den größten Umsturz, den die Welt gesehen hat.

Man kann die Menschen von Chosun mit einem Kind in einem weit abgelegenen Dorf vergleichen, das noch nie sein Haus verlassen hat. Sobald es einen Fremden sieht, erschrickt es zu Tode und schreit laut. Das ist das, was heute geschieht. Die Menschen von Chosun sind ängstlich, argwöhnisch und unwissend. Ihr Charakter ist sehr kraftlos und schwach. Als der Priester sich gestellt hatte, zögerten sie seine Hinrichtung hinaus, weil sie Angst vor einem Aufruhr der Gläubigen hatten. (114) Erst als sie sich vergewissert hatten, dass die Gläubigen nichts tun würden, wurden sie mutiger und vollzogen die Hinrichtung. Doch selbst dann hörten ihr Argwohn und ihre Angst nicht auf. Das ist der Grund, warum jetzt ein günstiger Augenblick wäre, einen solchen Plan auszuführen, denn sie haben Angst. Selbst wenn sie den Missionar eigentlich nicht wollen, werden sie sich nicht weigern, weil sie Angst vor großer Macht haben und friedliebend sind. Dieser Plan wird nicht leicht auszuführen sein, aber wenn er ausgeführt wird, wird er gelingen.

(115) Einige sagen, dass dies zu schwierig und dem guten Ruf der Kirche nicht angemessen sei. Aber mehrere von uns Sündern sehen das nicht so. In diesem Land hat es in den vergangenen zehn Jahren zahlreiche Märtyrer gegeben. Selbst der Priester und hohe Regierungsbeamte wurden hingerichtet. Die Feinde des christlichen Glaubens verleumdeten sie als Verräter, aber konnten keinen einzigen Beweis dafür liefern. Die Menschen wissen bereits, dass die Märtyrer sehr sanfte und gutmütige Menschen waren, und sie sind den Gläubigen wohlgesonnen. Wenn die Gläubigen in diesem Land aufstehen und gegen die Obrigkeit rebellieren würden, wäre der gute Ruf der Kirche ruiniert.

(116) Die Kirche ist im Westen entstanden. In zweitausend Jahren hat sich der Glaube unter allen Nationen des Westens verbreitet, und alle haben sich zum Herrn bekehrt. Nur dieses kleine Land hier ist dem Befehl des Herrn ungehorsam; voll Grausamkeit tötet es die Gläubigen, ja hat sogar den Priester hingerichtet. Wäre es nicht recht und billig, eine Armee zu schicken wegen dieser Missetaten? Selbst wenn unser Land dabei zerstört werden sollte, wird das Ansehen der Kirche keinen Schaden nehmen. Der Plan besteht ja nur darin, (117) den Druck so zu erhöhen, dass sie die Kirche akzeptieren. Den einfachen Menschen wird nichts geschehen. Es werden keine Schätze aus dem Land herausgepresst. Es ist ein Plan der Gnade und Gerechtigkeit, der das herrliche Bild der Kirche widerspiegelt. Wir werden uns keine Sorgen um ihren guten Ruf machen müssen. Meine einzige Sorge ist, dass unsere Kräfte für diesen Plan nicht ausreichen.

Ein anderer sagt, dass dann, wenn dieser Plan in China bekannt wird, dies der Kirche dort schaden wird. Doch ich glaube, dieses Problem lässt sich leicht lösen. Man könnte in dem Brief sagen: „Vor Jahren hat der Papst einem gewissen Priester befohlen, Chosun zu missionieren, doch Chosun hat sich nicht nur dem Glauben verweigert, sondern den Priester sogar getötet. Wenn es nicht den Glauben annimmt, werden wir eine Botschaft (118) an China senden, um es über die Sünden von Chosun in Kenntnis zu setzen, und werden die Schuldigen bestrafen, zum Trost des Volkes." Dann würde die Sünde des Tötens des chinesischen Gelehrten ans Licht kommen. Aus Angst vor einer Bestrafung durch China würde [Chosun] es nicht wagen, [den Plan] zu melden.

Das im Augenblick Dringendste wäre die Eröffnung eines Ladens im Choon-Tor. Die restlichen Pläne müssten dann binnen drei bis vier Jahren ausgeführt werden. Wenn diese Zeit vergangen ist, werden wir erneut die Gelegenheit haben. Uns (119) kommt ein Tag wie ein Jahr vor, und wir haben keine Macht; wir können uns nur aus übervollem Herzen sehnen. Habt Erbarmen mit uns, und kommt uns bald zu Hilfe!

In der Verfolgung dieses Jahres sind die meisten von denen, die als Christen bekannt waren, dem Zorn nicht entronnen. Diejenigen, die entkamen, sind fliegende Händler geworden oder an andere Orte gezogen. Viele Gläubige ziehen als Fremde durch das Land. Sie üben ihren Glauben nicht öffentlich aus, aber am Tag der Verehrung der Ahnen werden sie leicht als Gläubige erkannt. Lasst also die Gläubigen in Chosun, (120) die auf der Landstraße unterwegs sind, vor den Blicken der Leute verborgen bleiben, damit sie ihr Leben retten.

Ein Gläubiger hat gelobt, von der letzten bis zur nächsten Fastenzeit den Herrn zwei Mal in der Woche anzubeten. Aber während der Verfolgung floh er in die Berge, wo ein Gottesdienst nicht möglich war. Er hat ein Gelübde getan, konnte es aber nicht halten. Bitte vergebt ihm. Sind unerfüllte Gelübde aus der Vergangenheit (121) auch eine Sünde?

(122) Geschrieben im 1801. Jahr nach der Geburt des Herrn, einen Tag nach dem Tag des Simon Thaddaeus.[218] Der Sünder Thomas und andere verneigen sich zwei Mal vor Euch.

Quelle: Übersetzung von Alexander Y. Hwang und Lydia T. Kim, „The Silk Letter of Alexander Sayông Hwang: Introduction and Abridged Translation", *Missiology: An International Review*, Bd. 37, Nr. 2, April 2009, S. 167-179. Abdruck mit freundlicher Genehmigung der Herausgeber von *Missiology*. (Einige der Anmerkungen der Übersetzer wurden weggelassen.)

218 Der Tag des Hl. Simon Thaddäus ist der 26. April, sodass dieser Brief am 27. April 1801 vollendet wurde.

Index

A

B

Index

C

Index

H

I

L

M

N

O

P

Q

R

S

V

W

X

Bibelstellen

Altes Testament

Neues Testament

Bibelstellen